萌医生
科学孕育在家庭

婴儿卷
(0-1岁)

毛萌 著

中华医学会儿童保健学组名誉组长
儿科学教授

四川大学出版社
SICHUAN UNIVERSITY PRESS

项目策划：邱小平
责任编辑：周　艳
责任校对：许　奕
封面设计：周　婧
责任印制：王　炜

图书在版编目（CIP）数据

萌医生科学孕育在家庭．婴儿卷 / 毛萌著．— 成都：四川大学出版社，2019.12（2023.9 重印）
ISBN 978-7-5690-3219-2

Ⅰ．①萌… Ⅱ．①毛… Ⅲ．①婴幼儿—哺育—基本知识 Ⅳ．①R715.3 ②TS976.31

中国版本图书馆 CIP 数据核字（2019）第 266632 号

书名　萌医生科学孕育在家庭·婴儿卷
MENGYISHENG KEXUE YUNYU ZAI JIATING · YING'ER JUAN

著　　者	毛　萌
出　　版	四川大学出版社
地　　址	成都市一环路南一段 24 号（610065）
发　　行	四川大学出版社
书　　号	ISBN 978-7-5690-3219-2
印前制作	四川胜翔数码印务设计有限公司
印　　刷	四川盛图彩色印刷有限公司
成品尺寸	148mm×210mm
印　　张	11.25
字　　数	273 千字
版　　次	2020 年 5 月第 1 版
印　　次	2023 年 9 月第 7 次印刷
定　　价	58.00 元

◆ 读者邮购本书，请与本社发行科联系。
电话：(028)85408408/(028)85401670/
(028)86408023　邮政编码：610065
◆ 本社图书如有印装质量问题，请寄回出版社调换。
◆ 网址：http://press.scu.edu.cn

四川大学出版社
微信公众号

给中国妈妈和孩子最好的照顾

我在美国从事新生儿和营养学研究已走过了40个春秋。在世界各地开展学术交流的这许多年里，我遇到了毛萌教授。毛教授是我学术生涯中数一数二的好朋友，将她执笔的这套《萌医生科学孕育在家庭》推介给读者是我巨大的荣幸。毛教授在儿童发育和营养领域投入的热忱、从事的研究和教学活动，一直深深印记在我的脑海中。我尤为欣赏她专注的从业精神，更敬佩她数十年如一日地向广大母亲和孩子传播以科学为基础的有用信息的那股子劲头。毋庸置疑，这套书真实反映了毛教授真切的关怀与全心的投入。从给生活在中国及相关地域的母亲和孩子送去最佳的、简单有效的指导的角度来看，本套书会做出非凡的贡献。

25年前，我在华西医科大学妇女儿童医院的电梯间第一次遇见了毛教授，她当时还是一名初出茅庐的儿科医生。自那以后，不曾间断的学术交流一直在促进我们友谊的成长。她朝着让母亲和孩子获得更先进的、更有效的护理和照顾方面迈出了一个接一个引人瞩目的步伐。每隔一两年，我都会造访她所在的医院。每一次，我都能见证她取得的进步，每一次，她都能达到更高的水平。我见证了她从助教到副教授再到正教授的飞跃，也见证了她从一名儿科主任到两所大型的妇幼医院院长的成长历程，这些进步快得惊人，恰恰也佐证了她本人尤为出色的学术天分。

她高昂的激情、内驱力和学术热忱，众所周知。更难能可贵的是，这些品质深深感染了她身边的人。我从她身上看到了出色的组织和管理能力、优秀的人际沟通能力。她的同事和学生从不同的角度给予她的支持和对她的爱戴都深深打动了我。前几年，当她的身体面临重大挑战之际，她依然能英勇地去完成工作，这些举动激发了她的同事和学生对她更加深切的欣赏和热爱。我本人对于儿科和儿科医生秉持着一种特殊的敬爱和赏识，我可以斩钉截铁地说，毛教授绝对是一名对孩子充满了关爱的模范儿科医生。

我们一直致力于创新。记得当她了解到由我在美国主编的《早产儿营养基础与实践指南》被誉为早产儿营养学的“圣经”时，便立即采取了措施，快速有效地组织起一支出色的翻译团队，促成了该书中文版的出版，并且在全国的新生儿病房广为传播、指导实践。从实际需要出发，她同时又促成并领导她的另一个团队，翻译了我们的《医学学术成功起步：研究·写作·演讲》一书，以激励和培养中国的年青一代医疗学术队伍。

我在职业生涯的最后十年，非常荣幸地与毛教授搭档，在美国辛辛那提儿童医院医学中心推动了来自中国的医疗界同仁和护士的培训工作。每年有大量的医生和护士获得来到辛辛那提儿童医院医学中心接受培训的机会。这一项目无疑是一个巨大的变革和进步，为中国的妇女儿童医院树立了典范。

我也在她组织、领导的全国性学术研讨活动和大型学术会议中目睹了她的热忱和激情。因此，我可以笃定地告诉大家，让普通民众获得母婴关怀和照顾方面的科学认知的工作，对于母婴的健康极为必要，也极其有用。如果要选择一个人领导大家一起努力，毛教授当仁不让。

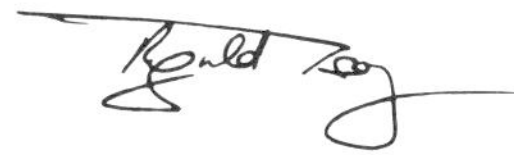

Reginald C.Tsang MD（曾振锚）

美国辛辛那提儿童医院医学中心荣退教授，

美国辛辛那提儿童医院前副院长、产前研究中心创办人、

儿科学会副主任，美国营养学院前院长

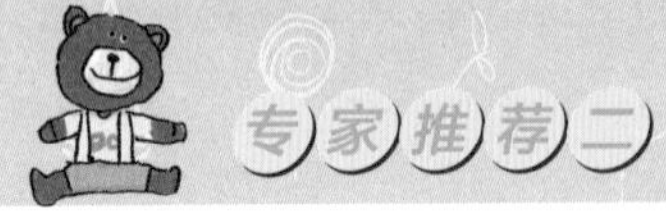

让父母与宝宝共同成长

毛萌教授撰写的《萌医生科学孕育在家庭》完稿了。这本书的面世将让千万个家庭受益。

毛萌教授是我的大学同学和多年好友。大学期间，她坚定地选择了儿科专业，导师是张君儒教授，华西儿科的创始人之一。新中国成立之初，君儒教授带着两个月大的小儿子和丈夫杨振华教授从加拿大历尽艰辛取道香港回国，回到母校——当时的华西协合大学从医执教的事迹，传为华西佳话。毛萌教授深受君儒老师的影响，服务于儿童健康事业，执此一念，坚韧不懈，追求卓越，成长为我国儿科界、儿童保健学界的知名专家，并培养了一大批儿科医学硕士、博士，成绩斐然。

毛萌教授在儿科保健领域非常有建树，除常规的医疗、教学、科研以外，她非常重视儿科科普教育。这套书籍共几十万字，每一个字都由她亲自执笔，融入了她三十多年来的临床经验。只有具备真才实学的大学教授、儿科专家，才能写出具有如此深厚学术底蕴又深入浅出的科普作品。整套书的设计十分用心，将备孕与怀孕、婴儿期、幼儿期分别按时间顺序著成三册，每一册又按主题娓娓道来，语言深入浅出，优美易懂。更重要的是，全书的内容都是目前年轻的夫妻十分关心的问题，迫切想知道的事项，知识点讲述准确，让大家不但知其然，且知其所以然，与宝宝一同愉快地成长。

备孕和怀孕期间，年轻夫妻更多的是与妇产科医生尤其是产科医生交流。《萌医生科学孕育在家庭》站在一个儿科医生的视角谈备孕和怀孕问题，从胎儿发育和健康的角度出发进行阐述，与产科医生的建议形成互补。对于宝宝出生后，书中详细地讲述了应如何激发宝宝体格和智能多方面的潜能，并从认知发展、社交能力与情感发展、语言与交流能力发展和运动能力发展四个维度解读宝宝的表现和成长，进而给出父母与宝宝互动的建议，具有很强的操作性和实用性。特别是书中关于智能成长的部分是当今家长非常关注，但其他同类书又比较缺乏的内容。

因此，我真诚地向爸爸妈妈们推荐这套书，相信你们一定会喜欢。

胡丽娜

胡丽娜

重庆医科大学附属第二医院妇产科学教授、主任、博士研究生导师

重庆市医学会妇产科专委会主任委员

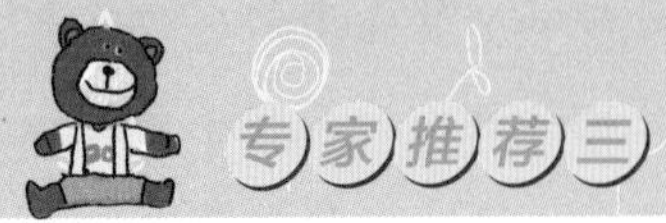

写给新手爸妈的实用育儿百科

毛萌医生是我的好友，也是我国儿童保健和儿童发育行为学界的顶级专家，曾主编我国供医学院校学生学习的专业教材，如《儿科学》《儿童保健学》《儿科专科医师规范化培训教材儿童保健学分册》等，并撰写了各种儿科学参考书，如《儿童保健与发育行为诊疗规范》等。得知她即将出版一套《萌医生科学孕育在家庭》，我便立即产生了先睹为快的愿望。

《萌医生科学孕育在家庭》这套书不仅是一名儿科医生一生从医经历的提炼和临床经验的总结，更是一位从事儿科工作多年的母亲写给新手妈妈的非常亲切而实用的育儿百科。这套书传达了一个重要的育儿理念：在孩子人生的初期，除了关注其身体的健康，更重要的是促进智能的良好发育，这将使孩子终身受益。

临床上常常看到许多准备怀孕的年轻夫妻，由于没有经验，加上缺乏专业指导，不清楚怎样进行日常备孕；也有不少已经怀孕的准妈妈，不知道怎样健康而开心地度过怀孕期，生一个健康的宝宝。这本书恰恰解决了年轻父母的问题。

宝宝出生以后，前三年是智能和体格发育的关键时期，年轻的父母想实现宝宝健康发育的愿望，就请阅读本套书。毛萌医生是一位知识渊博、对儿科工作精益求精、在学术上很有造诣的学者。更可贵的是，她不仅专业精湛，而且广播爱心，一直致力于将专业知识转化为深入浅出的能够帮助年轻父母进行家庭育儿的科普知识。新出版的这套书是她多年临床经验和临床实践的结晶，其中先进的育儿理念和结合实际的操作方法非常值得向社会和家庭推广。

年轻夫妻中的准妈妈准爸爸、已经有小宝贝的年轻父母，我相信这套书一定会给你们带来惊喜，丰富你们的知识，提升你们对育儿的兴趣并保持你们的好奇心。这种好奇和对智能成长的认知，将成为你们陪伴孩子的信心之源。

衷心祝愿《萌医生科学孕育在家庭》进入更多的家庭，陪伴孩子们健康成长。

王天有

王天有

首都医科大学附属北京儿童医院儿科学教授、博士研究生导师

中华医学会儿科学分会主任委员

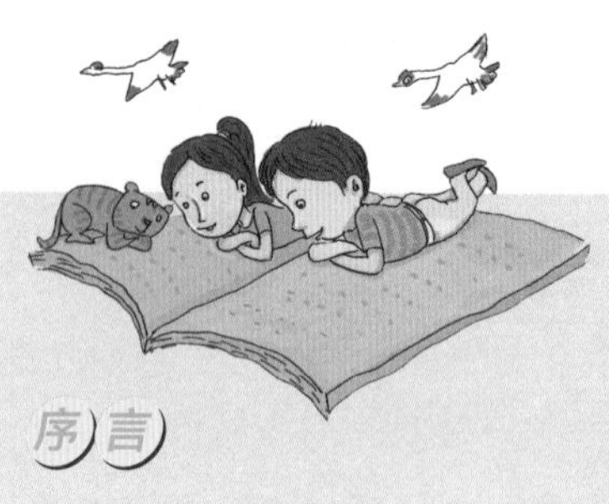

序言

你也可以成为育儿专家

《萌医生科学孕育在家庭》共三册，经过近四年的撰写和反复修改，终于完稿了。

在30多年的从医生涯中，我一直留心观察经自己诊治或调理过的孩子，并得以与众多年轻父母交流育儿心得。虽然有一些年轻的爸爸妈妈也有照顾孩子的经历，但难以将其系统化传播。而更多的爸爸妈妈在面对养育的相关问题时不知所措，存在较多的误区。因此，我一直有一个心愿，就是将自己多年从医的经验和与全国相关领域（主要是儿童保健和心理咨询方面）的专家交流整理的各类信息集结成为能够帮助每一个家庭的育儿科普书。内容是百姓所需，文字简单易懂，方法实用可行，为忙碌的父母们设计和提供在家庭即可实践的育儿方法，帮助新爸爸新妈妈更加从容地面对和处理孩子处于婴幼儿时期的需求和病症，并在日常的陪伴中促进孩子的智能成长，让父母们也成为育儿专家。

儿童早期（一般指3岁前，又称“婴幼儿期”）的体格和心理行为发育是在家庭中完成的，而这个时期的体格和心理行为发育对孩子的一生将产生巨大影响。爸爸、妈妈、爷爷、奶奶、姥姥、姥爷或者其他的抚养者是孩子这个阶段的主要陪伴者，也是帮助孩子实现早期健康成长的关键人物。这套书便是以前沿的养育理念，通俗易懂的语言，简便而有效的操作方法为宗旨，将儿童早期养与育的知识和技能贯穿到父母及其他抚养者与孩子相处的日常生活中，帮助大家在享受快乐育儿时光的同时，实现孩子体格健全、潜能释放、智能持续提升的目标，为其一生的全面发展打下坚实的基础。真心希望《萌医生科学孕育在家庭》能够为大家提供所需要的信息和有用的建议，伴随每一个孩子健康成长。

在所有的育儿理念、理论、方法、技能中，爱是其中最不可缺的元素。我们不是圣人，但有对孩子全心的爱；我们不够全能，但可以尽自己所能；我们因养育子女而忙碌，但也忙中有趣。我们的孩子也许不是最聪明的那个，但可以是最健康、最阳光、最懂得包容与爱的孩子，是可以创造未来的一颗明星。

让我们一起来实现这个理想，现在就开始吧！

毛萌

2019年10月9日，于成都

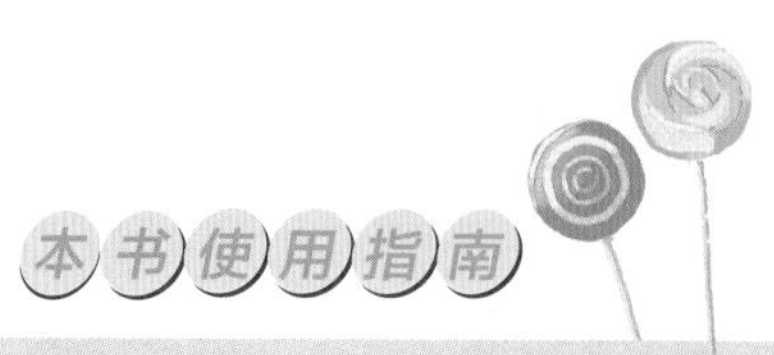

本书使用指南

在这套书中，我将自称萌医生，与大家交流。

作为一名儿科医生，萌医生30多年来一直从多个角度关注婴幼儿的养育。31年前，我与另外两位医生一道，出版了第一本育儿科普书——《育儿备忘录》（1988）；之后又相继出版了《育儿新知》（1990）、《人体钙营养》（1999）和《孕妇指南——预防胎儿出生缺陷》（2003）三本书。

我的不断实践和对坚持全方位养育的深度思考，促成了这套书的编写。

《萌医生科学孕育在家庭》分三册，分别针对孕前和孕期、婴儿期以及幼儿期进行讲解。这套书有以下几个鲜明的特点：

- **紧扣实际**。我收集整理了丰富的临床资料，积累了大量在临床工作中遇到的问题，并以有趣的方式来回答这些问题，为年轻的爸爸妈妈们排忧解难。

● **按时间顺序展开，便于查阅和学习。**第一册讲解备孕和怀孕，第二册讲解婴儿期，第三册讲解幼儿期。

● **线索清楚，实用性强。**按“生理发育、喂养与营养、常见问题与疾病、父母关心的问题和促进智能成长”的顺序，从五个主题出发与爸爸妈妈们交流，覆盖养育过程中涉及的主要问题，可作为家庭养育指导用书。

智能提升篇独具一格，放在第二册和第三册的最后部分。“促进智能成长”部分契合家庭早期教育的需求，从宝宝认知发展、社交能力与情感发展、语言与交流能力发展和运动能力发展四个维度，分表现形式、互动建议、注意事项三个部分对每一个行为表现进行释义分析，提出互动建议，在游戏和玩耍中促进宝宝智能提升，促进其早

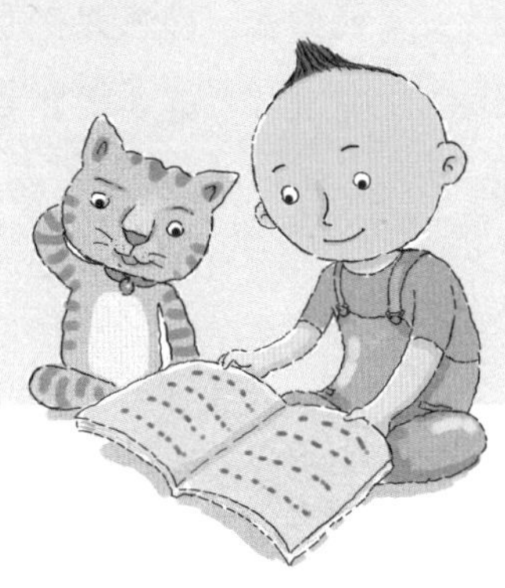

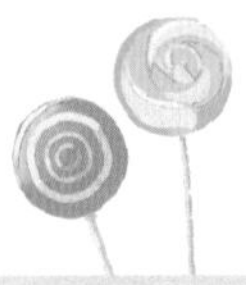

期成长型思维的建立。父母在与宝宝互动的实践中，会逐渐明白“智者弃短取长，以致其功”的道理，发现自己孩子的长处，并以正确的方式给予鼓励；同时父母们也会认同“君子立身，虽云百行，唯诚与孝，最为其首”的价值观，培养诚信、有爱心的孩子。

无论你是在备孕还是已经怀孕，无论家里有婴儿期的宝宝还是幼儿期的宝宝，父母们都可以从这套书中找到一些问题的答案。父母们可根据孩子所处的年龄段随身携带其中的一册，备孕期和孕期的年轻准妈妈和准爸爸可以从第一册开始阅读。这套书将在已经开放的微信公众号“萌知道”上进行更多的解读和补充，请大家关注。可实现线上对话的平台也在筹备中，以便读者们能够更方便地获取更多的信息，得到更多的帮助。

希望你们喜欢这套书，并从中获益。

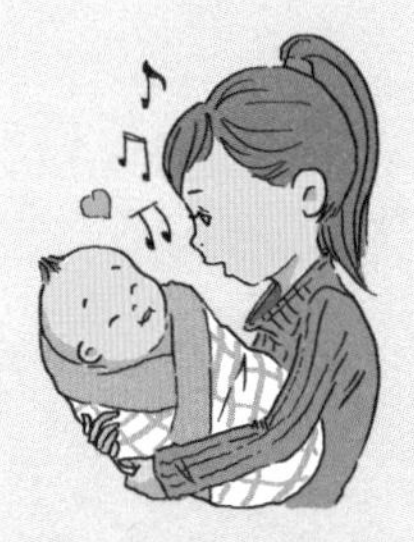

0～3岁的养育要点

当医生或爸爸亲手剪断脐带的那一瞬间，准妈妈和准爸爸就正式晋升为真正的妈妈和爸爸了。这是一个无比幸福的里程碑式的时刻，也是家庭生活的巨大转折点。而刚刚降生的宝宝在这一刻迎来了他生命中最重要的一次转变——从子宫呼吸（通过胎盘和脐带）转为利用自己的肺部呼吸。一个崭新的生命被带到了这个世界。

养育孩子的日子从此开始了。

养育孩子是一项很艰苦但充满乐趣的工程，是一件每天都很辛苦但每天都有欢笑的事情。养育不仅是让孩子长高，更重要的是帮助孩子促进器官系统的发育，丰富孩子的情感，让孩子的智能和情商得到全面健康的发展。那个整天闭着眼睛，小脸蛋上还有褶皱的小孩，会慢慢地睁开他的双眼，看着爸爸妈妈的脸，环视这个陌生的世界。宝宝的小脸蛋也将慢慢舒展开来，变得饱满、平滑、细嫩、可爱。每天，他都会像变魔术一样送给爸爸妈妈很多礼物，带给爸爸妈妈快乐，让爸爸妈妈惊喜不已。他将成为爸爸妈妈生命中最重要的成就。

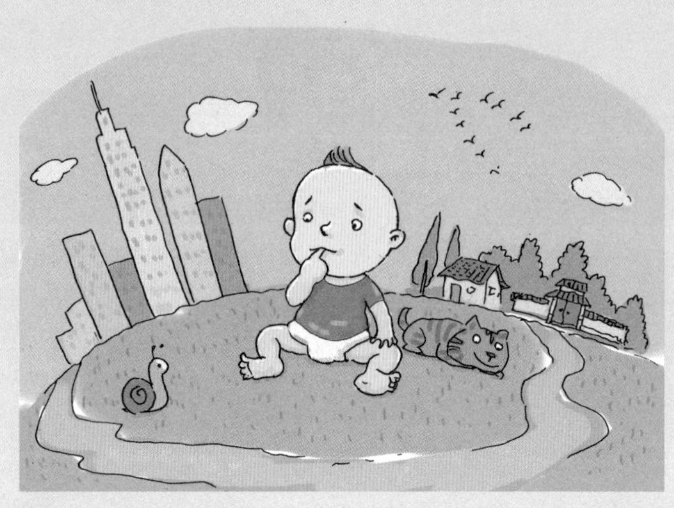

启航

一、父母当知晓

父母是孩子的第一任老师和永远的行为榜样。

孩子一出生，就具备生存所需的基本能力，做好了学习的准备，并且具备潜在的卓越的发展能力，包括认知、记忆、情感、语言、社交和运动等方面。

从出生到三岁，是孩子生长发育、大脑完善和学习能力发展最为关键的时期。这个阶段，宝宝各方面能力的发展将影响宝宝的一生。顺应这一时期不同阶段的发育特点，参与并给予适时的引导，最大化地激发孩子的潜能，促进智能成长，是父母应尽的职责。

从婴儿期到幼儿期，宝宝的身体、认知、运动、语言与交流、社交与情感都将经历巨大变化：

体重将增加4倍多，身高从出生时的约50厘米增加到90多厘米。在这三年里，宝宝的大脑将飞速完善并逐步展现出学习能力，宝宝将学会走路、吃饭，并学会简单的劳动，同时学会游戏、说话，并表达自己的需求，产生感情，学会表达情绪。他们更愿意与喜欢的人交流，并在认知和社交方面展示才能……宝宝就这样从一个牙牙学语的小婴儿，成长为可以挑战父母的三岁小孩。这一时期的健康发育和智能发展，必将为宝宝未来一生的成长和学习打下良好的基础。“三岁看老”，民间流传的对早期教育重要性的精辟结论是有实在依据的。

父母是孩子的第一任老师，理应成为孩子的“养护专家”和“教育专家”。父母对培养孩子的重视和参与，与孩子未来的成长息息相关。

二、养育的要点

● **孩子健康地生长和发育方面。**喂养与营养、日常护理、好习惯的培养都很重要。

● **早期教育和早期发展方面。**早期发展中包括了早期教育的内容。通常，我们在日常生活中喜欢用“早期教育”这个词。宝宝的早期教育与早期发展是两个相互促进的部分，不能截然分开。早期教育促进早期发展，早期发展又能反过来促进早期教育的优化。早期发展是多因素作用的结果，比如早期营养、父母的素质及与宝宝的互动质量、各种环境因素等。对宝宝而言，早期教育是被动的（“灌输的”），早期发展是主动的（在多因素共同作用下的自然生长发育）。早期教育的目的是促进早期发展。早期发展是早期教育的核心——情商培养、智力开发和学习潜能的激发，而这些都是可以在家里，通过日常的教和养实现的。

● **促进智能成长，最大限度地开发孩子的智学潜能**。要顺应生长发育规律，适时给予孩子良性的刺激。这些并不难，父母在家里就可以做到，只要用心，都可以做得很好。

● **认知发展要从0岁开始**。宝宝一出生，父母就应该用简单适当的方法来促进宝宝的早期认知发展。但所有的促进，都要顺应生长发育规律。

● **语言与交流能力方面**。父母与孩子交流的频度、内容和技巧很重要，越早开始给孩子语言刺激越好，这些都是培养语言与交流能力的关键点。

● **社交能力方面**。父母不必刻意培养，在日常生活中让孩子多看、多听，循序渐进即可，但父母要成为那个与宝宝经常交流的人。

● **预防、发现和处理常见疾病**。父母需要学习处理婴幼儿常见疾病的常识性的技能和处理程序。

现在，让我们怀着对新生命的热爱，用爱心、热情和期待，共同开始科学养育孩子的征程。

目录

02 婴儿期
——体格与智能的快速成长　/ 91

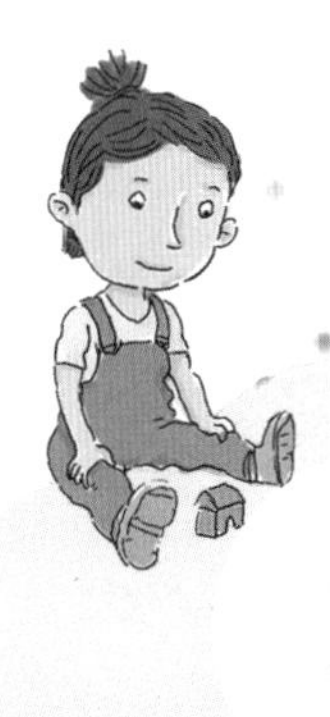

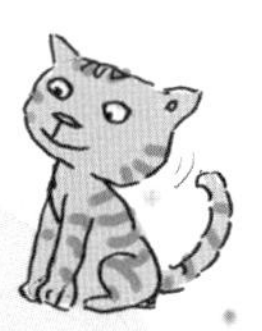

新生儿期

（出生后第一个月）

——人生开启

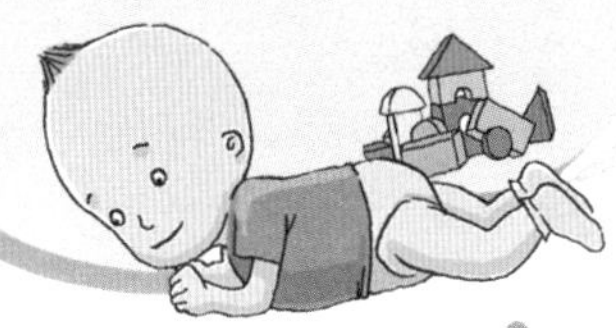

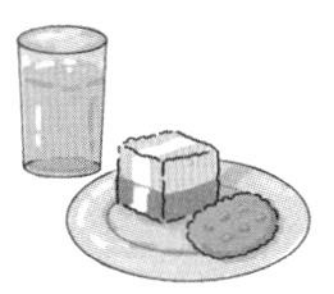

- 为什么要坚持母乳喂养？
- 应该如何照顾新生儿？
- 早产儿应如何喂养？
- 低出生体重儿如何追赶生长？
- 新生儿已具备哪些能力？

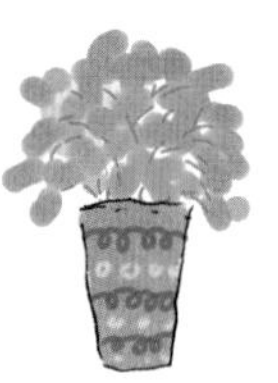

一 新生儿起步的头几天

新生儿期的关注要点

新生儿期是指从出生至足28天的时段，即出生后的4周。从子宫环境来到这个世界的新生宝宝，必须要做出适应与调整。新生儿期是最重要的适应与调整期。从适应方面来讲，当宝宝从妈妈肚子里出来后发出第一声号哭时，肺部组织就开始工作，每一次的呼与吸，都把氧气带给各个器官组织，心血管系统随之开始新的使命。其他器官也做出相应的调整，以适应这个与子宫完全不同的新环境。

在新生儿期，宝宝在自己适应宫外环境的同时，也需要得到父母的帮助，因此，这个阶段的宝宝最需要精心护理和细心观察。新生儿期的宝宝一周一个样，这是机体进入生长发育新时期的表现。首先，科学喂养和护理、保证睡眠是宝宝度过新生儿期的关键，新生儿期也是成功开始并持续母乳喂养的关键阶段。其次，父母还要在喂养和护理之余，开始培养宝宝有规律的生活节奏和独立睡眠能力。最后，适时对宝宝的反应做出应答，并有意识地布置环境，尽量与宝宝有多的肌肤接触，这是促进新生儿感觉、观察、思考和活动的有效互动形式，是早期教育的开始，也是早期发展的起步。父母的耐心护理和调整可以为宝宝的成长奠定良好的基础。

新生儿期的生长与发育总观

新生儿期的生长与发育都很特别，宝宝不仅体格生长快，而且在肢体动作、表情、发音、观察力和对外界刺激的反应等方面都将出现明显的变化，可以说是一天一惊喜，一天一变化，满月的时候，宝宝的身长可以增加5~8厘米，体重可以增加700~1000克。此时，宝宝整个脸部已经没有褶皱了，眼睛发亮，眼神有光。爸爸妈妈会明显感觉到宝宝长大了一点。让我们来看看下面这张表。

新生儿期发育（体格与智能）参考表

		出生时	满月时
体格生长	体重	3.0～3.2kg	4.0～4.5kg
	身长	46～53cm	50～58cm
	头围	33～38cm	35～40cm
外部特征	面部	面部扁平，鼻阔，双颊丰满，下颌内缩，眼睑略肿	面部丰满，显出轮廓，双眼有神
	躯干	肩和臂狭小，颈短，腹部膨隆，胸部饱满，胸围比头围小	稍有变化，皮下脂肪增加
	四肢	屈曲，两手握拳，腿弯曲，指（趾）甲薄	稍有变化
	皮肤	有胎毛和胎脂覆盖	皮肤光滑、细嫩

● 观察力

宝宝的表现：对光亮和黑暗有反应，眼球运动尚不协调，能注视在视线范围内的物品；听见声音时，活动增加并凝视。

父母的应对：主要需要锻炼宝宝的视觉和听觉。视觉刺激：在宝宝视线范围内（2米内）摆放体积较大的色彩明亮的玩具、塑料摆设等（如果摆放盆景，最好是树木），甚至可以贴上很大的、色彩鲜明的字母。听觉刺激：播放轻柔的音乐，一次15分钟，音量不要太大，每天2~3次；妈妈在哺乳、帮宝宝换尿布和洗澡时可以尽量多地对着宝宝说话、哼歌。

● 思考力

宝宝的表现：看见人的面部时肢体活动就减少，听到父母对自己说话或者被抱起时表现得更加安静，对使自己快乐的事情或玩具表现出满意，如被触摸时露出舒适的表情。

父母的应对：在帮宝宝洗澡时多触摸宝宝的身体；喂奶时可用乳头碰触宝宝的上下唇、下巴、左右脸颊等不同的地方，让宝宝很快学会空间调整，体会上下左右的不同。

● 活动能力

宝宝的表现：对压力、冷、热、气味均有反应；所有的活动都是全身的，对特殊刺激不会产生特殊反应；唇、舌和面颊部的感觉高度发育；不舒服时大哭，但不流泪；哭闹的特征随环境和造成哭闹的原因的变化而变化；喉部可发出声音。

父母的应对：把手指放到宝宝手中，训练其握力，促进相关部位的肌肉和神经的发育；洗澡时，适度调节水温，让宝宝感受温度的变化；让宝宝闻食物的气味，刺激嗅觉的发育（如果屋内摆放有香味的花草，要观察宝宝是否适应，如是否有呼吸急促、皮疹等）；宝宝哭闹时，轻轻拍打或抚摸宝宝的屁股、背部或肩部，让宝宝感到舒适和安慰。

第一次拥抱

随着第一声啼哭响彻产房，宝宝来到了这个世界。在宝宝出生后，妈妈要记得尽早把宝宝抱在怀里，因为第一次拥抱对宝宝非同寻常。

第一，刚刚出生的宝宝，当有物品碰触到他的嘴角时，他会试图寻找到物品来源，并做出吸吮的动作，医学上称其为觅食反射，是一种原始反射。因此，第一次拥抱可以让宝宝开启觅食反射，也是开始吸吮的最佳时机。

这种互动还能促进早期“开奶”。婴儿早期与妈妈皮肤接触时，妈妈的体温、气味会给新生儿带来良好的嗅觉和触觉刺激，使新生儿的觅食和吸吮动作加强，妈妈稍加协助，新生儿就可以顺利地吸吮到乳头，从而有利于早期建立母乳喂养方式，同时完成吸乳的正反馈调节。

第二，当妈妈与宝宝肌肤接触时，宝宝将感受到在子宫内曾经感受过的节奏（譬如心跳），这对宝宝而言是一种良性刺激，可以让他产生安全感，从紧张的情绪中平静下来，进而减少哭泣。

第三，当宝宝的身体接触到妈妈的身体时，对妈妈而言，这种与宝宝的亲密的肌肤接触会降低皮质醇水平，起到维持生理指标（包括体温、血糖和心率）稳定的作用，同时能提高痛阈，让妈妈对疼痛变得不敏感，使母乳喂养更加顺利。

第四，肌肤早接触可以促进母乳喂养，延长喂养时间。一种被称为“循证医学”的对母乳喂养的有效性系统评价显示：在生产健康足月新生儿的妈妈中，生产后立即或早期与宝宝进行肌肤接触的妈妈相较于没有与宝宝进行肌肤早接触的妈妈，在生产后1~4个月的母乳喂养率更高。

没有肌肤接触对新生儿和父母都会产生一些负面影响。如果新生儿早期没有进入肌肤接触环节，出生后寻乳和觅食均不能得到反馈和满足，新生儿就会很快进入负反馈调节，这增加了再次建立有效母乳喂养的难度。因此，除非医生认为存在医学上不允许的情况，建议妈妈在生产后立即与宝宝进行肌肤接触。

接触时间。生产后立即接触或生产后1小时内，最晚不能超过24小时。如果妈妈是因剖宫产疼痛或其他原因不能完成，也可以尝试由爸爸来完成与宝宝的第一次肌肤接触和拥抱，但我们鼓励剖宫产的妈妈完成与宝宝的第一次拥抱。

接触方式。最好是在生产后立即将宝宝放在妈妈的胸腹上，然后再剪脐带以及进行相应的脐带护理。这是目前全世界都公认的最有效的做法。如果因为特殊的原因没有做到，妈妈也要准备好在生产后30分钟内（或24小时之内），让宝宝裸体纵向俯卧于自己裸露的胸部和腹部，完成腹对腹的肌肤接触。宝宝的肚子要直接贴着妈妈的肚子，妈妈的手要放在宝宝的背上，这样的肌肤接触，才是一次自然的体温传输和亲情接触。

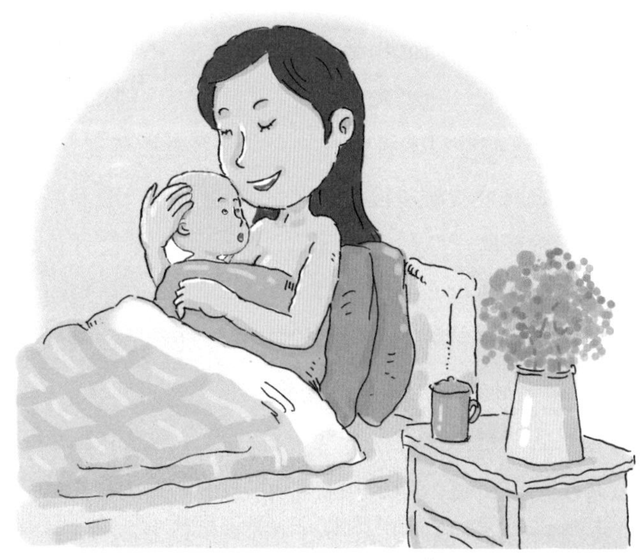

第一次拥抱：开启人生亲子情

宝宝出生的第一天

宝宝出生后，大多数新爸爸、新妈妈做的第一件事，就是解开裹在宝宝身上的小棉毯，从头到脚地打量宝宝，当确认宝宝浑身上下都很健康的时候，爸爸妈妈喜悦的心情难以言表，有的妈妈会喜极而泣。是的，10个月的辛苦孕育是值得的。

妈妈虽然还处在生产后的疲惫状态中，但刚出生的宝宝就被抱在自己怀里，兴奋的心情会一直持续。接下来，宝宝的每一个动作都会牵动父母的心，试图睁开眼睛、噘嘴、打哈欠……都会让父母感到快乐和幸福。

宝宝的脸部。如果是阴道分娩，宝宝的眼睛和脸蛋都会显得比较红，这是经过阴道娩出时被挤压的结果。剖宫产的宝宝因没有受到挤压，就不会有这样的变化。

宝宝的皮肤。宝宝洗澡前，皮肤被胎脂覆盖，光滑而细嫩，洗澡后虽然细嫩，但有比较多的皱纹，有光泽，还会有脱屑，这是因为胎脂被洗掉后皮肤表层开始脱落，这不需要任何治疗。父母们还会发现，在宝宝肩部和背部有胎毛，早产儿更明显。当按压宝宝的皮肤时，按压部位的周围呈粉红色，这在尿布的边缘最明显。宝宝受冷时，皮肤会起暗红色的斑点，温暖后，斑点又会消失。如果发现宝宝脸部有抓痕，就说明需要给他修剪手指甲了，因为宝宝出生时指甲已经长出。如果父母不会给宝宝剪指甲，一定要向护士请教。出生第一天的宝宝，皮肤上总是有一些疹子或者斑点，但都会很快消失。那些不会消失的有色斑块，就是胎记。

妈妈第一次试着哺乳。给宝宝哺乳，启动与宝宝建立亲密关系的模式。妈妈在宝宝出生后第一天的第一个小时内（最好是生产后30分钟内）第一次给宝宝喂奶，会有一种很神圣的仪式感和责任感。从这时开始，宝宝将在妈妈的哺育下逐渐长大。第一次喂奶，有5毫升就够了。母乳会随着宝宝的吸吮越来越多，质量也会越来越好。一般在第三天，母乳量可达到每次15毫升，要频繁给宝宝哺乳。不需要添加配方乳。

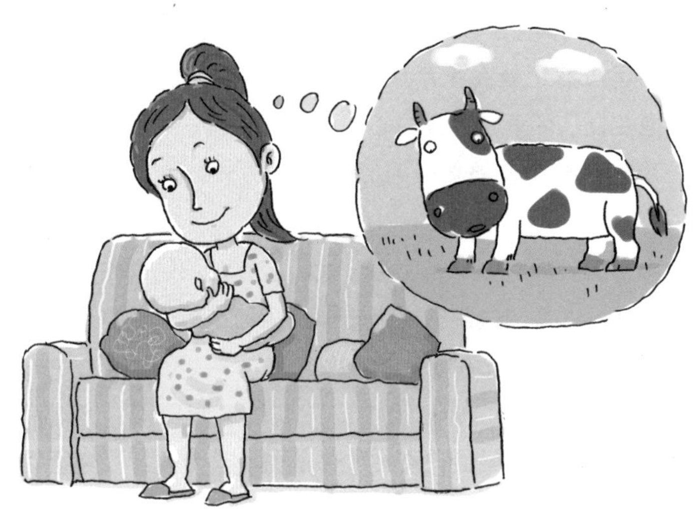

妈妈，我要吃母乳

宝宝总是在甜蜜地做着美梦。宝宝来到这个世界的第一天有20多个小时都在睡眠中。爸爸妈妈不要打扰他，静静地看着他，未来的岁月，你们将一起度过。生产后的第一天，兴奋和劳累后的妈妈也该好好地休息一下了。

新生儿期的发育和常见问题

出生的宝宝，如果孕周在37周以上，体重超过2500克，各项生命体征正常，在医学上就被认为是正常产儿。如果宝宝不足37周出生，就是早产儿。不管宝宝是不是足月（满37周）出生，只要出生时体重不足2500克，就是低出生体重儿；足月出生，体重不足2500克或早产时的体重比孕周应该达到的体重低，就是小于胎龄儿。这些宝宝需要更特殊的医学护理（见特殊新生儿部分）。如果宝宝出生时发生窒息，在分娩过程中出现其他问题或发现有出生缺陷，都需要进行相应的处理。

发育状况

基本体征

正常足月出生，体重达到2500克的新生儿，出生时身长一般都在46厘米以上，目前我国新生儿平均出生身长已达到50厘米。正常产儿出生时，头发油黑，耳郭线条清楚，面部红润，四肢自然弯曲、活动自如，哭声响亮。自然分娩的宝宝，头大，多呈椭圆形，这是通过产道时受压的结果，会在几天内恢复。如果宝宝因挤压出现头皮肿胀（又称产瘤），也是可以自己痊愈的。

一般在出生后24小时内，宝宝会有第一次排尿，并排出第一次大便。大便呈墨绿色或黑色稠糊状，叫作胎便。

爸爸妈妈也要了解一下宝宝的生理特点，这样才不会在发现异常时惊慌失措。

体温

宝宝的体温一般在出生6~8小时后维持在36.8℃~37.2℃之间；脉搏为每分钟120~160次；呼吸频率为每分钟35~50次。宝宝还可能因为环境温度的变化出现一过性发热，但体温一般不会超过38℃。一过性发热是因为宝宝的体温中枢调节功能还不完善，通常在外界原因造成宝宝肌肤感受到的温度偏高时出现。常见原因有“捂”、保温过度，或较长时间没有进食、喝水（早期母乳不足的情况下需要给宝宝适当补充水分）。调节宝宝周围环境的温度或者使宝宝体内水分充足后，宝宝体温可下降。

神经反射

正常儿童的生理反射分为两大类：一类是终身都会存在的反射，比如腱反射；另一类是只在儿童时期存在的反射，称为原始反射或者非条件反射，这是出生时就有的脊髓固有反射，因为此时脊髓尚未受到大脑高级中枢调控。非条件反射除了原始反射，还有一些属于防御性反射，但它们不属于原始反射的范畴。

原始反射：人与生俱来但在一定年龄阶段自然消失的反射。所以，原始反射只特指那些在出生后将逐步消失的神经反射。如果原始反射不能按时引出，或者在该消失的时候不消失，都有医学上的意义，可能预示着某些疾病。

拥抱反射（又称莫罗反射、惊跳反射）：一种全身动作，在婴儿仰躺着的时候表现得最清楚。当刺激突然出现，如突然头向后仰时，宝宝会双臂伸直，手指张开，背部伸展或弯曲，头朝后仰，双腿挺直，然后双臂互抱。这种反射在宝宝出生后4~5个月内消失。

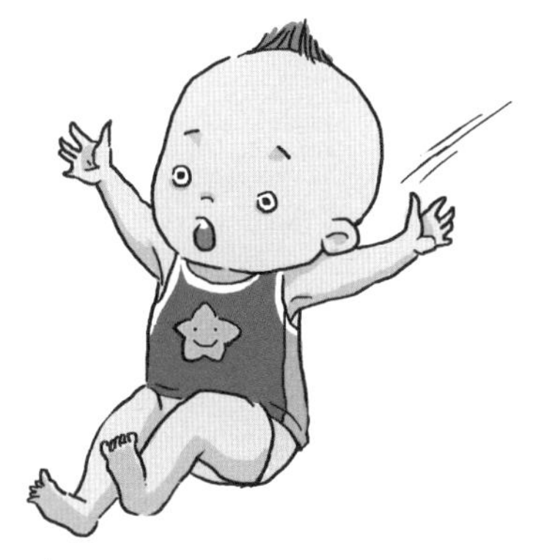
拥抱反射

觅食反射：当妈妈用手指或乳头触及宝宝面颊时，宝宝的头会立即转过来，好像在觅食一样。觅食反射最后转为吸吮反射。

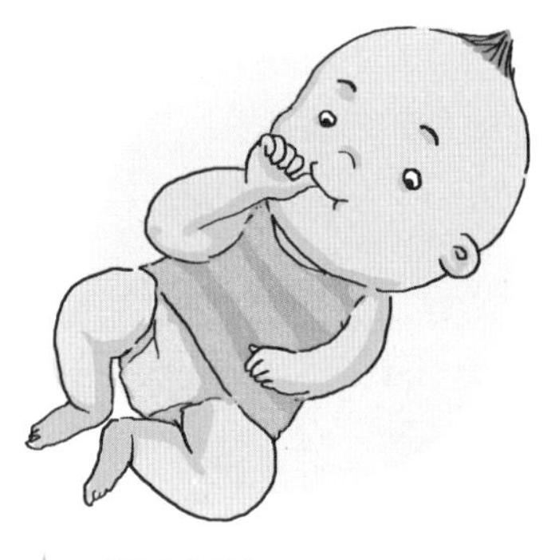
吸吮反射

吸吮反射：顾名思义，就是宝宝的嘴唇在接触到乳头或者指头时，自然产生的吸吮的动作。

握持反射：如果爸爸妈妈的手指触及宝宝的手掌，宝宝会立即用手紧紧握住手指，父母将手指抬起，甚至可让宝宝整个身体悬挂起来。

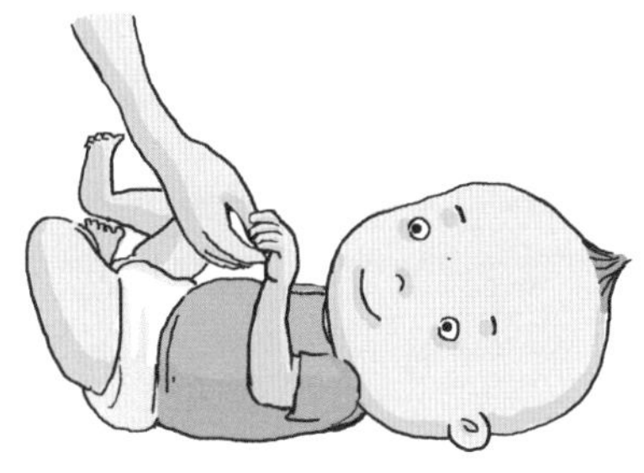
握持反射

踏步反射：当宝宝被托住腋下，身体直立稍前倾，脚触及床沿时，可出现交替性伸腿动作。

颈强直反射：又称颈肢反射。当宝宝处于仰卧位时，将宝宝的头转向一侧，与宝宝颜面同侧的上下肢会伸直，对侧上下肢屈曲。

原始反射消失的月龄如下：

反　射	消失的月龄（月）
拥抱反射	4~5
觅食反射	4~7
吸吮反射	4~7
握持反射	2~3
踏步反射	2~3
颈强直反射	3~4

条件反射：条件反射建立在非条件反射的基础上，是在出生后经过反复的刺激逐渐形成的，是脑的高级神经活动的基本形式。

一般说来，最先建立的条件反射与进食有关。妈妈哺乳时，姿势一般是固定的，这种固定的姿势会刺激宝宝的视觉、听觉、味觉、嗅觉、触觉和本体觉等。经过大约两周的哺乳，宝宝便会建立与哺乳姿势相关联的条件反射，如当妈妈准备哺乳时，宝宝就已经感受到要“开饭”了，出现所有与吃奶相关的反射。

2岁前，宝宝主要依赖现实的具体刺激（又称第一信号系统），如声（听）、光（看）、味（嗅）等建立反射。2岁后，第二信号系统，即一些抽象刺激如文字等参与到条件反射的建立中，更加复杂的条件反射逐渐形成，如生活习惯、综合分析能力等。

条件反射的建立与稳定存在个体差异，尤其是2岁后的复杂条件反射的形成过程更会显现出条件反射建立与稳定的不同。

感知觉

听觉：宝宝出生时，听觉器官已经基本发育成熟，但需要注意的是，此时听觉相关器官与大脑皮层的联系还比较少，在宝宝1岁左右时，大脑皮层与听觉器官的联结才基本建立，宝宝能够清楚地排除掉杂音和噪声，并从中分辨出语言，逐渐达到成年人的听力水平。

在新生儿期，宝宝能够听见自己经常听到的声音，如父母或者其他抚养人的声音。宝宝也可表现出对音乐聆听的样子。

视觉：宝宝刚出生时视觉系统发育不成熟，双眼几乎没有真正的视觉功能，视力大约只有0.005，在出生后2~4周内可以有单眼注视的眼球运动。大脑接收来自双眼的同等清晰聚焦的图像需要视觉通路的充分发育。

在距离合适的地方放置较大的有色物品可以引起宝宝的注意。宝宝正常的视觉发育需要有合适的发育环境和适当的视觉刺激，这也是促进视觉发育的关键。

嗅觉：出生时，宝宝的嗅觉发育已经比较成熟。宝宝对气味的特殊感觉与母亲有关，他能闻出妈妈乳汁的气味并找到乳房。宝宝对气味刺激小的物品没有反应，对气味刺激大的则表现出不愉快，可表现为呼吸节律的改变、屏气或者哭闹。研究显示，新生儿的嗅觉基本与成人一样，而且有嗅觉经验性记忆。

味觉：进食时，食物刺激舌、腭、咽部、会厌以及食道的味觉感受器，诱发神经冲动传送给大脑，大脑所产生的感觉就是味觉。新生儿期，妈妈的乳汁可能是连接胎儿在宫内和出生后食物气味的桥梁。

为什么呢？在妈妈怀孕期，子宫里的胎儿在大约6个月时对味道就会产生反应。甜的物质和苦的物质进入羊水时，胎儿会产生完全不同的吞咽动作，由此可知，胎儿喜甜味，拒苦味。当宝宝吸吮妈妈的乳汁时，对未来食物的味道就有了熟悉的渠道。所以人们认为，宝宝喜甜味、不喜苦味和酸味是与生俱来的。

触觉：新生儿期宝宝的触觉已高度敏感。出生后，宝宝全身皮肤的神经细胞都能接收触觉信息，尤其是眼、前额、口周、手掌、足底等部位更加敏感，躯干部位皮肤稍差些。这也是对宝宝进行抚触的生理基础。

常见问题

生理性黄疸

在出生两天后或更晚一些的时候，宝宝的面部甚至全身皮肤可能会发黄，称为生理性黄疸。父母们不必惊慌，这种状况一般在1~2周后自然消退。大约有一半的新生儿不会出现生理性黄疸。生理性黄疸一旦出现，医生会告知父母们该怎样认识和处理，一般不需要做特殊的处理。新生儿黄疸的其他问题，详见第65页“正常新生儿黄疸与黄疸持续不退”部分。

手脚抖动

宝宝有时会出现细微的手脚抖动，表现为手脚突然回缩，每天好几次。遇到这种状况，父母们也不必惊慌，因为这是宝宝的神经肌肉稳定性还不够造成的。这种状况一般在半年之内就会渐渐消失。

乳头肿胀

不管是男孩还是女孩，宝宝出生4~7天均可出现乳腺肿大，如蚕豆或者核桃大小，一般2~3周消退。父母们看到后不必惊慌。

发生此现象的原因是新生宝宝体内还存有一定量的来自母亲体内的雌激素、孕激素和催乳素。催乳素可使乳腺肿大。当雌激素和孕激素在一定水平范围时，催乳素被抑制，其作用就表现不出来。但宝宝体内的雌激素和孕激素持续时间短，很快消失，而催乳素维持时间比较长，故使新生宝宝的乳腺肿大，甚至部分宝宝的乳房可分泌出一些乳汁。此时切忌挤压宝宝的乳房，以免发生感染。

阴道有分泌物

部分女宝宝出生后5~7天，阴道会流出少许血性分泌物，或者大量的非脓性分泌物，这种现象可以持续1周左右。来自母体的雌激素突然中断，宝宝才会出现这种状况，并非健康问题，父母们也不必惊慌。

囟门（前囟、后囟）

宝宝头顶部有一块柔软的无骨区域，叫作囟门，是头骨间形成的缝隙，可以在胎儿娩出时帮助头部改变形状，利于分娩。骨缝与囟门的闭合是颅骨变硬和固化的过程。囟门大小不一，有个体差异。一般说来，宝宝出生时前囟大约1.5厘米到2厘米宽，大多数宝宝在一岁半时前囟完全闭合。后囟在宝宝出生时只有0.5厘米宽，一般在宝宝出生后2个月内闭合。骨缝在宝宝出生时明显，在宝宝出生后3~4个月时就闭合了。

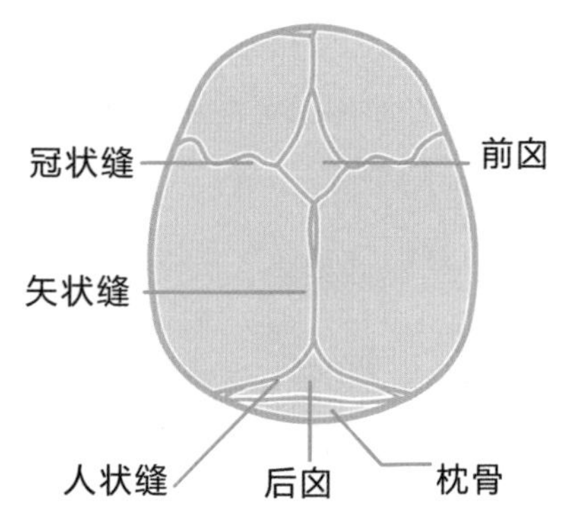

前囟、后囟与骨缝

牙龈发白

牙龈发白又叫“马牙”，在宝宝齿龈边缘和口腔上颚中线可见稍微凸出的较硬的白点，这是上皮细胞堆积所致，在医学上又叫作“上皮珠”。父母们不需要做任何处理，更不要用针挑。

哭闹

宝宝哭闹是正常现象，不是所有的哭闹都是有问题的。哭闹也是宝宝个性的表现。有的宝宝稍稍饿了就哭，听到声音也哭，尿布湿了也哭，而且哭声很大；有的宝宝却完全相反，只在特别饥饿和不舒服时才会大哭。

新生儿期的喂养

新生儿期的营养之于新生儿，如同雨露之于幼苗，故新生儿期的喂养是非常重要的，几乎每一周宝宝所需要的营养量都不同。刚刚出生的新生儿，胃只有大樱桃那么大！如果算一下容积，只能装5~8毫升的奶液。随着宝宝体格的生长，胃的容量也慢慢增加，吃奶的次数、每次吃奶的量都不断地发生变化。

新生儿期喂养可分为纯母乳喂养、部分母乳喂养和完全配方乳喂养三种方式，其中纯母乳喂养是最好的喂养方式。

纯母乳喂养

首选母乳喂养

世界卫生组织（WHO）和联合国儿童基金会（UNICEF）提倡母乳喂养，以促进孩子通过最健康的喂养方式更好地生长发育，避免由非母乳喂养带来的一系列问题。

萌医生也希望并号召妈妈们都尽量用自己的乳汁哺育宝宝。纯母乳喂养持续至足6个月是最好的。如果有困难，在孩子出生的第一年里，妈妈至少应该坚持4个月纯母乳喂养。在母乳的确不够的情况下，再考虑添加配方乳。添加辅食后，最好母乳持续喂养至2岁。如果不能坚持到2岁，也尽量坚持长一些。

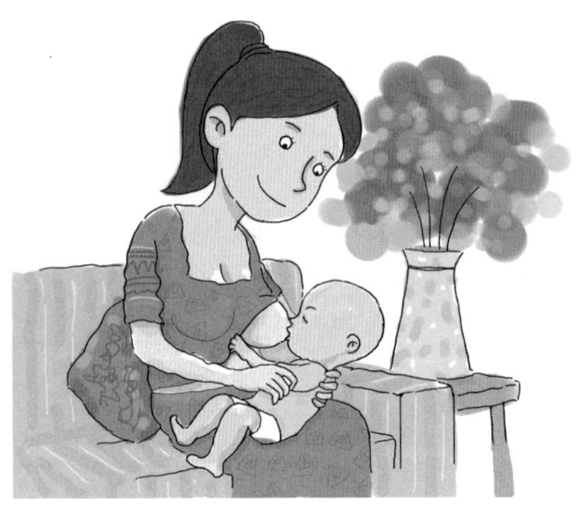

母乳喂养

母乳是孩子最好的食物

母乳喂养是人类自进化以来就存在的一种喂养方式。母乳中的2000多种对人体发育有益的生物活性物质可以促进宝宝认知发育，帮助宝宝迅速提升智能水平。母乳喂养不但能提供给宝宝所需要的最佳营养，促进宝宝婴儿期、儿童期的健康发育，而且对宝宝长大成人后的健康也有深远的意义。

此外，母乳喂养还会降低许多后期不良状况的发生率，如肥胖、肠道感染。目前，医学研究的结果还显示，成年期代谢综合征，包括肥胖、高血压、高血脂、糖尿病、心脑血管疾病等，都与早期喂养方式相关。

我国在1990年将每年的5月20日定为“全国母乳喂养宣传日”。2002年，世界卫生组织和联合国儿童基金会制定了《婴幼儿喂养全球策略》，提出了全球公共卫生建议：保护、促进和支持母乳喂养。国际母乳喂养行动联盟（WABA）确定每年的8月1日至8月7日为“世界母乳喂养周”。全世界已经有120多个国家参与此项活动。

母乳喂养的优点

很多妈妈已经从不同渠道了解了一些母乳喂养的优点。萌医生给大家简单地总结一下。

营养合理。母乳中含有的蛋白质、脂肪和乳糖的比例，以及钙和磷的比例都是最适合宝宝的，易消化、吸收，是宝宝最理想的天然食品。母乳中还含有生长因子、生物活性物质、生长发育所需的激素、胃动素及消化酶等，能促进胃肠道和免疫系统的发育。这些都是配方乳中没有的（母乳中每一种物质成分都有其存在的理由）。

免疫保护。刚出生的宝宝，免疫系统尚不完善。母乳中所含的抗体、乳铁蛋白、吞噬细胞、白介素等多种免疫物质能为宝宝提供保护，增强宝宝抗感染的能力，预防腹泻和呼吸道感染，而这些物质也是配方乳不可能含有的。这些免疫物质和免疫活性因子还能促进宝宝自身免疫系统的发育。研究发现，有些免疫相关疾病，如过敏、哮喘、1型糖尿病、肠道炎性疾病和一些儿童癌症在母乳喂养儿童中的发病率明显低于非母乳喂养儿童。

增进母子感情。母乳喂养时，母亲与宝宝之间的拥抱、抚触，可传递给宝宝深刻、微妙的心理暗示，使宝宝获得最大的安全感和情感满足，非常有利于提升宝宝交流的能力，并有利于稳定宝宝的情绪，同时也能促进宝宝的认知发展，并加深母亲和宝宝之间的感情。

促进身心发展。在哺乳过程中，宝宝的中枢神经系统受到不同来源、不同层次信息（与母亲的亲密肌肤接触、眼神交流、母亲的语言等）的刺激，其内在能动性被调动起来。这不但为中枢神经系统提供了完善发展的条件，而且也使高级神经活动和心理发展具有了坚实基础，并在此基础上日趋完善。

促进产后母体恢复和避孕。宝宝吸吮时可引起母亲反射性释放催产素，促使母亲子宫收缩，减少产后并发症。哺乳可减少排卵，降低此阶段再受孕的机会。乳汁的持续分泌可消耗储备的体脂，有助于减少母亲过多的脂肪堆积，降低母亲患2型糖尿病、乳腺癌和卵巢癌的风险。

降低宝宝成年后代谢性疾病发生的风险。成人疾病早期起源理论的核心是生命早期营养状况可影响到生命后期的代谢功能，认为发生的机制是早期编程和表观遗传的作用。早期母乳喂养儿与配方乳喂养儿相比，成年期肥胖、高血压、高血脂、糖尿病和冠心病的发生率明显降低，并且出生后第一年母乳喂养的时间长短与其预防儿童肥胖的作用强弱呈正相关。可见，母乳喂养可在早期预防宝宝成年后发生代谢性疾病。

经济方便。母乳喂养经济（仅需配方乳喂养费用的1/5）、方便，同时可降低感染的概率，减少婴幼儿罹患疾病的风险，从而减少宝宝生病的医疗开支。

怎样进行良好的母乳喂养

哺乳是母亲的天性，吸吮母亲的乳汁也是宝宝的天性。成功的母乳喂养应当是母婴双方都积极参与并感到满足的过程。母亲喂养能力提高，婴儿的摄乳量也将提高。那么，怎样进行良好的母乳喂养呢?

尽量早开奶

在出生后的半小时内，宝宝就可以吸吮妈妈的乳头了。这时候妈妈还没有乳汁，但宝宝的吸吮对妈妈的神经系统和内分泌系统能构成刺激，促进催乳素分泌，从而促进乳汁分泌并增加乳汁分泌量，还有助于巩固以后的母乳喂养。

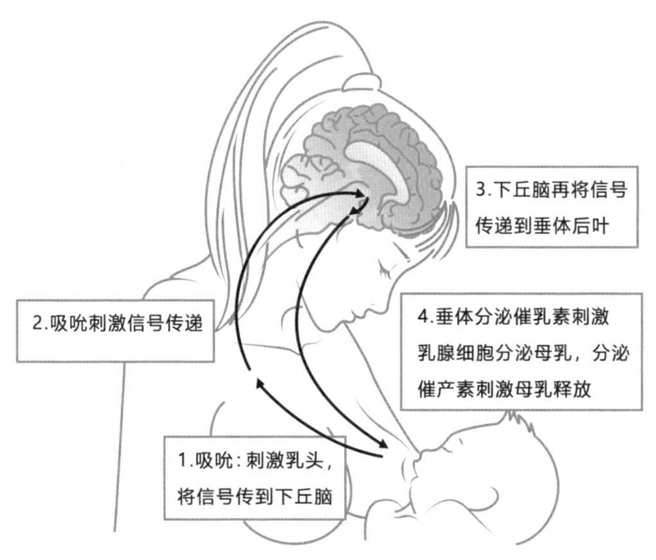

吸吮刺激泌乳机制示意图

一般说来，第一天开奶后，应尽量按需哺乳，即频繁吸吮，每天的哺乳频率可为8～12次。吸吮是刺激妈妈乳汁分泌的第一重要因素。健康宝宝中，早吸吮和早肌肤接触的宝宝血糖水平较没有早吸吮和早肌肤接触的宝宝更高，发生低血糖的风险更低。

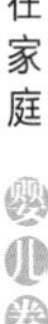

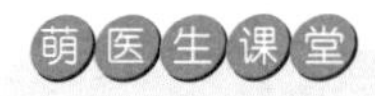

早吸吮（开奶）

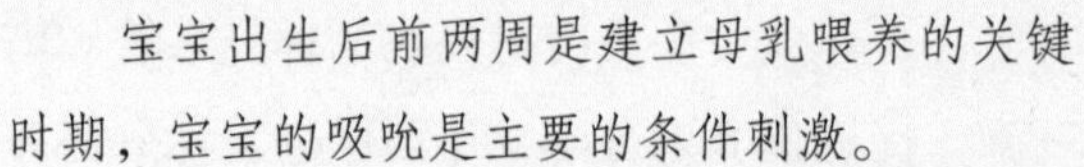

宝宝出生后前两周是建立母乳喂养的关键时期，宝宝的吸吮是主要的条件刺激。

宝宝出生后第一次吸吮的时间对成功建立母乳喂养十分关键，故应尽早使宝宝开始第一次吸吮（又叫“开奶”，主张产后15分钟至2小时内开始）。出生时，宝宝的嗅觉、视觉和触觉的发育程度，已经可以帮助宝宝很快找到妈妈的乳房，并本能地开始吸吮。即使宝宝进入睡眠，也要坚持开奶。尽早使宝宝第一次吸吮还可以减轻宝宝出生后1~2周内可能出现的生理性黄疸，减轻生理性体重下降的程度，并减少低血糖的发生。

乳头保健

妈妈的乳头形状、大小是不同的。绝大多数妈妈的乳头突出，利于宝宝吸吮，但有少数妈妈的乳头扁平或内陷，常见于初产妇，这可能影响到宝宝吸吮。如果乳头内陷使哺乳困难，要在产后（注意：分娩前最好不要刺激乳头）坚持做简单的乳头挤、捏动作，每日用清水（忌用肥皂或酒精之类的物质）擦洗乳头。另外，哺乳时不是用“乳头喂养”宝宝，而是用“乳房喂养”（见“正确的哺乳姿势和技巧”部分）。如宝宝吸吮的方法正确，仍然是可以从扁平或内陷乳头吸吮到充足的乳汁的。

妈妈可以在每次哺乳后，挤出少许乳汁均匀地涂在乳头上，因乳汁中有丰富的蛋白质和抑菌物质，可以对乳头表皮产生保护作用，防止乳头皮肤皲裂。

母乳喂养——开始的坚持很重要

母乳喂养成功的关键是，在产后2周内，即使妈妈的奶量不多，也要坚持每天让宝宝吸吮8~12次。通常在产后3~5天，妈妈就会感觉乳房发胀。只要宝宝想吃就哺乳，不必在意几个小时喂一次。宝宝吸吮越强烈，乳汁分泌就越旺盛。

很多妈妈第一次给孩子喂奶，总是担心自己的奶量不够，怕宝宝饿着了。其实，新生儿在开始的3~5天不需要大量的母乳，开始时每次哺乳15~20毫升就可以了。随着宝宝吸吮次数的增加，妈妈的奶量也会增加，就会逐渐满足宝宝生长的需求。这是一个自然的过程。如果每次母乳的量的确不足15毫升，可以添加配方乳至15毫升。

合适的哺乳次数

2个月以内的宝宝需要每日多次、按需哺乳，使妈妈的乳头得到多次刺激，促进乳汁分泌。

一般在第一个月，可以从每小时喂一次过渡到每2~3小时喂一次，夜间可喂2~3次。

宝宝满3个月后，应该基本做到定时喂养，每3~4小时喂一次，每日约6次。

宝宝4~6个月时可逐渐减少夜间哺乳，帮助宝宝形成夜间连续睡眠的能力。需要强调的是，不要给母乳喂养的宝宝喂糖水，这样容易使宝宝缺乏饥饿感，导致宝宝嗜睡、吸吮无力，从而减少对妈妈乳头的刺激，妈妈泌乳量也随之减少，或增加缓慢。

足6个月后，随着泥糊状食物的加入，哺乳次数相应减少至每天3~4次。但宝宝有个体差异，要区别对待。

合理使用两侧乳房哺乳

哺乳前妈妈可先热敷乳房2~3分钟，促进乳房血液循环，再从外侧边缘向乳晕方向轻拍或按摩乳房。两侧乳房应先后交替进行哺乳，即此次先哺乳的那一侧，下次后哺乳，使两侧乳房都有彻底排空的机会。如果一侧乳房奶量已能满足宝宝的需要，则可每次轮流用一侧乳房，并将另一侧的乳汁用吸奶器吸出。每次哺乳应尽量让乳房排空。

如果妈妈奶量很多，可以将多余的母乳捐赠到当地的“人乳库”，帮助那些需要母乳的早产儿或生病的宝宝。如要捐赠母乳，可以给当地的“人乳库”打电话，他们会为你提供服务。

正确的哺乳姿势和技巧

要让宝宝顺利吸吮到乳汁，首先妈妈要有正确的哺乳姿势。

每次哺乳前，妈妈先将双手洗干净。可以根据自身的喜好和习惯选择姿势，有斜抱式、卧式和抱球式。但不管什么姿势，都要注意以下几点。

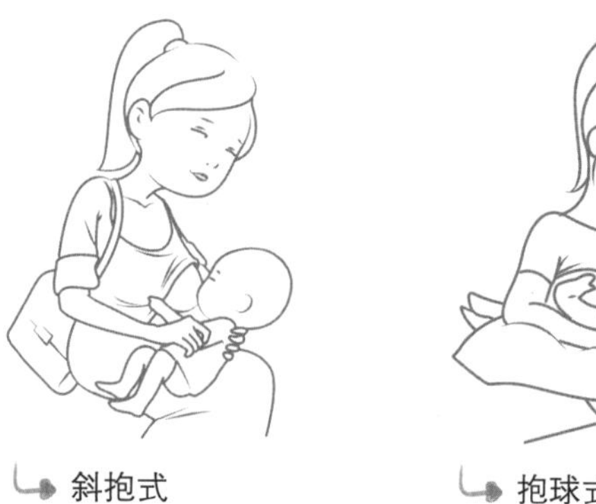

斜抱式　　抱球式

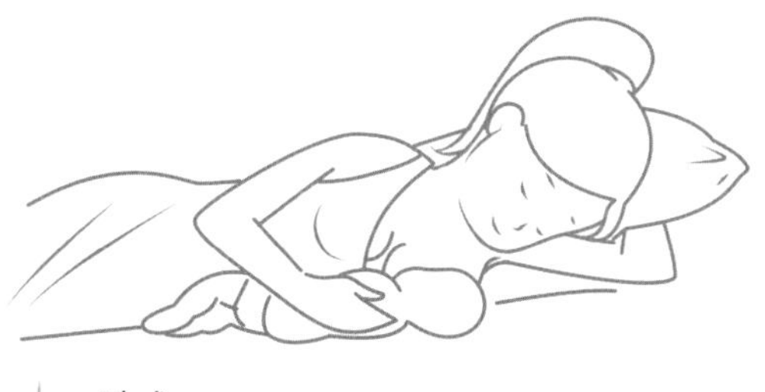

卧式

（1）将宝宝放在妈妈一侧抬高的腿上，可在脚下放一小凳，另一侧腿放低。妈妈可将被吸吮乳房侧的手放在宝宝头背部，使宝宝的头颈得到支撑。

（2）宝宝身体要贴近妈妈，嘴贴近妈妈的乳房。

（3）妈妈另一只手可托住吸吮侧乳房，让宝宝的下颌贴在乳房上，让宝宝的嘴张得很大，用手协助宝宝含吸住乳房下方乳晕和乳头，此时可见宝宝的下唇向外翻，嘴上方露出的乳晕比下方多。

（4）宝宝慢而深地吸吮，发出吞咽的声音，表明含吸乳房姿势正确，吸吮有效。

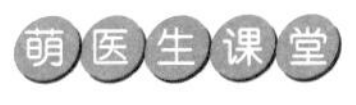

含吸姿势

含吸正确——乳房喂养：宝宝张开嘴，含住妈妈的乳头及下方乳晕吸吮。哺乳时，妈妈可用干净的手指帮助宝宝张大嘴含住乳头和乳晕，上嘴唇盖住的乳晕

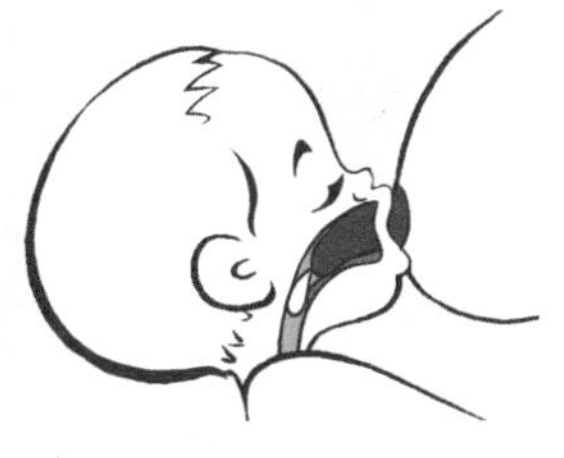

乳房喂养

要少于下嘴唇。宝宝的下唇外翻、下颌接触乳房为正确的乳房喂养。

含吸不正确——乳头喂养：宝宝仅含住乳头或者上方乳晕的一部分，即上嘴唇盖住的乳晕大于或等于下嘴唇盖住的乳晕，下嘴唇不外翻或向口内缩，下颌远离乳房，为含吸不良，称为“乳头喂养”。长期“乳头喂养”可造成乳头咬破、乳汁吸入不足，进而影响哺乳和宝宝的营养摄入量。

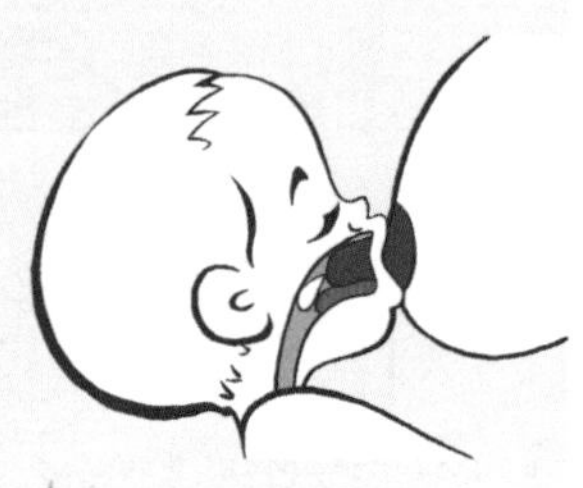

乳头喂养

喂哺结束后，将宝宝抱直，使其头依母肩，给予拍背，将宝宝吃奶时吞入胃内的空气排出，以避免发生溢乳。至少10分钟后再放在床上。

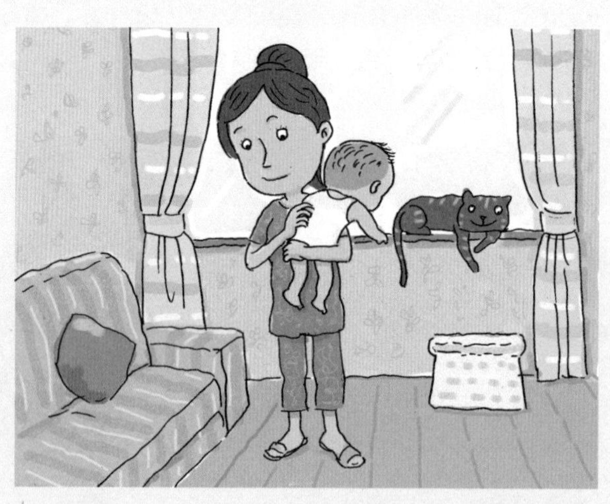

拍嗝

哪些情况下不宜哺乳

如果哺乳期的妈妈患有以下严重疾病，应停止哺乳：

严重的心脏病、心功能Ⅲ ~ Ⅳ级；

严重的肾脏、肝脏疾病；

高血压、糖尿病并伴有重要器官功能损害；

严重的精神病、反复发作的癫痫；

先天代谢性疾病；

需进行化疗或放疗的疾病。

此外，吸毒未戒毒的妈妈也不宜哺乳。

目前关于妈妈患有传染性疾病时能否给宝宝母乳喂养的共识为：

人类艾滋病病毒感染儿童中绝大多数被感染是源于母婴传播，原则上建议携带艾滋病病毒的妈妈不进行母乳喂养；如果是已经确诊为艾滋病的妈妈，更不能进行母乳喂养。

乙型肝炎的母婴传播主要发生在临产或分娩时，是通过胎盘或血液传播的，因此，单纯乙型肝炎病毒（HBV）携带者生的婴儿，在出生后进行联合免疫注射（指给予乙肝疫苗注射和免疫球蛋白注射）后可以接受母乳喂养。但对于乙肝大三阳合并乙型肝炎病毒的DNA浓度（DNA浓度高即表示病毒有复制）大于2 × 105IU/ml的活动性乙肝患者生的婴儿，母乳喂养会增加母婴传播乙型肝炎的风险，不建议母乳喂养。

感染结核病的妈妈经过治疗后，如果没有临床症状，可以考虑哺乳。如果妈妈极度担心哺乳会影响宝宝，则不建议进行母乳喂养。

各型传染性肝炎的急性期、肺结核活动期、流行性传染病传染期的妈妈，不宜哺乳，应以配方乳代替母乳喂哺。但应定时用吸奶器吸出母乳，以防回奶，待母亲病愈，或传染期已过，可继续母乳喂养。

患乳房疱疹的妈妈不宜哺乳。

怎样判断母乳够不够

每位哺乳期妈妈的母乳分泌量都是不完全一样的，宝宝也有的能吃，有的不太能吃。一般说来，妈妈的奶量比较多，宝宝能吃，吃奶后有满足感并很快入睡，这是最好的一种；妈妈的奶量不是太多，宝宝吃得也不是太多，吃完后也进入睡眠，不哭闹，这样也不错，但要注意计算宝宝是否得到了充足的母乳。如果妈妈的奶量不太多，宝宝能吃，吸吮两侧乳房后还不放开，甚至哭闹，说明奶量不足。还有一种情况就是妈妈的奶量明显不足。

但怎样才能正确地判断母乳是否充足呢？妈妈可以简单地根据宝宝的小便、大便和体重增加情况来初步判断，并得到儿童保健医生的指导。

小便：根据宝宝的尿量可以间接评估母乳是否充足。宝宝的小便量与出生的天数有关，要仔细观察。妈妈分娩后最初几日分泌的母乳量是比较少的（每天只有15~45毫升），但这个量是可以满足宝宝出生后最初几日的需要的。这个阶段宝宝的小便量少是因为吃得少。一般在分娩三天后，妈妈的泌乳量开始增加，宝宝的尿量也将逐渐增加。如果宝宝出生后纯母乳喂养，母乳量偏少，尿量少，可以适当给宝宝补充一点水，每次15～20毫升，每天不超过3次。

通常情况下，出生后第3~5天，宝宝的小便每天4~8次，或浸透3~4张尿片，小便的颜色是淡黄色；出生后第5~7天，宝宝的小便每天超过6次。之后，每天小便6~7次。宝宝的小便次数符合上述数据，说明母乳量基本充足，能够满足宝宝的需求。但如果母乳量不足，小便次数就会减少，尿呈深黄色。此时需要咨询医生，得到专业的建议。医生可以帮助妈妈评估泌乳和射乳情况或调整喂养频率，促进母乳分泌。

大便：要知道，大便的变化是母乳是否充足的可靠依据，大便的频率、颜色都与母乳摄入是否充足有关。宝宝在出生后的第24~48小时排出墨绿色的胎便。足月健康的新生儿，每天的排便次数为1.6~8.5次，粪便转黄需3~15天。如果粪便转黄延迟则提示母乳量可能不足。母乳喂养的宝宝在被充分喂养3~4天后，大便会转变为典型的松软便，且逐渐呈金黄色（偶尔会有奶瓣）。

特别要提醒爸爸妈妈的是，大便频繁、稀便并不意味着母乳喂养的宝宝发生了腹泻或乳糖不耐受——其实应该被看作奶量充足的证据。母乳喂养的宝宝排便的次数区别较大，有些宝宝可以每日数次大便，而有些宝宝可以数天一次大便。

纯母乳喂养的宝宝，没有引入其他食物或液体，精神状态及生长情况良好，无须担心。当宝宝出现频繁水样便时，则可能提示腹泻，应在持续母乳喂养时观察有无脱水征象（小便次数减少，烦躁），必要时应咨询医生，在医生的评估及指导下补充与宝宝月龄相适应的电解质液。

体重：新生儿出生后第一周可以有生理性体重下降，但体重下降的幅度不会超过宝宝体重的10%，如果体重下降超过总体重的10%，则提示可能母乳不足。通常情况下，出生一周后，宝宝的体重恢复到出生时的体重，少数宝宝要在出生10天后才恢复体重，此后体重开始增加，可以根据这一规律判断母乳量是否充足。还可以将母乳用吸奶器吸出，估计每次的产乳量，帮助判断母乳是否足够。如果宝宝出现轻微的体重波动，但宝宝吃奶后表现出满足感，一般情况良好，就不必担心。

体重增长速度是衡量母乳是否充足的重要指标。在新生儿期以后，可以在进行儿童保健时听听医生的意见。只要宝宝体重在正常范围内，就应坚持纯母乳喂养。当出现体重增长不满意或者体重不增长时，再分析原因，决定是否在母乳喂养之外添加配方乳。

妈妈们还可用《母乳喂养自我效能量表》，根据实际喂养情况自己进行评估，具体内容如下。

1. **喂奶时，我总能舒适地抱着孩子。**

   □一点也没信心

   □不是很有信心

   □有时有信心

   □有信心

   □非常有信心

2. **我总能正确地将孩子放在乳房上。**

   □一点也没信心

   □不是很有信心

   □有时有信心

   □有信心

   □非常有信心

3 每次喂奶，我都能从始至终保持精力集中。

□一点也没信心

□不是很有信心

□有时有信心

□有信心

□非常有信心

4 我总能分辨出孩子的嘴是否正确含吸了乳头。

□一点也没信心

□不是很有信心

□有时有信心

□有信心

□非常有信心

5 我总能确保孩子母乳充足。

□一点也没信心

□不是很有信心

□有时有信心

□有信心

□非常有信心

6 我相信我能够做好母乳喂养，就像以前我总能很好地应付那些自己从来没做过的事一样。

□一点也没信心

□不是很有信心

□有时有信心

□有信心

□非常有信心

7. 我总能从家人那得到母乳喂养的支持。

□一点也没信心

□不是很有信心

□有时有信心

□有信心

□非常有信心

8. 我总能鼓励自己做好母乳喂养。

□一点也没信心

□不是很有信心

□有时有信心

□有信心

□非常有信心

9. 我总能通过观察孩子的大小便情况来判断他吃奶够不够。

□一点也没信心

□不是很有信心

□有时有信心

□有信心

□非常有信心

10. 我能坚持纯母乳喂养至少4个月，做到不给孩子添加代乳品。

□一点也没信心

□不是很有信心

□有时有信心

□有信心

□非常有信心

11. 我总能确保孩子在整个吃奶过程中含吸得很好。

□一点也没信心

□不是很有信心

□有时有信心

□有信心

□非常有信心

12. 我总能将母乳喂养状况控制到令我满意的程度。

□一点也没信心

□不是很有信心

□有时有信心

□有信心

□非常有信心

13. 即使孩子哭的时候，我也总能将哺乳进行下去。

□一点也没信心

□不是很有信心

□有时有信心

□有信心

□非常有信心

14. 我总能保证我的乳汁供应。

□一点也没信心

□不是很有信心

□有时有信心

□有信心

□非常有信心

⑮ **我能在孩子满月前，避免完全依赖奶瓶喂他。**

□一点也没信心

□不是很有信心

□有时有信心

□有信心

□非常有信心

⑯ **4个月之内，我能做到除纯母乳外，什么都不给孩子喂。**

□一点也没信心

□不是很有信心

□有时有信心

□有信心

□非常有信心

⑰ **我总能受到鼓舞，要把母乳喂养坚持下去。**

□一点也没信心

□不是很有信心

□有时有信心

□有信心

□非常有信心

⑱ **我总能从朋友那里得到母乳喂养支持。**

□一点也没信心

□不是很有信心

□有时有信心

□有信心

□非常有信心

19 我总能保持着那种想要坚持母乳喂养的愿望。

□一点也没信心

□不是很有信心

□有时有信心

□有信心

□非常有信心

20 我总能2~3小时就给孩子喂一次母乳。

□一点也没信心

□不是很有信心

□有时有信心

□有信心

□非常有信心

21 我总能感到我确实想坚持母乳喂养至少一个半月。

□一点也没信心

□不是很有信心

□有时有信心

□有信心

□非常有信心

22 喂奶时，即使有家人在场，我也能精神放松而不会感到尴尬。

□一点也没信心

□不是很有信心

□有时有信心

□有信心

□非常有信心

23 我总能对自己母乳喂养的状况感到满意。

□一点也没信心

□不是很有信心

□有时有信心

□有信心

□非常有信心

24 虽然母乳喂养比较耗时间，但我能应付。

□一点也没信心

□不是很有信心

□有时有信心

□有信心

□非常有信心

25 我总能只用一个乳房就把孩子喂饱。

□一点也没信心

□不是很有信心

□有时有信心

□有信心

□非常有信心

26 每次喂奶我都能一气呵成而不必间断。

□一点也没信心

□不是很有信心

□有时有信心

□有信心

□非常有信心

27 我总能判断孩子是不是吸吮得很好。

□一点也没信心

□不是很有信心

□有时有信心

□有信心

□非常有信心

28 虽然母乳喂养暂时限制了我的自由，但我能够接受这一点。

□一点也没信心

□不是很有信心

□有时有信心

□有信心

□非常有信心

29 我总能很好地跟上孩子对母乳的要求。

□一点也没信心

□不是很有信心

□有时有信心

□有信心

□非常有信心

30 每次我都能判断孩子是不是吃饱了。

□一点也没信心

□不是很有信心

□有时有信心

□有信心

□非常有信心

此量表共30个条目，包括技能和内心活动两个维度，每个维度各15个条目。采用5级评分，从“一点也没信心”到“非常有信心”的评分依次为1分到5分，总分为30~150分，得分越高，表示个体的母乳喂养自我效能越高。得分小于或等于50分的妈妈应进行母乳喂养的干预，包括心理指导、母乳喂养指导和具体原因分析等。得分在50~100分之间的妈妈应通过医生指导和帮助，实现纯母乳喂养。可通过母乳喂养线上咨询，或前往母乳喂养门诊。

不管怎样，宝宝出生后两周内，应努力坚持纯母乳喂养。如果确定母乳不足，再考虑添加部分配方乳补充喂养。

关于哺乳的其他问题

母乳不足怎么办

在现代，女性泌乳量不足十分常见。以下几个措施可以帮助增加母乳的分泌量。

一是尽早开奶。足月产儿，出生后30分钟就可以进行吸吮，以刺激母乳分泌。每隔1个小时让宝宝吸吮1次，必要时，把婴儿床放在妈妈的旁边，宝宝一哭闹就可以喂奶，宝宝的吸吮是最好的母乳分泌刺激因素。大多数妈妈都能够通过宝宝的频繁吸吮分泌足够的乳汁。

二是哺乳的妈妈可以比平时多喝一些温水，同时，还要注意保持乳房温度，可用热毛巾敷在乳房上，这样能促进乳房血液循环。但喝水本身并不能刺激乳汁的分泌。

克服哺乳恐惧

有些妈妈不愿意哺乳的一个重要原因是有些怕哺乳。其实，在刚开始的时候，每个妈妈都有些不适感，但很快就会被宝宝吸吮的神态吸引，不适感也被母亲的责任感代替。有些宝宝可能吸吮力比较强，此时可以用一只手托住乳房，减轻不适感。

绝大部分哺乳期妈妈可以在比较短的时间内克服哺乳时的疼痛，克服哺乳恐惧。如果每次哺乳时妈妈都紧张、拒绝，要首先排除是否存在其他的问题，如产后抑郁症。早开奶也是克服哺乳恐惧的重要手段。

乳头皲裂

由于肌肤柔嫩，妈妈的乳头在喂奶时容易被“吸伤”或者“咬伤”。此时，需要做好两件事。一是保护好已经皲裂的乳头，可以将乳汁涂抹在乳头上促进愈合。如果可以洗澡，最好每天冲洗，不能洗澡时，每天用热毛巾擦洗上身。二是尽量不要停止哺乳。用健侧乳房喂奶：如果一侧乳房的乳汁足够，患侧就休息几天，用吸奶器将乳汁吸出，待其好转后再进行哺乳；如果一侧乳房的乳汁不够，可以将患侧乳汁用吸奶器吸出后喂给宝宝，或者短暂用患侧乳房哺乳，再换到健侧。总之尽量不要轻易停止母乳喂养。

部分母乳喂养

部分母乳喂养分为三种情况：

第一种是以母乳喂养为主，辅以少量的其他食物（这种情况是母乳占大部分）；

第二种是母乳与其他食物比例基本相当（母乳可以占到一半）；

第三种是以其他食物为主，辅以少量母乳（母乳只占小部分）。

在不能纯母乳喂养的妈妈中，只要没有母乳喂养禁忌证，都可以选择部分母乳喂养，不能因为母乳不够，就轻易放弃母乳喂养。母乳喂养的好处在部分母乳喂养的宝宝中也可以得到很好的体现。

前面已经教过大家如何判断母乳不足，那么，在排除宝宝自己吃得少、含吸不正确造成吃得少等因素之后，母乳量确实不足以供宝宝日常所需时，我们建议采用补授法。

什么是补授法？在出生后4个月内，母乳喂养的宝宝体重增加不够时，在排除疾病因素后，即可认为母乳量不足。此时可用配方乳（或其他乳制品）补充母乳喂养不足部分，这就是补授法。

补授法的原则是保持母乳喂养，只是补充不足的部分。

比较有效的方法有两种：

每次哺乳后补充配方乳。在添加配方乳补充母乳不足部分时，母乳喂哺的次数最好不变；每次哺乳时，先给宝宝喂哺母乳，两侧乳房被吸空后，再以配方乳补足母乳不足的部分，这种方法有利于刺激母乳持续分泌。添加配方乳的量依妈妈的乳量和宝宝的食欲而定，可以形容为“缺多少补多少”。

交替喂养。母乳与配方乳交替喂养，即这次喂母乳（吸空双侧乳房），下次喂配方乳。这种方法适用于母乳充盈慢，但充盈后母乳量较多的情况。

完全配方乳喂养

4个月以内的宝宝由于各种原因不能食用母乳时，需完全采用配方乳或其他代乳品喂养，称为完全配方乳喂养或代乳品喂养，又叫人工喂养。

妈妈患病时不能哺乳的情况一般为：有活动性结核病、急性病毒性肝炎、严重心脏病或肾病、控制不好的糖尿病、恶性肿瘤、精神病、艾滋病等。

其他原因导致不能喂奶或妈妈不愿意哺乳的情况包括：妈妈乳汁严重不足、宝宝不在妈妈身边、妈妈因工作原因不能喂养、妈妈不愿意喂养等。

为什么要选择配方乳而不用鲜牛奶喂养

许多父母会问：为什么不能给宝宝喂新鲜的牛奶?

答案非常简单。首先，配方乳是针对宝宝的生理特征通过特殊的技术用新鲜牛奶或其他动物奶（如羊奶）制成的，配方乳的营养成分比例更适合小婴儿，比鲜牛奶更容易消化和充分吸收。其次，新鲜牛奶是小牛的食物，蛋白质和矿物质含量太高，会增加宝宝尚未发育成熟的肾脏的负担，也容易导致宝宝身体热压力过高，出现发热、腹泻等严重疾病。同时，新鲜牛奶缺乏铁、维生素C以及宝宝所需的其他营养素，不能满足宝宝的生长需求。此外，新鲜牛奶还可能刺激胃肠黏膜，导致肠道出血，从而引发缺铁性贫血。新鲜牛奶的脂肪类型也不适合宝宝的生长发育。所以，在一岁以内不要给宝宝喝新鲜牛奶。

满一岁以后，宝宝才可以喝新鲜牛奶，因为此时宝宝已经可以进食比较多的固体食物了，比如米饭、面条、蔬菜、水果以及肉类。但每天给宝宝进食的新鲜牛奶不要超过1000毫升，以防止热量过高和影响其他食物的摄入。

配方乳的选择

选择配方乳不能一味看宣传广告或者听奶粉厂家的推荐。医生会根据宝宝的具体情况来推荐，更有针对性。但不管是谁推荐，爸爸妈妈都需要了解一些选择配方乳的原则。

分阶段选用不同的配方乳。最好在不同的月龄选择适合该月龄或年龄段宝宝的配方乳，在奶粉的包装袋上均标有适合的月龄或年龄。一般来说，一阶段适合1～6个月的宝宝，二阶段是针对7～12个月的宝宝，满12个月后是三阶段。

选值得信赖的品牌。奶粉不是越贵越好，也不是海外进口的就是最好的，还是品牌比较重要，父母要选择值得信赖的品牌。所谓值得信赖的品牌，就是指达到国家标准并且在每次质量检测抽查中都没有不良记录的品牌。

配方乳喂养方法

同母乳喂养一样，用配方乳喂养宝宝也需要有正确的喂养技巧，包括正确的喂哺姿势、唤起宝宝进入最佳状态的方法。

在喂哺时应注意的事项有：选用适宜的奶嘴和奶瓶，除大小外，使用的材质也比较重要；冲调好的奶液温度要适当；保持奶瓶清洁；喂哺时选择恰当的奶瓶倾斜度；奶液宜即冲即食，不宜用微波炉热奶，以免奶液受热不均，烫伤宝宝的口腔。

配方乳的调配比例

在保证婴儿营养摄入方面，规范的调配方法至关重要。一般市售配方乳配备有统一规格的专用小勺。

最简单的调配方法是：1勺奶粉（约4克），加入30～32毫升温开水；盛8克配方乳的专用小勺，1平勺宜加入60～64毫升温开水（重量比均为1∶8）。水加得过多时，配出的奶液就清淡，渗透压降低，不利于宝宝的生长发育；水加得过少时，配出的奶液就很浓，渗透压过高，肠道难以吸收，甚至因渗透压太高导致其他的问题。所以，配制出合适浓度的奶液是很重要的。

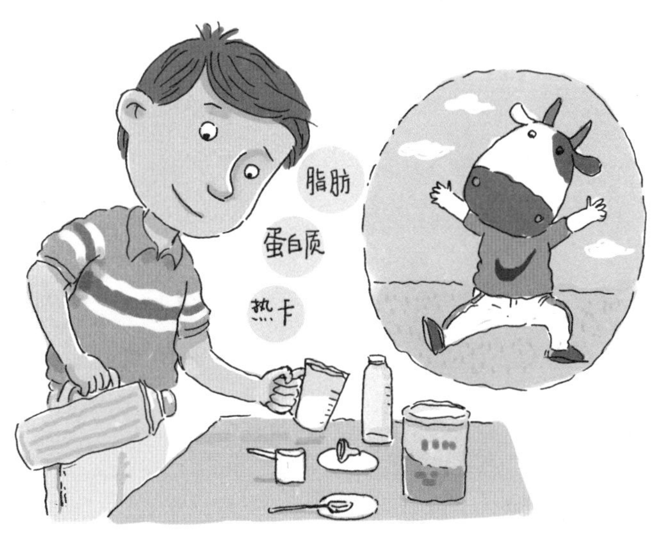

爸爸调制配方乳

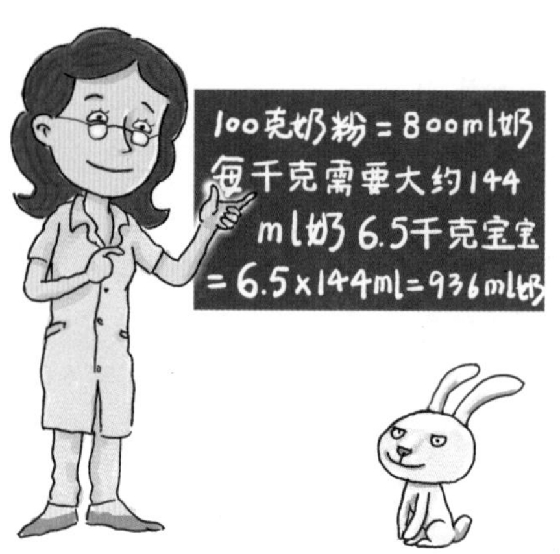

100克奶粉=800ml奶
每千克需要大约144
ml奶 6.5千克宝宝
=6.5×144ml=936ml奶

配方乳的调制量

萌医生课堂

请仔细阅读哦!

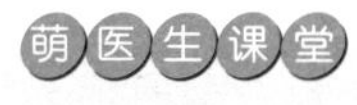

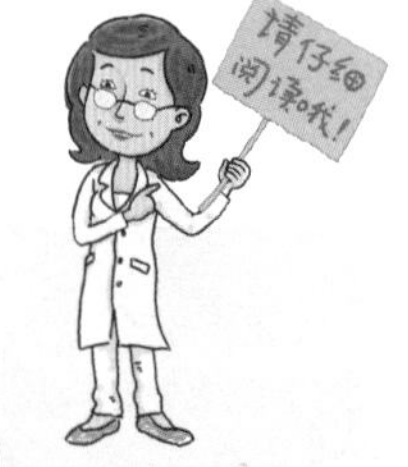

配方乳喂养注意事项

新生儿期，完全配方乳喂养的宝宝，要从稀到浓喂养，一般最初的奶液浓度是全奶浓度的3/4，然后逐渐增加至全奶浓度。大部分新生儿需要一个星期的时间过渡到全奶浓度。

配方乳喂养时，两次喂奶间歇中要适当喂水。

牛乳中的蛋白质及矿物质盐分别为人乳的3~4倍。宝宝喝牛乳时的肾脏溶质负荷比单纯喝母乳时要高得多，因此，两次喂奶之间可适当给宝宝补充一点水分，白开水即可。目前大部分配方乳经过处理后，溶质负荷已经明显降低，接近母乳，亦可以不喂水。

摄入量估计

配方乳是全人工喂养6个月内宝宝生长发育的主要营养来源。父母可以根据宝宝的体重计算喂哺量。

先看一下正常情况下应该怎样将奶粉调配成奶液。

一般市售婴儿配方奶粉100克可调制800毫升左右的奶液，热量大约为500千卡。宝宝所需热量可以按照每天每千克体重90千卡来计算，也就是说，每天每千克体重对应婴儿配方奶粉约18克，或约144毫升奶（18克×8倍重量的水）。有的妈妈习惯用消耗的奶粉量来估算日乳量，如8天左右消耗1罐900克的配方奶粉，每天需112克奶粉左右，按冲调比例换算后，相当于宝宝每日进食乳量900毫升左右，这就是一个6.5千克左右的宝宝每天应该消耗的奶粉量。按规范的方法冲调的配方乳，蛋白质与矿物质浓度都较接近人乳，只要乳量适当，总液量亦可满足需要。

新生儿时期，配方奶粉的调制稍有不同。出生第一周，冲调奶粉的浓度可稍低于正常浓度，一般为正常浓度的3/4；第二周，逐渐接近正常浓度；第三周，完全符合正常浓度。新生儿期喂养可以每2~3小时一次，每次喂哺30~50毫升不等，要考虑个体差异。需要注意的是，奶粉的浓度不能超常，以免引发宝宝肠道吸收不良或导致更为严重的问题。

一个体重3千克的宝宝，第一周需奶量比较少，每天每千克体重60~70毫升；第二周可以达到每天每千克体重80~90毫升。足月时宝宝的体重为4~4.5千克，喂奶量可达每天400~500毫升。

喂养技巧

与母乳喂养一样，人工喂养也需要妈妈和宝宝处于舒适体位。妈妈将宝宝抱至胸部，使其头枕在自己的手臂上，倒竖起奶瓶使奶嘴充满奶液，再让宝宝吸吮。喂奶前，妈妈可在手腕内侧滴几滴奶液，试一下奶液的温度，以没有灼热感为宜，一般为40℃左右。奶嘴上小孔的大小要适宜，奶瓶倒立时，以乳汁能缓慢地连续滴出为宜。

新生儿每餐喂哺时间在10~20分钟，依宝宝的月龄或年龄以及吸吮力度而变化。喂哺结束后，同样需要将宝宝抱直，使其头靠在妈妈肩上，给予拍背，将哺乳时被宝宝吞入胃内的空气排出，以免发生溢乳。

奶具的清洗和消毒

每次喂哺后需要洗净奶瓶、奶嘴、杯子、碗和勺等，并煮沸消毒，奶嘴在水煮沸后再放入煮5分钟。

可以多准备几套餐具，将每日所需奶瓶和奶嘴一次性置于锅内集中消毒备用。

父母也可以买一套恒温奶器和消毒器两用的电热器，使用比较方便。

新生儿日常护理

基础护理

母婴同室

在医院的时候，宝宝的小床紧挨着妈妈的大床，这叫作母婴同室。回到家里，宝宝的床也应该挨着妈妈的床。妈妈将宝宝放在身边，除了可以立即对宝宝的哭闹做出反应，还可以让爸爸妈妈逐渐弄清楚宝宝的生活规律。宝宝一开始的哭闹，听

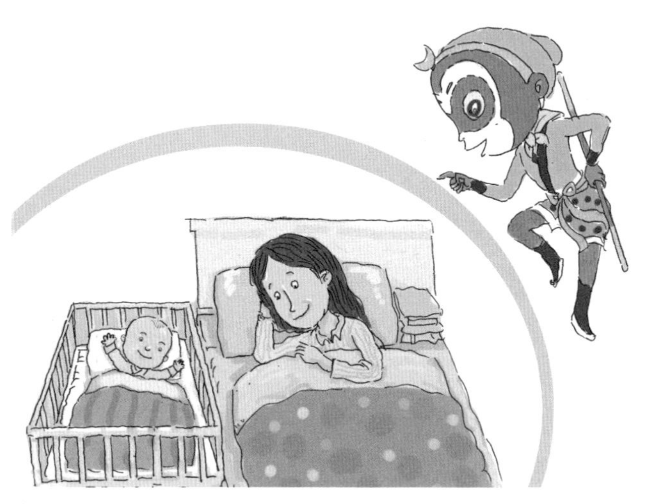

分娩后，宝宝睡在妈妈旁边的小床上

上去是一种求助，用哭声告诉你他需要你，或是饿了，或是尿布湿了，或是哪里不舒服了……当得不到回应时，宝宝的哭声会发生变化，变得越来越烦躁，听起来让人十分心急。因此，通常在宝宝开始哭闹的时候，父母要及时反应，推测宝宝可能的需求并给予帮助。宝宝在身边，妈妈可以与宝宝亲密互动，慢慢地形成一种默契。

提倡宝宝单独睡小床。

肚脐与脐带

宝宝出生时，脐带会被剪去，脐带结扎后，根部留在肚子上，慢慢萎缩，成为肚脐。新生儿的肚脐有向外突出的，也有扁平甚至向内凹陷的。肚脐的外观取决于脐带根部痊愈的方式，与剪断脐带的方式无关。大多数向外凸的脐部也会慢慢地变平。宝宝在哭闹时，肚脐会往外凸，是正常现象，不要用胶布贴在肚脐上。结扎的脐带蒂一般会在一周左右脱落。在脱落前后，父母可以在给宝宝洗澡后，用碘伏涂抹脐部。如果尿液打湿了脐部，用碘伏涂抹消毒。

大小便

宝宝最初2~3次排出的大便可能是墨绿色的，这是胎便或部分为胎便。之后，纯母乳喂养的宝宝大便慢慢转为金黄色，配方乳喂养的宝宝大便为浅黄色，但也有的宝宝的大便发绿、带白色颗粒或黏液。

新生儿期排便的次数是不稳定的，间隔时间也不一定，有的宝宝一天只解一次大便，有的宝宝每天解很多次大便，大便次数每天在1~5次之间都是正常的，一般纯母乳喂养的宝宝大便次数比配方乳喂养的宝宝要多一些。

宝宝会在出生后24小时内排出第一次小便。新生儿小便呈浅黄色，次数多，每天可以达到10~15次，平均7~8次，间隔时间也不定。一般说来，宝宝每次小便后，父母都要给宝宝换尿布，预防尿布疹的发生。穿纸尿裤的宝宝2~3小时要更换一次纸尿裤。

睡觉与睡觉姿势

睡眠对于新生儿来说非常重要，好的睡眠能够促进新生儿的大脑发育。充足的营养是提升睡眠质量的条件之一，良好的睡眠规律和睡眠姿势也必不可少。

新生儿不知道白天和黑夜。宝宝出生前在宫内形成了睡眠—觉醒周期，但这种周期是不规则的活动期以及相对静止期交替出现的结果。宝宝出生后，睡眠的规律还没有建立，而大脑皮层兴奋性低，外界的刺激反而容易使其疲劳而进入睡眠，故新生儿期大多数宝宝睡眠时间很长，但波动也大，可从11个小时到20个小时不等。睡眠和觉醒的循环似乎与肠道的生理改变有关，通常母乳喂养的宝宝1~3小时清醒一次，配方乳喂养的宝宝2~5小时清醒一次。宝宝白天总睡眠时间平均为5~6个小时，晚上为8~9个小时，但个体差异很大。总之，新生儿每天的睡眠时间可以达18个小时以上。

在新生儿期就可以开始有意识地“训练”宝宝的睡眠规律。在白天，坚持按需喂养，如果宝宝持续睡眠达到或超过3个小时（尤其是在接近傍晚的时候），可以叫醒宝宝与他玩耍或给他喂奶。晚上睡觉前，父母可根据当时的季节或家庭条件，给宝宝洗澡或擦身体，然后进行短时间的轻轻的抚触，或者对着宝宝说话、唱歌，换上尿布之后喂一次奶，一定要喂饱，拍背后将宝宝放在床上。晚间不要频繁喂奶，喂奶时不开灯，喂完奶不与宝宝说话，也不要每次夜间喂奶都换尿布。由此，可以给宝宝一个暗示：安静的晚上是睡觉时间。这个方法可以有效地帮助宝宝较早延长夜间两次奶的间隔时间，逐渐延长夜间一次睡眠的时间，从而可以达到让宝宝在3~4个月开始夜间不吃奶，夜间持续睡眠时间达到6个小时左右的目标。

那么，对健康的宝宝而言，怎样的睡觉姿势才是最安全的？在整个婴儿期内，猝死是婴儿死亡的主要原因之一，人们认为这与睡觉姿势有非常强的相关性。有较多的研究观察了睡觉姿势与婴儿发生猝死的关系，认为睡觉姿势与婴儿猝死的确有极大的关系。

美国儿科学会建议，健康的新生儿仰卧位睡觉姿势最安全，可极大地降低猝死的风险。宝宝俯卧睡眠时，如果发生吐奶，容易被捂住口鼻或者发生奶块吸入，造成猝死。妈妈要注意的是，喂奶后不要立即让宝宝处于仰卧位，因为仰卧位时，如果宝宝发生溢奶，奶汁容易倒流入气道，造成窒息。喂奶后要将宝宝竖起来，轻轻拍背10~15分钟再放下。也有研究显示，侧卧位可以降低猝死的概率，但如果侧卧不当，宝宝有可能变为俯卧位，同样有窒息的危险。

当然，睡觉姿势不是婴儿猝死的唯一原因。研究也揭示了发生猝死的宝宝在大脑某些区域发育上的缺陷。如果宝宝正在生病，其睡觉姿势可根据医生的建议调整。

洗澡

给宝宝洗澡要注意几个问题：

可以每天给宝宝洗澡，尤其是大便次数多的宝宝。

洗澡最好在婴儿澡盆里进行。水温在40℃左右（避免烫伤）为宜，水不要太深（宝宝一旦滑落不至于完全被淹没）。

洗澡时防止宝宝从你的手里滑落的方法：在澡盆下面放一条大毛巾；用一条小毛巾从后颈部盖住宝宝，用手托住毛巾。

将婴儿沐浴乳挤在柔软的洗澡布上，从上慢慢往下擦洗，最后轻轻擦洗宝宝两腿根部。不要每次都用洗发液洗头，只需用温水轻轻擦洗即可，一般每周用两次洗发液洗头就可以了。注意用洗发液洗头时不要让混有洗发液的水流到宝宝的耳朵里。给宝宝洗脸和洗头时，同时将耳郭推向前盖住耳道。

父母可以趁洗澡时观察宝宝的全身，尤其是背部，以及时发现异常。

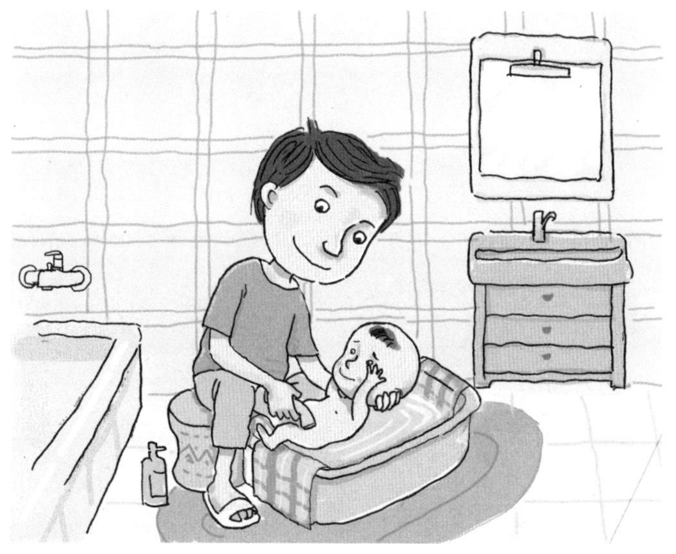

给新生儿洗澡

皮肤的护理

宝宝皮肤常见的问题是痱子和湿疹。宝宝汗腺发育不成熟，体温调节功能差，当室温过高或者穿得太多的时候，就容易长痱子。湿疹多与过敏有关。不管是什么季节，处理这两种皮肤问题的总原则都是保持皮肤干燥和清洁。

在冬季，每周给宝宝洗澡2~3次，夏天可以每天洗澡，洗完澡帮宝宝擦干身体，注意不要用力过猛，以免擦伤宝宝的皮肤。如果宝宝的皮肤发红，可以用少量润肤剂涂抹在泛红处。如果宝宝疑似有湿疹，要带宝宝看医生，确诊为湿疹后，要在医生的指导下涂抹相应的药物。为了降低宝宝发生湿疹的概率，哺乳期的妈妈要避免摄入可疑的过敏原，减少从母乳传递的引起宝宝过敏的物质。

尿布与尿布疹

尿布疹是新生儿最常见的皮肤问题，要从尿布着手防范。新手父母可以为宝宝选择以下类型的尿布。

棉织品——对宝宝的皮肤几乎没有刺激，每次都需要洗干净后晾干再用。但由于棉织品难以保持宝宝臀部干燥，故要勤换尿布、勤洗臀部。

纸尿裤——一次性。目前的纸尿裤具有很强的吸水性，薄而轻，不容易引发尿布疹，但费用要高些。

无论是用棉织品还是用纸尿裤，宝宝都难免会出现尿布疹。这是尿液和大便里的化学物质共同作用在宝宝幼嫩敏感的皮肤上的结果。细菌和真菌在尿布包裹的潮湿的皮肤上得以繁殖，宝宝很容易出现尿布疹。细菌和真菌多了，尿布疹就增多了。

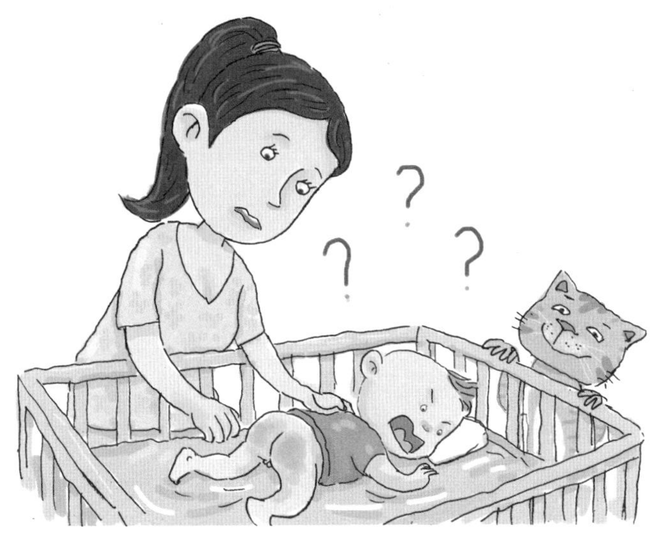

尿布疹：宝宝在用尿布后，光滑的屁股上容易出现红疹

减少尿布疹发生的方法

尿布疹的发生率很高，很多宝宝都会出现尿布疹。减少尿布疹发生的方法有：

（1）勤换尿布。

（2）找到一种最适合你的宝宝的纸尿裤。

（3）如果是夏天，可以将纸尿裤垫在下面，让宝宝的臀部多通风透气。

（4）用布作为尿布的宝宝，妈妈要洗掉尿布上的刺激物，可以在洗尿布的时候加一点醋，中和肥皂中的碱性刺激物。

（5）每次换尿布时，都冲洗和擦拭臀部。如果宝宝的皮肤属于过敏型，最好冲洗。擦拭用的湿纸巾也有不同的种类，试用一下，看宝宝适合哪一种。

（6）保持宝宝臀部皮肤干燥。可以在清洗和擦拭完后，轻轻拍打皮肤，稍加敞晾。尿布要系得松些，使之能够透气，穿纸尿裤之后，不要再穿一层紧紧的裤子，裤子要松。

（7）必要的时候，可以用一点氧化锌软膏或尿布疹软膏。

生活环境与户外活动

夏天记得开窗，让空气流通；春秋季节，气温达到18℃以上、风不是太大时，也可以开窗，给房间换气；冬天的时候，需要每天定时开窗10分钟左右，让室内空气与外界交换。

宝宝出生三星期后，可以到室外去。有阳台的家庭，春、夏、秋三季都可以将宝宝抱到阳台上，露出宝宝的小手和脸部接受阳光的照射，每天2~3次，每次5分钟，让宝宝的面颊和手足的皮肤接触到室外的空气。同时，呼吸到比室内温度低的

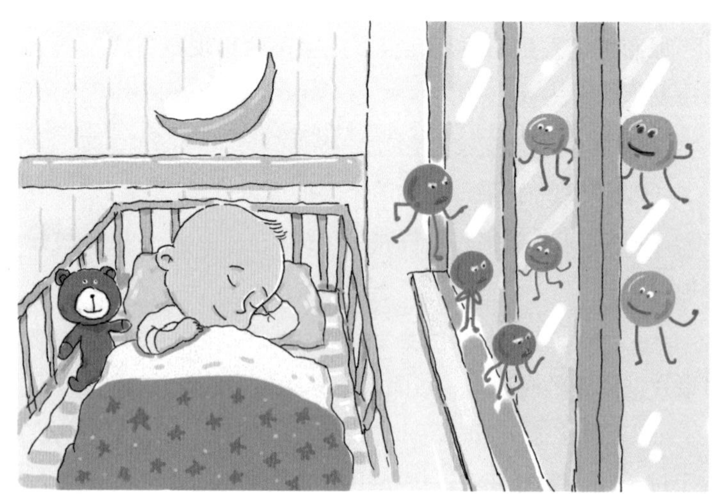

开窗，让空气流动起来

冷空气可以锻炼宝宝呼吸道黏膜的适应力。虽然冬季室外温度较低，不适合宝宝外出，但如果爸爸妈妈希望宝宝逐渐适应寒冷，也可以在天气日渐寒冷的时候，让宝宝每天去户外适应逐渐降低的气温，这对宝宝的身体健康有好处。但如果气温过低，宝宝不宜在室外待过长时间。

新生儿期预防接种——卡介苗、乙肝疫苗

疫苗注射，是爸爸妈妈们很关注的问题。什么是疫苗注射？

目前，我国疫苗分为一类疫苗和二类疫苗。前者是国家强制要求所有儿童必须注射的疫苗，又叫计划免疫内疫苗；后者是计划免疫外疫苗，不是强制性要求注射的疫苗。爸爸妈妈们一定要按照计划免疫的要求，给宝宝接种疫苗。因为计划免疫内疫苗是根据我国常见的传染性疾病为所有的宝宝定制的。

新生儿期需注射的疫苗——卡介苗、乙肝疫苗

卡介苗：可预防结核杆菌感染。卡介苗是一种经过处理的活的无毒牛型结核杆菌，进入体内后会诱导机体内一种T细胞发生免疫反应。新生儿的细胞免疫发育相对比较成熟，故对卡介苗反应好，宝宝出生后即可接种卡介苗，越早接种越好，尤其是在结核病高发地区更要尽早接种。卡介苗对结核性脑膜炎和播散性结核有较好的预防作用。

如果宝宝出生时确诊或者疑似艾滋病病毒感染，则不予注射卡介苗。应根据具体情况进行相应的处理。

乙肝疫苗：预防乙型肝炎病毒感染。我国目前使用的是基因重组乙肝疫苗，是转基因疫苗。新生儿最好在出生后24小时内注射第一剂，第二剂一般在出生后第二个月底接种，第三剂在出生后第六个月底接种。乙肝疫苗接种后反应轻，可与其他疫苗分不同部位同时接种。

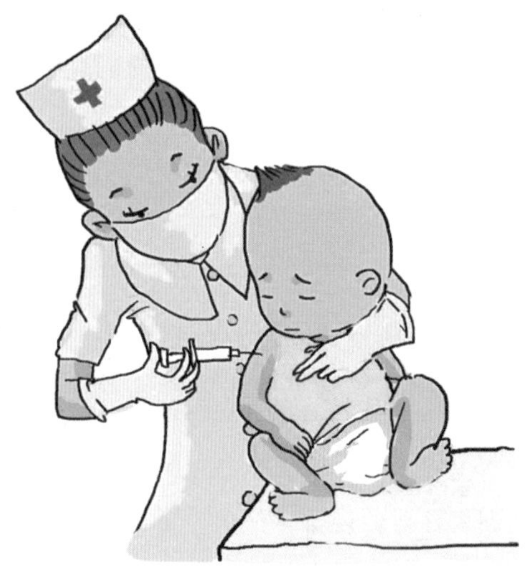

给宝宝注射疫苗

新生儿异常及常见疾病

溢奶或吐奶

一般在出生后的头几个月里，大多数宝宝都会吐奶或溢奶，一天可能发生好几次。一般的吐奶对宝宝没有什么影响，不必太担心。

父母要注意做好以下几点：

- 喂奶时准备一条毛巾，如果宝宝溢奶或吐奶，用毛巾擦干净。
- 注意喂奶的姿势，防止宝宝打嗝时发生呛咳，奶汁倒流到呼吸道，引发呼吸道疾病。
- 在喂奶时穿深色的衣服，以便观察宝宝是否溢奶或吐奶。
- 在喂奶的过程中轻轻拍打宝宝的背部，喂完奶后，将宝宝竖起来，再轻轻拍打背部，一般保持竖立姿势大约20分钟。
- 吃完奶后不要晃动或推挤宝宝。

正常情况下，宝宝每次溢奶或吐奶的量都不大，大约就是一小勺子的量。如果宝宝突然大量、重复吐奶，就需要看医生；如果只是有一次吐奶量多一些，就不必惊慌。

宝宝为什么会吐奶呢？宝宝在吸吮的时候，不仅吞下了乳汁，同时也吞下了空气。要把胃里的空气排出来有三种方式：一种是在胃收缩时通过打嗝排出，另一种就是在排出空气的同时发生溢奶或吐奶，还有一种就是将宝宝竖起来抱，通过拍打宝宝背部，让乳汁往下流，让空气排出。溢奶或吐奶还有一个原因，有些宝宝吃得太快，狼吞虎咽，结果胃里装不下，从而发生溢奶或吐奶。吃完奶后，如果摇晃宝宝太厉害，也容易造成溢奶或吐奶。所以，喂完奶后，要给宝宝拍背，让其胃里的乳汁慢慢往下流，让空气自然跑到胃的上部排出，避免溢奶或吐奶。

只有非常少的宝宝溢奶或吐奶是消化道的疾病或畸形导致的。这些疾病中，很严重的就是食道闭锁或其他上消化道的畸形。出现这些问题，宝宝吐奶会比较严重，基本无法进食，甚至乳汁会倒流到呼吸道。严重且持续不停地吐奶，就需要去看医生，做一些检查，排除先天性畸形的问题。

有时候，溢奶或吐奶也可能是宝宝感冒的表现之一。需要仔细观察，看是否同时有发热、打喷嚏、咳嗽等症状出现。

呕吐物带血

有时候，爸爸妈妈会发现宝宝吐出来的乳汁中含有血丝。如果是母乳喂养，则多半是妈妈的血，需要检查一下妈妈的乳头是否有伤口。如果是配方乳喂养，可能是宝宝呕吐时用力而导致食管上的毛细血管破裂，这种伤口很容易痊愈，不必担心。但如果奶中的血比较多，且持续出现，就应该去看医生了。

不解大便

宝宝在出生后的24小时内会解出第一次胎便，以后每日都应该有大便排出。

导致宝宝不能正常排便的原因有：

（1）进食少，或是母乳喂养。进食少的宝宝，有可能两天或三天才解一次大便。当宝宝进食趋于正常后，才恢复每天解便。也有母乳喂养的宝宝，每3～5天解一次大便，大便不干燥，解便不困难，属于正常情况。

（2）消化道异常。消化道可能出现的相关问题有巨结肠病和肛门闭锁。患巨结肠病是因为大肠的结肠部分的神经节发育出现了问题，造成此处肠道肌肉无法正常蠕动，大便在此堆积，故排便时间延长，可以一周甚至更长时间才排一次大便，每次排出的大便量多，解便时很费劲。宝宝可有腹胀，右下腹有时可扪到包块，包块是堆积了粪便的结肠。还有的宝宝可能患有肛门闭锁。这种情况比较少见，但如果是肛门闭锁，宝宝在出生后会一直无法排胎便，应检查肛门。

（3）其他疾病。甲状腺功能减退（简称“甲减”）的宝宝常常不能很好地排便。出生后，新生儿筛查的项目中有甲状腺功能低下的筛查。每一个宝宝都要参加新生儿筛查项目，及早排除甲减。如果是感染造成的肠道功能不正常，也可能引起宝宝不解大便，但宝宝会同时伴有其他的肠道或全身症状，父母应多加观察，必要时咨询医生。

唇裂、腭裂或唇腭裂

唇裂或唇腭裂已经成为我国排名靠前的先天性畸形。唇裂在宝宝一出生时就会被发现，部分父母发现宝宝唇裂后会非常沮丧，但轻型的唇裂几乎不会影响到吸吮，唇裂严重时需要在医生的指导下哺乳，多数宝宝也能很快适应吸吮。单纯的唇裂可通过手术治疗恢复，效果很好，并且不留痕迹，父母不必担心。有的宝宝会出现单独腭裂，由于腭裂在口腔内常常不易被发现，所以一部分患儿未能得到及时治疗。有腭裂的宝宝吸吮功能较差，甚至出现鼻孔溢出乳汁的现象。此时，父母需要检查宝宝的上腭部，看是

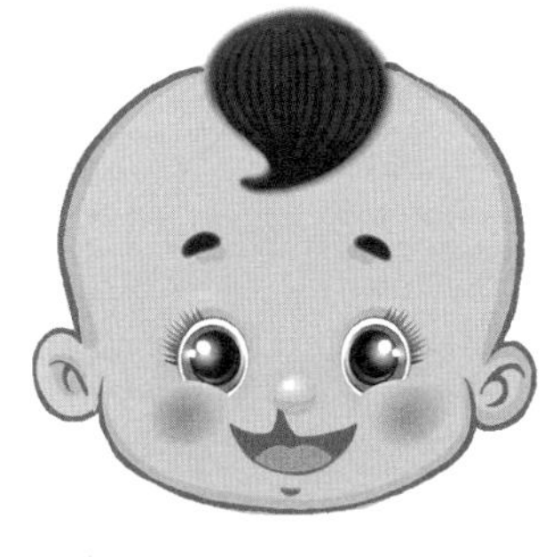

唇裂

否有腭裂的情况。

有很大一部分唇裂的宝宝伴有腭裂，叫作唇腭裂。唇裂、腭裂或唇腭裂的宝宝，因在吸吮时口腔内不能形成负压，故吃奶不好，吸吮时容易发生呛咳，呛到气管时会发生剧烈咳嗽。有时，残留在口腔内的奶会从咽部经由耳咽管进入耳部，造成中耳炎。呛咳严重时会引发呼吸道和肺部的问题。唇裂、腭裂及唇腭裂的宝宝，都应该尽早就医，在儿科和口腔科医生的指导下保证摄入足量的营养，为下一步手术做好准备。至于什么时候手术，要根据宝宝疾病的严重程度决定。一般而言，手术应在宝宝出生后3个月左右进行，此时，宝宝的体重达到了5千克甚至更重，利于术后恢复。如果唇腭裂比较严重，手术可能要分成几期完成。

部分腭裂或唇腭裂的宝宝还可能伴有心脏问题，治疗前要注意检查心脏，排除先天性心脏病的可能。

牙龈上长出“马牙”

宝宝在出生后4~6周，在口腔上腭中线两侧和齿龈边缘可能会出现一些黄白色的小点，初看很像是长出来的牙齿，有人把这种现象称为“马牙”或“板牙”，医学上叫“上皮珠”。上皮珠是由上皮细胞堆积而成的，属于正常的生理现象，不是病。

为什么会出现这种现象呢？当乳牙胚发育到一定程度时，牙板就会破裂，一部分被吸收，而另一部分逐渐增生角质化，就在牙床上形成如小球状的白色颗粒，这就是马牙。马牙不是牙，马牙也不是病，它是牙齿生长过程中伴发的现象。宝宝在吸吮的过程中，牙床和乳头相互摩擦，一段时间后，马牙便会自行脱落。

马牙不会影响宝宝吃奶和乳牙的发育，一般在宝宝出生后的数月内会逐渐脱落。有的宝宝发生了营养不良，导致马牙未能及时脱落，父母也不要紧张，这对宝宝没有妨碍，不需要医治。马牙一般不会造成不适感，个别宝宝可能出现摇头、烦躁、咬乳头，甚至拒食等现象，这是由局部发痒、发胀等不适感引起的，是暂时的。

年轻爸爸和妈妈需要注意的是宝宝的口腔卫生，不能用物品去擦马牙，更不能用尖锐物品去挑。如果宝宝的马牙很明显，甚至过大，影响到宝宝吸吮，可以在医生的指导下，在局部消毒后，用消毒针（无菌针）挑破马牙，放出内容物。

有的父母或祖父母不知道马牙的来历，不问来由，就用针去挑，或用布去擦。而宝宝口腔黏膜非常薄嫩，黏膜下血管又很丰富，且宝宝自身的抵抗力弱，故损伤了口腔黏膜后很容易发生感染，给宝宝带来危险。

鹅口疮

有些宝宝在出生后1~2周内，口腔内侧的颊部、齿龈等地方会出现一些像奶渣的东西，给宝宝喂水后，或者用棉签碰触，这些“奶渣”也不会掉。这就是鹅口疮，是新生儿最容易出现的问题，由一种叫作酵母菌的真菌引起。酵母菌通常存在于皮肤上潮湿温暖的部位，如口腔、阴道、尿布区等。

鹅口疮对宝宝不会造成什么危害，正常的宝宝也会出现这个问题，但宝宝会感觉有点痒、有点疼，因此，在吃奶时有些烦躁。父母不需要处理，鹅口疮一般在2~4周内自动痊愈。但如果鹅口疮是宝宝在服用抗生素的情况下出现的，父母就要向医生咨询，因为这可能是使用抗生素以后出现的不良反应。

预防鹅口疮的方法是：每天坚持将奶嘴、奶瓶蒸煮消毒。喂奶前洗净乳头，防止引发鹅口疮的真菌残留在乳头上，使宝宝的症状持续。如果宝宝症状明显，影响到吃奶，可以配合使用局部抗真菌药物。用干净的手指或者配套的涂药器把药抹在有白斑的部位以及周围的黏膜上，一天最多4次，涂抹7~10天，多数宝宝都可痊愈。

吃奶时出现唇部、面部发紫

吸吮力很强是宝宝健康的标志。有的宝宝在用力吸吮后会出现唇部或面部发紫，如果出现此种情况，父母要加以重视并找寻原因，积极处理。一般引起这种情况的原因如下。

（1）感冒。感冒时呼吸道有炎症，气道相对狭窄，造成呼吸加快。吸吮时妨碍了氧气的正常吸入，形成相对缺氧的状态，出现吸吮时唇部发紫。只要父母积极配合医生治疗感冒，宝宝唇部发紫的情况就会好转。

（2）先天性心脏病。先天性心脏病已经跃升为我国出生缺陷疾病的首位，每年都有近15万患有先天性心脏病的宝宝出生。患先天性心脏病的宝宝吸吮时，可能出现唇部或面部发紫现象，尤其是那些患右向左分流型先天性心脏病的患儿的症状更为明显。患有先天性心脏病的宝宝活动后或吃奶时可有气促，吃奶时中途经常停下来，要稍等会儿再吸吮。出现上述现象的宝宝需要到医院排除或确诊先天性心脏病，若有先天性心脏病，则需判断属于哪一种类型，为宝宝制订护理和治疗方案。

（3）其他原因。如果没有查出问题，可以随访观察，看发紫的程度是否有所减轻，必要时，再做进一步检查。

正常新生儿黄疸与黄疸持续不消退

宝宝出现黄疸的不同情形

宝宝在宫内时，血氧分压低，红细胞需求量大，出生后，血氧分压升高，不需要那么多的红细胞，过多的红细胞被破坏产生胆红素，故宝宝会出现生理性黄疸。宝宝出生后的第2~4天会出现黄疸，这是正常现象，一般不会很重。如果在2~3周之内消失，父母就完全不必担心了，这是典型的生理性黄疸。生理性黄疸的特点是：宝宝有黄疸，但一般情况良好；出生后一周黄疸达到高峰，之后开始消退；血清胆红素每天升高幅度低于每升85微摩尔（＜85 μ mol/L）。

黄疸加重。有时候宝宝会出现黄疸加重现象。如果只是父母感觉黄疸加重，而宝宝吃奶和其他的表现都很正常，可以观察一下，若黄疸渐行消退，就不需要担心了。如果宝宝同时出现发热、呕吐等伴随症状，精神差，就要马上去医院。

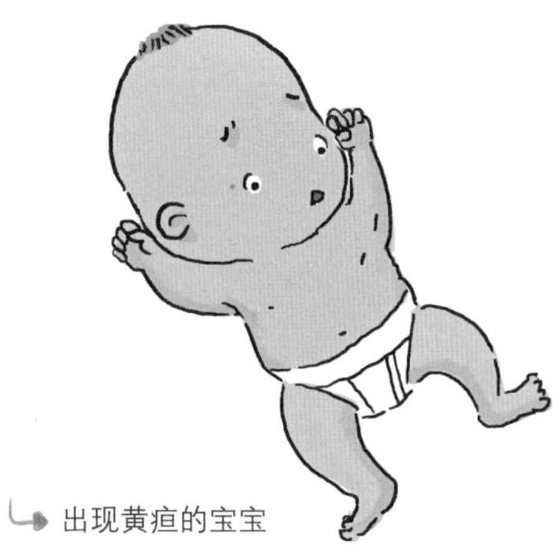

出现黄疸的宝宝

3周后仍然有黄疸。有些宝宝的生理性黄疸持续时间可以超过3周，甚至到一个半月，但黄疸不加重，或者逐渐减轻。在这期间，虽然黄疸还没有完全消退，但若宝宝吃奶正常，哭声响亮，大便颜色也正常，不发热，则父母不必担心。如果黄疸持续时间长，宝宝又出现其他的伴随症状，可以咨询医生，必要时需要配合医生查明原因。

母乳性黄疸。纯母乳喂养的宝宝有时候会出现黄疸持续，而且两三个月都没有消退。母乳引起的黄疸称为母乳性黄疸，宝宝的血清胆红素水平一般不会太高，多在15mg/dl（256μmol/L）以下。一般说来，母乳性黄疸对宝宝的生长发育没有任何影响，持续哺乳，黄疸也会随着日龄的增加自然消退。

母乳性黄疸的关键在确诊，要排除其他原因引起的黄疸。一旦确诊，则不必太担心。

宝宝出现母乳性黄疸的应对方法

有些妈妈担心黄疸对宝宝不好，影响到宝宝的发育。对于出现母乳性黄疸的宝宝，如何继续母乳喂养？要科学对待，萌医生的建议是：

按需哺乳（频率≥8次/24时）有助于预防和减轻母乳性黄疸。妈妈可以频繁喂养宝宝。

对于出现母乳性黄疸的宝宝不应中断母乳喂养，因为短期中断母乳喂养会对长期母乳喂养产生不利影响，主要是影响哺乳期妈妈的泌乳量，进而影响到长期的哺乳效果。

对于诊断明确的出现母乳性黄疸的宝宝，如果宝宝一般情况好，体重增长满意，大小便的颜色和量均正常，胆红素水平低于光疗界值，则不需要治疗。当宝宝胆红素水平升高，达到了需要光疗的标准时，可以接受光疗。在光疗的间歇期，妈妈应坚持给宝宝母乳喂养，并照顾宝宝。

对于出现严重的母乳性黄疸的宝宝，如果妈妈太担心，可以在医生的指导下，停止母乳喂养一段时间（3～5天），待黄疸有所消退后，再重新母乳喂养。重新母乳喂养后，有一部分宝宝就不再出现黄疸，如果又出现黄疸，一般比之前要轻。如果黄疸加重，再考虑换成配方乳喂养。

脐部出血或脐疝

从医院回到家后，大多数宝宝在出生后的第4～6天，脐带残端会自然脱落。脱落后的脐部将逐渐干燥结痂。但有些宝宝干燥的脐部逐渐开始有渗出液，有时父母还会看到贴在脐部的纱布有渗出的血。从脐部残端脱落到脐部完全变得干燥，一般需要1~2周，但也有持续1个月或更长的。只要宝宝一般情况好，就不必担心。如果局部有渗出液，可以用碘伏每天涂抹两次，等待结痂。

父母如果在脐部的凹陷处看到一些像肉芽肿一样的粉红色、豆状的圆形凸起，不必担心，这是愈合过程中的正常现象。但是父母要在日常照顾中注意保护宝宝的脐部，不要让尿液浸润到还没完全干燥的脐部，避免感染。有些医生也许会建议父母给宝宝擦一些药物，但通常是不需要的。一般说来，在夏天衣服穿得比较少的季节，只需要擦碘伏后晾干即可，如果在秋冬季节，宝宝衣服穿得比较多，在脐部的蒂没有脱落之前，最好盖上小纱布，防止摩擦受伤。

脐疝是新生儿比较常见的问题，大多数在婴儿期即消失。脐疝产生的原因是脐部发育时脐环没有闭合，当腹腔内的压力增高，比如宝宝哭闹时，腹腔内的网膜或肠管从没有闭合的地方挤出而突出。宝宝是不是有脐疝，需要医生明确诊断。之后的处理也要在医生的指导下完成。如果怀疑宝宝出现了脐疝，建议爸爸妈妈立即将宝宝送到医院，不要擅自处理。

头皮血肿

宝宝出生后，还没有离开医院或者刚回到家，父母就可能发现在宝宝头顶右侧或左侧有一个肿起来的包块，软软的，有点弹性。用手轻轻按压，宝宝也不哭闹，好像不痛的样子，接下来几天也都没有什么变化。这就是头皮血肿。

一般来说，头皮血肿是由于颅骨的骨膜下出血，出血吸收的时间有长有短，最长可以在半年左右才完全吸收，大部分在2~3个月时基本吸收。由于头皮血肿是在大脑外的出血，不会对大脑造成损伤，因此父母也不必慌乱。

如果确定宝宝是头皮血肿，父母要避免碰触，让血肿自然吸收。不能用任何手段去抽吸里面的血液，否则容易造成感染，后果严重。

特殊新生儿——早产儿

什么是特殊新生儿？就是与正常儿不一样的新生儿。特殊新生儿主要包括早产儿、过期产儿、小于胎龄儿、双胞胎、多胞胎等。这类新生儿属于需要特别照顾的宝宝。在这里，我们重点讨论早产儿。

什么是早产儿

顾名思义，早产儿就是指提前出生的宝宝。在医学上，早产儿是指不足37周出生的新生儿。根据出生时的孕周，可将在不同孕周娩出的宝宝分为早早产儿、中早产儿和晚早产儿。早早产儿是指孕周不足28周的早产新生儿，生存能力极弱；中早产儿是指孕周在28~34周之间的早产新生儿，生存能力弱；晚早产儿是指孕周在34~37周之间的早产新生儿，基本可以存活。我国早产儿发生率为7%~8%，且有上升的趋势，每年大约有120万早产儿出生。

与正常儿比较，早产儿发生并发症的概率和死亡率都比较高。所以，早产儿的健康应该引起我们的高度重视。

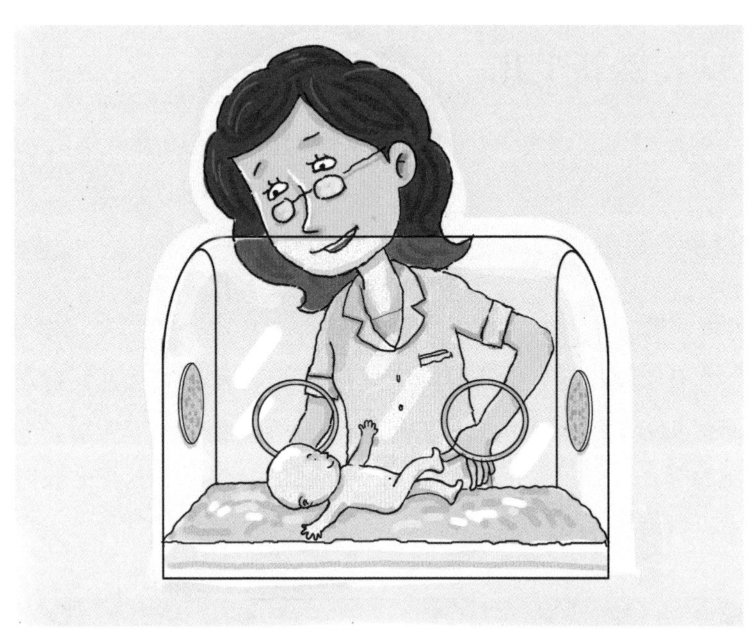

早产儿：为什么我这么小?

早产儿的共同特点是器官系统发育不够成熟，对外界环境的适应性差，容易罹患各种疾病。尤其是早早产儿，肺功能尚不成熟，呼吸功能不健全是最大的问题，出生后不能自主呼吸，需要医疗辅助才能维持生命的基本体征，且早早产儿发生并发症的比例比较高，住院时间长。早产儿从医院回到家里后，父母需要在喂养、照顾以及促进生长发育方面采取一些特殊的措施，才能让宝宝健康成长，让其各个器官系统的发育达到或接近正常儿的标准。一般说来，只要不发生严重的疾病，早产儿的发育完全可以与正常儿一样，即在体格发育、智力发育两方面与正常儿无异。

早产儿体格生长的评价

早产儿的体格生长评价稍微有点复杂，重点是关注早产儿生长趋势，关注其追赶生长的情况。要根据个体生长曲线的动态变化及其与标准生长曲线（标准生长曲线及其使用方法详见附录）的关系，对早产儿的体格生长进行客观的评价，一般要在医院儿童保健门诊完成。医生会进行有针对性的干预和指导。

什么是校正月龄

所谓校正月龄，是指出生后按照正常娩出时间计算宝宝实际的月龄，等于目前宝宝的月龄减去早产的月龄。如宝宝出生4个月，但宝宝在孕33周就出生了，按照37周为足月计算，宝宝还差4周；按照预产期（孕40周）计算，宝宝还差7周。故，目前月龄4个月，可减去早产的7周后为校正月龄，即2个月7天。按照此校正月龄进行体格生长评价。

什么是追赶生长

宝宝在既定的遗传确定的轨道上生长，出生后除受遗传因素影响外，还受到营养和环境等多种因素影响。宝宝在生长发育的过程中，如果受到某些病理因素如早产、营养不足或疾病等的影响，就会出现生长迟缓，生长偏离正常轨道。一旦去除这些阻碍生长的因素，则生长加快，并迅速接近或回到原来的生长轨道上，这种生长加速的过程在医学上称为追赶生长。大约有85%的早产儿可以实现追赶生长。

影响早产儿追赶生长的因素包括胎龄、出生体重、疾病程度、住院期间的营养和出院前的生长状况等。

早产儿追赶生长的最佳时期是出生后第一年，尤其是前6个月。第一年是早产儿脑发育的关键期，追赶生长直接关系到早产儿神经系统的发育。如出院后喂养得当，有充足、均衡的营养摄入，无严重疾病因素影响，大多数适于胎龄（指出生后体重与胎龄标注体重相符）的早产儿能在1~2年内追赶上同年龄的婴幼儿。

对于每一个有早产儿的家庭来说，对早产儿的管理目标都是一致的：在医生的指导下促进适宜的追赶生长；积极预防各种营养素的缺乏或过剩；保证神经系统的正常发育，获得良好的结果；为早产儿的长远健康打下基础。

早产儿生长发育的方方面面都需要及时得到儿科医生的指导，这就需要爸爸妈妈用心些，与儿科医生充分交流，实现宝宝的追赶生长。

可以说，早产儿在出院回家后相当长的一段时间内都将面临生长落后、神经发育迟缓和各种疾病发病率高的风险。但如果我们从喂养着手，保证足够的营养，认真护理，定期监测体格生长状态并及时调整策略，就可以降低风险。尤其是在出生后的第一年——追赶生长的关键时期，一定要定期监测和评估，在医生的指导下有针对性地干预，这能有效帮助大多数早产儿达到理想的生长状态，改善其预后。爸爸妈妈要充分理解随访的重要意义，用极大的耐心和信心与极高的依从性，同医生配合好。

早产儿的喂养与营养

早产儿的喂养与营养不仅关系到宝宝近期的生长发育，而且直接影响到其远期预后。早产儿消化系统发育很不成熟，比正常体重宝宝的消化系统的功能差了很多。其中早早产儿和中早产儿的吸吮力很弱，吞咽功能不协调，其大多数出生时不能吸吮。所有的早产儿都由于消化酶分泌不足，消化功能弱，胃容量小，胃肠动力功能差，每次吃奶量很少。早产儿胃肠道的黏膜屏障发育也很不成熟，使得屏障免疫功能弱，容易发生胃肠道感染。

胎龄越小的早产儿出生后喂养问题越严重，容易发生喂养不耐受、消化功能紊乱和坏死性小肠结肠炎。

从营养代谢需求来看，早产儿的营养需求与正常儿的是不同的，而且，不同胎龄的早产儿的营养需求也不同。在宫内的时候，宝宝从妈妈的体内获得需要的营养，尤其是孕晚期，妈妈要通过胎盘输送大量的营养物质给宝宝。而由于提前出生，宝宝在宫内得到的营养储备就很低，出生后各种并发症的影响又使代谢消耗增加，故早产儿在出生后对能量和营养的需求是比较大的，要求也高。

因此，早产儿的喂养一定要在儿科医生和儿童保健医生的指导下进行。由于胎龄和出生体重不同，早产儿在宫内得到的营养储备差别是很大的，出生后每个阶段需要的营养和能量也是不同的。

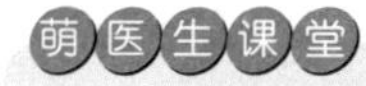

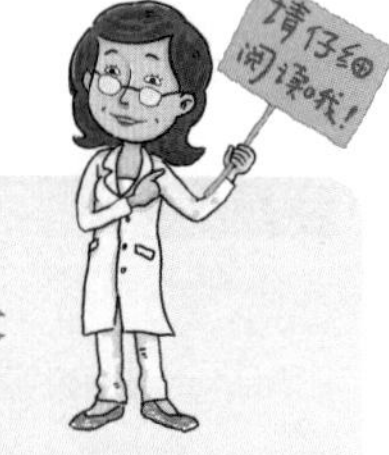

早产儿的营养需求与追赶生长

我们可以将早产儿出生后对营养的需求分为三个阶段。

第一阶段是转变期，即指出生后7天以内。此阶段的目标是维持早产儿生命体征的稳定及营养和代谢的平衡。一般说来，大部分早产儿是在医院里面度过这个阶段的。

第二阶段是稳定生长期，即维持生命体征平稳至出院。此阶段的目标是使早产儿达到同胎龄正常胎儿在宫内的生长速度，即每天每千克体重增加15~20克。出院时，体重达到1800~2000克。

第三阶段是出院后一段时期，即从出院开始至满1岁。此阶段的目标是帮助早产儿实现理想的追赶生长。

追赶生长是一把双刃剑。不追赶固然不好，但追赶过快，容易造成脂肪细胞的堆积，对长期的生活质量有影响，尤其是使代谢综合征的发生风险增高。因此，要抓住营养的内涵，合适、合理的营养供给是关键。

母乳喂养

应尽量选择母乳喂养

早产儿妈妈分泌的乳汁成分也因分娩提前而有所有同：乳汁变得更加适合早产儿的营养需求。这是一种适应性的自然发生的改变，非常奇妙。早产儿妈妈的乳汁的作用如同宫内胎盘作用的延续，营养价值和生物学功能都依早产儿的身体需求进行了“调整”。其中的蛋白质、脂肪等营养素的含量明显高于正常儿妈妈的乳汁，初乳中脂肪、钙、锌、锰的含量较高，而磷、镁、铁的含量稍低。可见，选择母乳喂养更有利于早产儿的存活，对早产儿的健康更好。

如果宝宝出生后进入新生儿室观察，妈妈可以进入新生儿室哺乳。如果宝宝尚不能吸吮，可以将母乳挤出送到新生儿室喂养宝宝。即使是在新生儿重症监护病房（NICU），也要坚持挤出母乳给宝宝，实施母乳喂养。母乳喂养可促进康复，降低并发症。如果已经发生了并发症，母乳喂养则可以促进痊愈，提高存活率。

有一种情况，就是妈妈乳汁不足，甚至因为宝宝早产而不分泌乳汁，此时，则可以用捐赠的母乳喂养。捐赠的母乳可以从人乳库获得。

母乳中不仅含有最适合早产儿的营养成分，而且还含有许多生物因子和生物活性物质。对于早产儿而言，母乳既是营养品、食品，又是治疗的辅助药品，可以降低早产相关疾病的发生率，降低死亡率。

什么是母乳强化剂？

很多早产儿的妈妈在听到母乳强化剂时，不太确定是否应该给宝宝用。

公认的研究结果是，尽管早产儿妈妈的乳汁有很多优点，但临床实践提示早产儿出生时体重很低，摄入母乳时获得的包括蛋白质在内的许多种类的营养素都还不能满足其追赶生长的需要，导致生长速度较慢。

这是因为早产儿实际上还处于宫内发育期，需要更细致、丰富的营养。尤其是相当于怀孕最后几周的时候，宝宝生长加速，开始追赶生长，每天每千克要增加8~10克的体重，最后一周要增加约200克。为了更好地满足早产儿快速生长的营养需求，研制出了母乳强化剂。

母乳强化剂用于哪些宝宝呢？

母乳强化剂是给母乳喂养的早产儿使用的。一般建议给正在母乳喂养的胎龄不足34周、出生体重低于2000克的早产儿用。母乳强化剂的蛋白质、矿物质和维生素含量较高，需将其加在一定量的母乳中进行喂哺。具体的强化剂量和喂养方法是根据个体情况来制订的，需要医生的指导。所以，早产儿妈妈应咨询儿科医生和儿童保健医生。

配方乳喂养

早产儿住院期间食用的配方乳

大部分在孕34周以前出生的早产儿都需要住院观察一段时间。在此期间，早产儿如果因各种原因无法获得母乳喂养，医院一般推荐使用早产儿配方乳。这种配方乳适用于胎龄不足34周、出生体重不足2000克的早产儿在住院期间食用，主要是满足第一、第二阶段生长发育的需要。每100毫升早产儿配方乳可以提供81千卡左右的热量。

早产儿出院后食用的配方乳

我国大部分地区早产儿的出院标准为体重达到2000克，可经口进行喂养（即不需要静脉营养和插管喂养），生命体征稳定。早产儿出院后如长期食用在医院内食用的早产儿配方乳，有可能导致蛋白质、维生素和矿物质摄入过量，增加宝宝的肾脏负担。

目前，早产儿出院后多用早产儿过渡配方乳。这个配方乳是介于早产儿配方乳与正常儿配方乳之间的过渡配方，可以满足早产儿第三阶段继续生长的需要，热量、蛋白质、钙等营养素含量仍较高，每100毫升早产儿过渡配方乳可提供72 ~ 74千卡热量。过渡配方乳亦可用作早产儿出院后母乳喂养不足时的补充，即在采用补授法时用。

但到了一定的时候，早产儿要换成与正常儿相同的配方乳。至于早产儿出院后过渡配方乳用到什么时候改为一般配方乳，改为什么配方乳，则需要在进行生长发育评估的基础上，在医生的指导下加以确定。

早产儿的喂养有很多特殊之处，所以，建议父母带宝宝定期做定期儿童保健，在医生的指导下对喂养进行调整，保证各个时期生长发育的营养需求，促进宝宝体格发育和智能发展。一般建议早产儿出生后前半年每个月保健一次，以后每两个月一次。如果生长发育不理想，还可以增加保健监测次数，不断改善喂养条件，让宝宝获得足够的营养。

其他食物的引入

早产儿引入其他食物（也称为“辅食”）的时间与发育成熟水平有关。一般来说，按校正后的月龄，达到足月宝宝4~6月龄的成长水平即可引入其他食物。但胎龄小的极低出生体重早产儿发育较落后，成熟较晚，消化功能差，应首先保证奶量的摄入，然后根据其成熟度引入其他食物。请参照本书7～12月龄的喂养部分。

其他营养素的补充

维生素D

早产儿出生后即应立即每天补充维生素D 800~1000国际单位，校正月龄达3月龄后改为每天补充400国际单位，直至2岁。萌医生建议同时补充维生素A。最简单的方法就是维生素A、维生素D同补至2岁。一般3岁后可以单独补充维生素D，每日补充400国际单位。

婴儿期，维生素D的安全范围是每天800国际单位；维生素A的安全范围在6月龄前是每天2000国际单位，6月龄后是每天2333国际单位。

铁剂

早产儿铁储备低，出生2周后开始需按每千克体重每天补充铁元素2~4毫克，直至校正年龄1岁。该补充量主要通过母乳强化剂、铁强化配方奶粉、食物和铁剂来实现。因为早产儿体重轻，如果按照每千克体重每天补充铁元素2~4毫克计算，从母乳强化剂、铁强化配方奶粉和食物中获得的量已经足够了，就不需要再另外补充铁剂。当体重增加后，如果不够，再考虑给予铁剂补充，尤其是对于停用母乳强化剂后的早产儿。

早产儿的护理

由于早产儿各个器官系统发育不成熟，对外界适应能力弱，更加需要得到各个方面的精心照顾。

保暖

早产儿体重低，皮下脂肪少，免疫功能发育不成熟，抵抗寒冷的能力弱。因此，要特别注意保暖，房间温度最好保持在25℃左右，湿度在60%左右，衣物要柔软、干燥。父母需将尿湿的尿布及时换下，保持宝宝臀部干燥。虽然早产儿对寒冷的耐受力低，但家中仍然要保持适度通风。

喂哺

早产儿吸吮能力差，吞咽功能弱，因此不管是母乳喂养还是配方乳喂养，喂奶时都不能急。对吸吮能力差的早产儿，可以先用滴管喂养，就是用吸管吸奶后缓慢滴入宝宝的口里，待宝宝长大些，再逐步让其主动吸吮。一般说来，达到出院回家养护标准的早产儿已经具备一定的吸吮能力，但比起正常儿还是要差一些，故喂奶时千万不能操之过急。

洗澡

早产儿也可以每天洗一次澡。给早产儿洗澡时动作要轻柔，水温要恒定，保持在38℃~42℃。洗澡时间不能太长，每次5~10分钟即可，并要注意及时帮宝宝擦干，注意保暖。

·特殊新生儿——小于胎龄儿·

小于胎龄儿

什么是小于胎龄儿

我们已经知道，低出生体重儿是指出生时体重低于2500克的新生儿。如果出生时体重低于1000克，叫作超低出生体重儿；大于1000克，低于1500克，叫作极低出生体重儿。

还有一种低出生体重儿，其体重与孕周不符，比孕周应该有的体重要轻，我们把这部分宝宝叫作小于胎龄儿，其可以是足月儿，也可以是早产儿。这部分宝宝占的比例低，足月低出生体重儿出现的问题也比早产的低出生体重儿要复杂些。

很多父母担心，宝宝出生时体重低会带来体格发育和智能发育的问题。的确，出生体重低于应有的体重是一个不良的因素或者指标，但每一个个体发生低出生体重的原因都不同。绝大多数宝宝如果在出生后得到足够的合理的营养供给和较好的照顾，都可以在体格发育和智能发育上与正常儿无异。当然，小于胎龄儿产生生长发育问题和智能问题的概率的确比正常儿要高。

小于胎龄儿怎样才能长得和正常儿一样

所谓追赶生长，是指非正常儿在出生的第一年加速生长，赶上同月龄正常儿的体重和身长的现象。

一般认为，充分发挥这些宝宝的生长潜力，各项体格发育指标包括体重、身长和头围都匀称增长。适于胎龄早产儿（虽然体重低，但与孕龄相符合）的体重达到校正月龄的第25百分位（P25）~第50百分位（P50），小于胎龄早产儿（出生时体重低于该孕龄应该有的体重）超出校正月龄第10百分位（P10），就表明追赶生长正常。

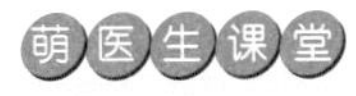

如何掌握追赶生长的“度”

追赶生长是父母特别期待的，但追赶生长其实是一把双刃剑。

因为研究表明，追赶生长的模式不同，对宝宝未来的影响是不一样的。生长模式是什么？简单地说就是描绘出来的生长曲线的样子。最好的追赶生长是宝宝沿着正常的体重和身长的生长曲线的弧度逐渐加速生长，且最好是在出生后第一年完成追赶目标。追赶生长的目标一般设定在正常儿的第25百分位~第50百分位之间。如果宝宝在追赶生长后达到生长曲线的第50百分位，说明宝宝赶上了一半的孩子。一般情况下，宝宝追赶至正常儿的第25百分位~第50百分位区间，即宝宝的体重和身长都进入25%~50%正常儿这个范围，就足够了，之后即可以平均的生长速率生长。

萌医生不提倡过度地追赶生长。很多父母希望宝宝长得快一些，没有耐心等到1岁时才赶上同月龄的宝宝。从医学上讲，过度快速地追赶生长对本身处于低体重的宝宝没有任何好处。目前的研究结果证实，过快地追赶生长可能带来一些后期的问题，比如这些宝宝可能在儿童期或者成年后有发生代谢综合征的风险，这种风险明显高于正常的宝宝。如果追赶生长很均匀，逐渐缓慢地追赶，就可以降低这种风险。

理想的追赶生长是体重、身长和头围的追赶速度是一致的，形成的生长曲线（生长速率）是一致的。

在第二部分我们还会详细和爸爸妈妈讨论这个问题。

双胞胎或多胞胎

在有了人工辅助生殖技术以后，双胞胎或多胞胎的出生率明显增加。双胞胎或多胞胎一般在孕检期间就可以发现。当父母从产科医生或超声科医生那里得到这一消息的时候，会非常高兴，但高兴之余，又开始担心未来宝宝的照顾和抚养问题。

那么，对于双胞胎或多胞胎的养育，应该从哪几个方面做好心理上以及照顾上的准备呢？主要应该注意哪些方面呢？

首先，双胎或多胎怀孕容易早产。如果早产，就按照早产儿的标准进行喂养和照顾。此外双胎或多胎怀孕还容易导致宝宝出生体重低，身长也不够。准妈妈要同时供给两个宝宝甚至更多宝宝营养，必然会使营养供给分散，每个宝宝获取的营养不够充分。宝宝们在一个子宫里，当子宫的牵拉达到一定的程度时，就容易引发分娩启动。

由于是双胞胎或多胞胎，出生体重又常常不够，因此这些宝宝出生后要依照低出生体重儿标准进行照顾。

总体来讲，大多数的双胞胎或多胞胎可以看作是未成熟儿。两个或多个宝宝中，总有一个是体重最轻的，父母需要在喂养和照顾上花费更多的精力。双胞胎或多胞胎在出生后的三个月内，体格生长比正常儿要慢一些，这是正常现象。在三个月以后，双胞胎或多胞胎的生长速度会加快，赶上正常的宝宝，这种现象叫作追赶生长。双胞胎或多胞胎最好在第一年完成追赶生长，减少发生成年后代谢综合征的风险。

有双胞胎或多胞胎的家庭在照顾宝宝方面的负担要重一些，但只要度过了最困难的照顾期，宝宝们会带来更多的欢乐，尤其是宝宝们能够认识对方以后，那种乐趣是无法形容的。

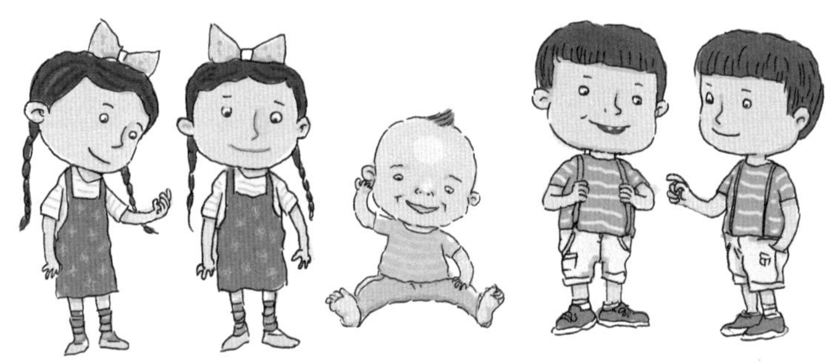

我们怎么长得一模一样?

—·新生儿早期发展——促进智能成长·—

儿童早期发展，从新生儿开始

新生儿期是开发大脑潜能、促进智能成长的重要时期。

什么，新生儿期就开始大脑潜能的开发？会不会太早了，太急了啊？真的可以这么早开始吗？

其实，宝宝一出生就已经具备了学习的能力。学习，是指多方面的学习，而不是很多父母想到的读书写字！用眼睛看是学习，用耳朵听是学习，手舞足蹈也是学习。

这里还要提醒爸爸妈妈，请注意在新生儿期这一部分刚开始萌医生给你们展示的那张表，它是宝宝的生长发育指标——新生儿期发育（体格与智能）参考表（第4页）。

现在，让我们同心协力，在与宝宝相处的每一刻，用科学的钥匙，开启宝宝全方位早期发展的大门。

新生儿已经具备的能力

当看到以下的内容时，父母不要惊诧，新生儿期宝宝这些能力的发展，就在父母与他的交流中得以实现。父母是宝宝的启蒙老师，要利用宝宝吸吮、洗澡、醒着的时候，与宝宝进行充分交流。

社交能力的发展

社交能力包括最初的观察力、尝试思考能力以及活动体验能力。

爸爸或妈妈可以与宝宝面对面，距离30厘米左右（新生儿视觉最佳距离），用微笑友好的表情与宝宝说话（可以说：“我是妈妈”“我是爸爸”）。宝宝可以看清爸爸妈妈的脸，并逐渐记住爸爸妈妈的脸。还可以在宝宝能够看到的范围内放置鲜艳的体积较大的物品，并告诉宝宝这是什么颜色、什么物品。注意经常给物品换个方向或换个位置。

语言学习的朦胧状态

声音的对比、声音与物品联系的建立、发声有效的体会是宝宝这个时期对声音认识的开始。可以选择在一天中的某个时段播放轻松、愉快的音乐。平时尽量多与宝宝说话，经常说出有实物对应的词组，并不断重复。

认知能力的萌芽

熟悉声音并储存。父母跟宝宝说话的时候，宝宝开始逐渐熟悉父母的声音，并开始学习将声音与实物联系起来，慢慢地将“妈妈”这个词与妈妈的形象联系起来。

身心协调发展

宝宝可以将头转向有色彩的地方，注视那些色彩。爸爸妈妈可以将有色彩的玩具靠近宝宝，并与宝宝说话，但玩具的色彩要单一，如单一的红色、蓝色或黄色。

抚摸产生愉悦感

宝宝喜欢被抚摸和拥抱。抚摸是一种无声的身体语言，可促进宝宝脑部的兴奋和发育。妈妈可以在宝宝洗澡后将宝宝的身体与自己的身体贴在一起。

刺激反射，促进反应

每天刺激宝宝已经存在的生理反射，训练宝宝的反应速度，如：在喂奶时刺激吸吮反射；将手指放到宝宝的小手中，刺激宝宝的握持反射；轻轻拍打宝宝的床沿，刺激宝宝的拥抱反射。

科学研究已经证明，出生后半年内，宝宝接受的感官刺激和运动量，将会影响到宝宝今后的学习兴趣和态度——早期得到的刺激越多，储存于脑中的刺激记忆就越多；接触周围新事物的机会越多，储存在大脑中的信息就越多。这些记忆和信息会在未来各个阶段更多地激发宝宝探究各种事物的好奇心，并促使宝宝不断地在大脑中积累信息、丰富经验。因此，作为父母，要努力做到以下几点：

- 宝宝周围的环境中必须要有能够刺激宝宝感觉和视觉的东西；
- 让宝宝充分地活动（运动）；
- 让宝宝通过各种声音和语言获取信息和刺激；
- 尽可能多地与宝宝的身体产生接触。

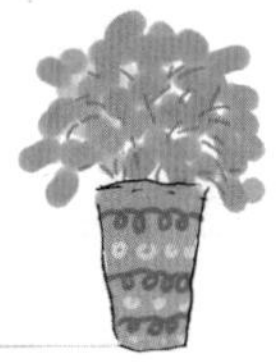

简单地说，就是要从感觉、运动、语言三个方面同时开发大脑。爸爸妈妈在认识到了宝宝早期发展所需要的基本条件的基础上，顺应宝宝早期的发育规律，不断地给予宝宝感觉上、运动上和声音上的良性刺激，宝宝就能将获得的信息转化成促进细胞发育的正能量，从而促进宝宝的身体和神经系统更早、更快地协调发展。

如何促进智能成长

建立爸爸妈妈和宝宝间的亲密关系

早期亲密关系的建立是在日常的互动中实现的。

这种亲密关系实际上是怀孕期间亲密关系的延续，也是促进宝宝早期发展的重要基础。胎儿的发育是在感受母体的过程中实现的。在孕期实施胎教的时候，胎儿已经储存了一部分来自父母的声音和动作等信息。出生后，父母需要帮助宝宝继续积累这种信息。

宝宝出生后，妈妈终于能够看到这个在自己的肚子里精心孕育了多月的宝宝了。幸福带来希望，同时带给爸爸妈妈更多的责任。在宝宝出生后的日子里，父母将继续养育宝宝，要奉献出很多的爱，父母的眼神、声音、抚触，父母的全部付出会让宝宝健康长大成人。

建立亲密关系就是让妈妈和宝宝再次合二为一。更重要的是，爸爸也自然地加入这种亲密关系中，扮演十分重要的角色。这种家庭成员间早期的亲密关系的建立对宝宝今后的成长十分重要。记住，十分重要！

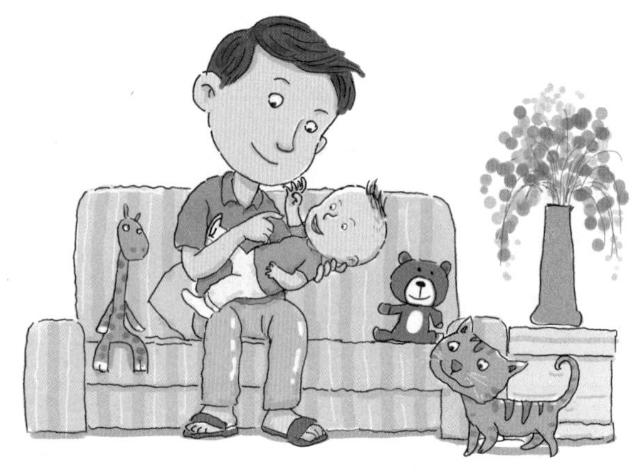

建立爸爸妈妈和宝宝间的亲密关系，要早些，再早些

亲子间建立亲密关系越早开始越好。具体的做法是：把宝宝放在身旁；经常与宝宝肌肤接触，如脸贴脸，用手抚摸；对着宝宝说话或唱歌；让宝宝吸吮妈妈的乳头；隔着20~30厘米的距离（这个距离就是乳头到你的眼睛的距离，宝宝在吸吮时可以看见你）与宝宝对视。

呼应并刺激宝宝的反应

对声音的反应：新生儿期的宝宝对声音的刺激非常敏感。父母和宝宝待在一起时，说话要小声些，不要激惹了宝宝；在喂哺母乳时，与宝宝轻柔地说话，告诉宝宝好好吃奶，吃饱吃好，宝宝长大之类的话，还可以给宝宝唱歌；在宝宝吸吮的环境中播放

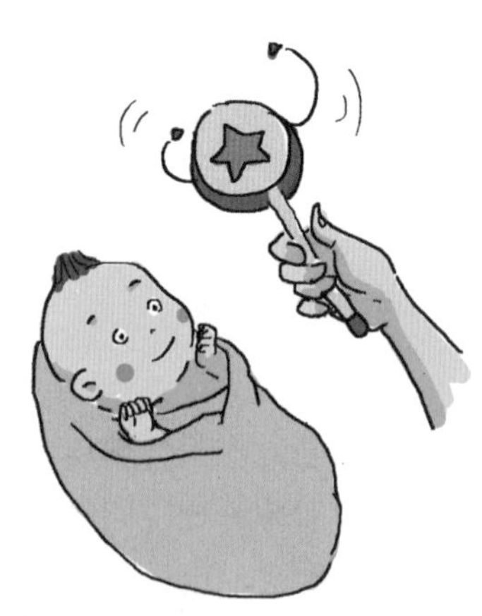

刺激宝宝对声音的反应

轻柔的音乐。

对进食的反应：宝宝饿了时，会哭闹或烦躁。此时，要及时给宝宝喂奶。新生儿期，每天喂奶的次数可以多一些，每2个小时喂一次。以后根据宝宝吃奶的情况，逐步延长间隔时间，可以每3个小时一次。

对色彩的反应：宝宝可以看到30厘米以内的东西，尤其是色彩鲜艳的物品。在适当的位置放置色彩鲜艳的、体积比较大的玩具，可以刺激宝宝对色彩的反应。

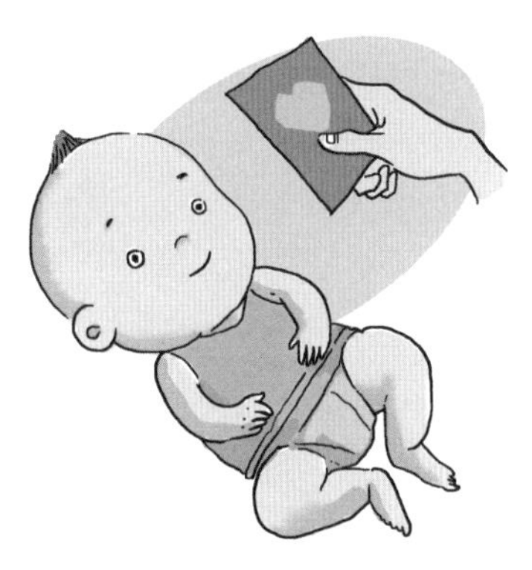

刺激宝宝对色彩的反应

生理反射：宝宝出生时已经具备相应的生理反射。一是握持反射。父母可以将自己的手指放在宝宝的手中，宝宝会迅速地抓住，每天多次。二是拥抱反射。当周围有一定的刺激时，宝宝双手、双脚向身体的中心部位收拢，立即形成拥抱状。在洗澡时或抚摸时，可以刺激宝宝的拥抱反射2~3次。三是吸吮反射。当你把手指或奶嘴放到宝宝脸的一侧时，宝宝会把头转向这一侧，做吸吮样动作，用嘴探索物品。每次喂奶时可以让宝宝寻找妈妈的乳头或奶嘴。

营造环境刺激

宝宝床周围的布置：在距离床25~30厘米的地方，可以放置一些体积较大的、色彩鲜艳的玩具等。

房间的布置：在房间内尽量放一些形状简单、色彩鲜艳的玩具，也可以将玩具悬挂或摆设在适合的地方。

声音设置：播放轻松、优美、欢快的音乐。

房间味道：不要放置有刺激性味道的物品。不要刻意摆放有芳香的新鲜花草，新鲜花草会产生花粉，对新生儿的呼吸道会造成刺激，不提倡放置在房间内。

用抚摸刺激宝宝

父母在宝宝新生儿期与其互动的最佳方式就是抚摸了。抚摸是父母与宝宝交流的一种方式，是无声的交流，也可以配以语言。

抚摸是可以在家庭完成的一种促进宝宝生长发育的简单而有效的方式：抚摸刺激生长激素的分泌；抚摸促进脑的发育；抚摸促进消化；抚摸还可以让宝宝的生活更加有规律，是父母与宝宝交流的一种有效方式。

可以把宝宝放在一个温度适宜、安静通风的地方，可以是放置了垫子的地板上、桌子上或床上；选择宝宝和你都感觉舒适的姿势和体位；播放轻柔音乐或婴儿按摩师推荐的音乐，开始一边给宝宝涂上婴儿按摩油，一边给宝宝按摩。

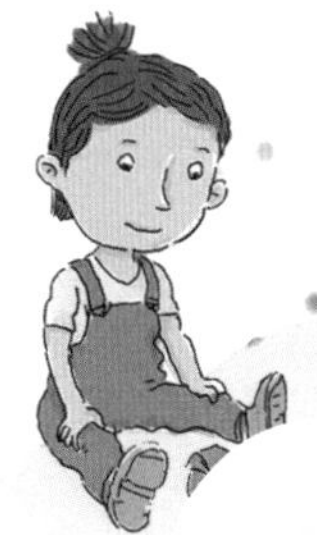

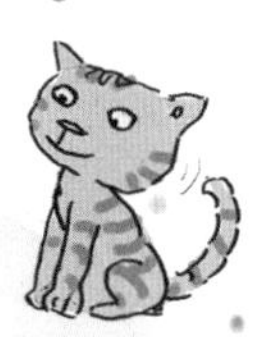

婴儿期

——体格与智能的快速成长

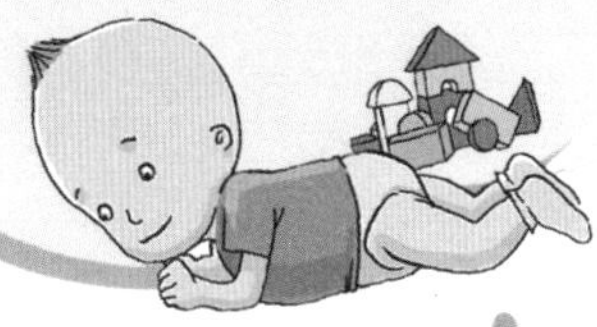

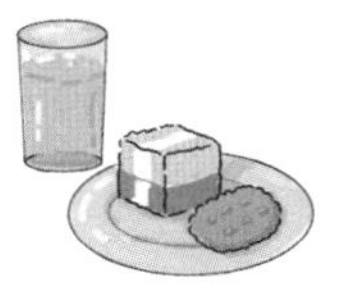

- 婴儿期宝宝体格如何变化?
- 如何培养宝宝良好的进食习惯?
- 早产儿如何合理喂养，实现追赶生长?
- 如何应对婴儿期常见异常及疾病?
- 如何避免或应对婴儿期意外伤害?

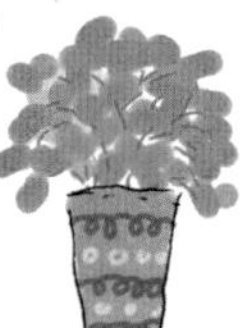

宝宝生理上的主要变化

在这个阶段，宝宝生理上的变化可以用“翻天覆地”或“难以想象”形容，可以说，宝宝是一天一变化，一月一个样。爸爸妈妈会发现，宝宝长得越来越像你们中的某一个人，在身体长大的同时，也变得更加“聪明懂事”了。

1~2个月生长与发育的代表性表现

体重和身长的增长都很明显，体重在出生体重的基础上增加2000~2500克，身长增长3~6厘米。

满2个月的时候，宝宝皮下脂肪明显增加，脸有一种“长开”了的感觉，皮肤褶皱消失。

宝宝表现出对吃奶的兴趣和渴望，食量明显增加，每次可以吃150~180毫升的奶。

宝宝表情变得丰富，经常露出微笑，这是因为宝宝的眼睛能够更清楚地看到物品了。

可以发出“啊、啊”的声音，有些宝宝可以发出咯咯的“笑声”。

宝宝醒着的时间比新生儿期略有增加，饿了大声啼哭，吃奶后安静入睡，很明显。宝宝吃奶比新生儿期有规律了。

蹬脚的力量加大，双手动作增加，有的宝宝可以将小手往嘴边送。

头经常转向一侧，尤其是转向有灯光的一侧。凝视物品的时间延长，并表现出对物品的兴趣。

爸爸妈妈认真观察可以发现，这个阶段的宝宝已经开始关注外界环境，进入认知发育、粗大运动发育的可见期，如表情变多、喜欢笑、吃奶时很喜悦、四肢运动力量增强、出现交流行为。交流行为可以是自主性微笑、发声、对父母说话表现出兴趣等。这些现象的基础是宝宝视听器官的进一步发育。

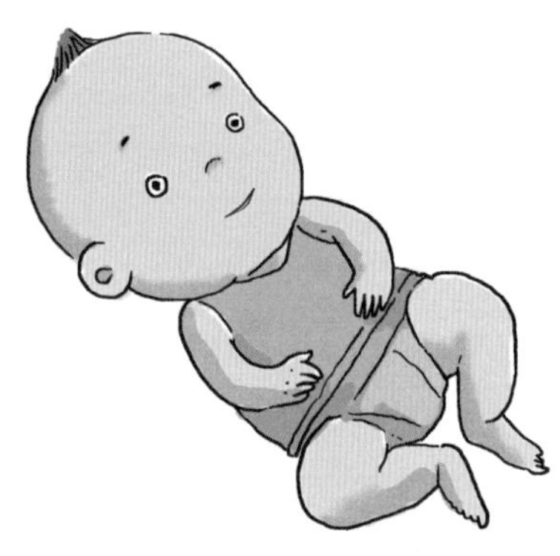

自主性微笑

3~4个月生长与发育的代表性表现

体重继续增加，达到大约6000克，身长也达到大约60厘米。

满2个月后，宝宝开始清楚地看到物品，与父母的“交流”和“沟通”越来越多，可以笑出声，经常给父母带来惊喜。

眼睛与其他器官逐渐协调，听见声音可以立即转向声音传来的方向，美妙的音乐可以使宝宝安静下来。

躯干的肌肉开始发育，头颈部尤其明显，开始抬头，总想侧过身并不停地乱动。到这个阶段父母应该把宝宝放在有栏杆的床上。

宝宝开始喜欢蹦跳，妈妈喂奶把宝宝放在膝盖上时，宝宝有向上的动作。父母扶着宝宝站直身体时，宝宝的双腿可以向下蹬。

手脚动作更加灵敏和准确，宝宝可以将东西长时间抓在手里。有些宝宝还可以将东西往嘴里送。

吃奶更有规律，看见食物流露出惊喜的表情，食量明显增加，每天吃奶次数大约为5次，有的宝宝夜间已经不需要喂奶了。

睡眠更多集中在晚上，白天睡眠明显减少。上午和下午一般各睡2个小时左右，晚上睡眠可从8~9点开始持续到早上，夜间只起夜1~2次（换尿布、喂奶）。

3~4个月的宝宝会让爸爸妈妈感觉长得太快，变化太快。除了身体长大，宝宝似乎可以与父母交流了，有更加丰富的表情，眼睛更加灵活、明亮，动作也更多、更复杂，对外界环境表现出更多的兴趣。

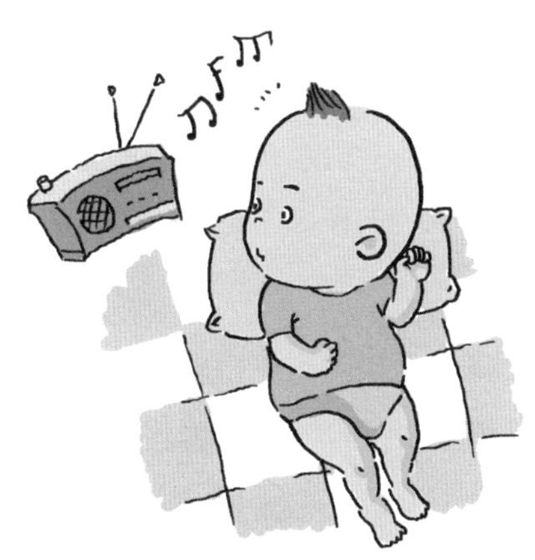

宝宝把头转向声源

5~6个月生长与发育的代表性表现

在3~4个月时，体重的增加速度基本保持不变。到4个月时，宝宝的体重已经达到出生体重的2倍，6个月时，体重达到出生时的2.5倍（7500克）甚至更多，身长也比出生时增长了15

厘米以上，头围明显增加。

在5～6个月这两个月里，宝宝似乎开始逐渐拥有了部分调控自己行为状态的能力，睡眠逐渐稳定，睡眠—觉醒周期开始形成，每天需要的睡眠时长为14~16小时，其中包括9~10小时的夜间睡眠及2~3次白天的小睡。到6个月时，宝宝的夜间睡眠时间更长，约70%的宝宝能够连续睡6~8小时，大部分宝宝夜间只醒一次。但宝宝睡眠浅，或易在夜间频繁觉醒，所以，睡眠环境一定要保持安静。如果夜间频繁觉醒，少数宝宝可以发展为睡眠行为问题，爸爸妈妈需要注意。

宝宝对周围事物的兴趣可以激起宝宝“看”和“抓”的欲望，虽然不一定能抓得到。宝宝开始了简单的自主运动，如能稳定抬头的宝宝能够看到正前方的物品，并可以使用双手持物，可以主动地拿起物品或放开。

宝宝的眼睛能够捕捉物品，鲜艳的色彩能立即引起他的注意。宝宝听到声音可以迅速转向声音发出的方向寻找。宝宝还可以大声笑，与父母交流时会露出高兴的表情。

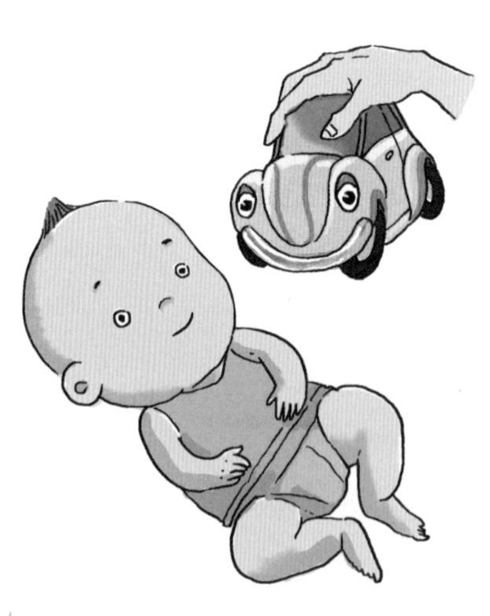

5个月的宝宝能够看到正前方的物品

宝宝能够识别妈妈的脸，一看见妈妈就出现兴奋的动作和神情；有的宝宝能够识别经常照看他的人；宝宝有时盯着自己的手看并发出声音。

有的宝宝已经可以独坐；脚的蹬力越来越大，可以将小被子踢开；妈妈提起宝宝放在膝盖上时，宝宝可以反复蹦跳。

将物品从一只手换到另一只手的动作更加灵活。

“哇哇”发声，能够发出简单的音，如“吗”“啊”“啦”，尤其是在高兴或自己玩耍的时候。

每次吃奶的量更多，更有规律，能用手去扶奶瓶但还扶不住。

当宝宝满半岁的时候，带给父母的惊喜简直无法形容。宝宝对爸爸妈妈的声音和相貌已经非常熟悉，只要听到或者看到，就会露出兴奋的神情，用信任的眼神看着爸爸妈妈，并绽放微笑。这就是宝宝对爸爸妈妈辛苦抚养最大的奖赏，不是吗？

7~12个月生长与发育的代表性表现

宝宝在这个阶段已经从“睡眠”中醒过来，每天玩耍的时间明显变长，已经真正成了家庭的一员。他每时每刻的变化都给整个家庭带来无数的欢乐。

体重明显增加。宝宝12个月时，体重已是出生时的3倍，达到9~10千克，身长增加25~30厘米，头围增长10厘米以上（这个时候，儿童保健医生会用更加严格和不同的评估标准来评价宝宝的生长发育）。

6个月以后，宝宝开始出牙。宝宝们出牙的时间各不相同，但大多数宝宝会在6~8个月期间冒出第一颗乳牙，有的宝宝出牙迟，会在10个月以后萌出第一颗牙。计算出牙总数的方法是：乳牙出牙数=实际月龄-初出牙月龄+1。

这个阶段宝宝从可以翻身、翻滚、爬行到可以站立、走路，宝宝迅速长大，活动范围增大，而这一切都在很短的时间内发生。

能够用拇指和食指对指拿东西，甚至可以翻书；可以拿两个东西相互敲打，如积木，有时候击打得不是很准。

开始玩真正的游戏，如捉迷藏、拍手游戏、蒙眼游戏（蒙住宝宝的眼睛）；可以挥手表示再见。

开始理解没有手势的简单指令，如“把它给我”；可以指向自己想要的物品，并用声音提示照顾他的人。

可以叫“爸爸”“妈妈”，有的宝宝可以说出一个完整的词语，如“再见”“太阳”。

添加其他食物后，宝宝对食物的兴趣增加。宝宝可以自己扶住奶瓶，用手抓食物并试着放入口中。

夜间不再进食，可以一觉睡到天亮。

太神奇了！在一年时间里，宝宝从一个满脸褶皱、只会哭闹和吃奶的小家伙，变成了一个会笑、会说、会走路的小娃娃，非常不可思议！12个月的宝宝好像什么都懂得，简直就是家里的小天使。此时的宝宝，已经完成了身体、生理和心理发育的最关键的飞跃过程。

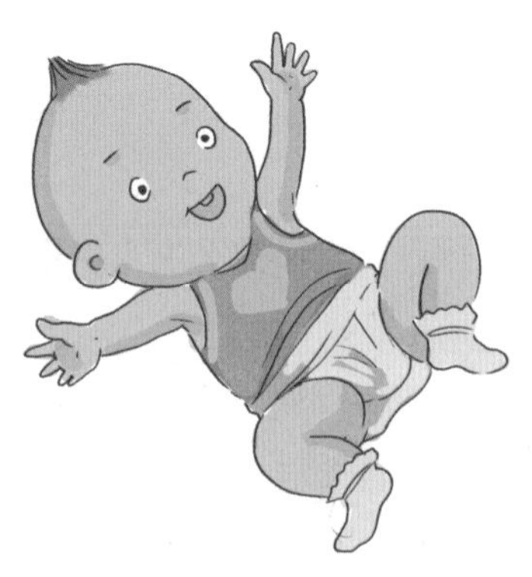
8个月的宝宝长门牙了

在了解了宝宝的生理发育过程之后，接下来父母就必须要进一步了解怎样喂养婴儿期宝宝，让宝宝实现最佳生长发育了。

婴儿期喂养

进食与营养看似简单，但有时又不是那么简单。简单，是因为我们应该顺应宝宝身体发育的需要，给宝宝最好的食物；不简单，是因为我们还需要知道给宝宝吃什么、怎么吃、吃多少。送给养育小婴儿的新妈妈、新爸爸一句话：吃好睡好，顺其自然。

婴儿期养成良好的进食习惯

婴儿期是宝宝生长发育最重要的时期。婴儿期发育产生的缺憾在后期几乎是无法弥补的。

营养摄入量和摄入比例直接关系到宝宝的身体和各个器官系统的正常生长和发育，也关系到宝宝智能的发展程度。宝宝在婴儿期进食好则营养好，营养好则身体好，可以说吃是婴儿期最重要的事。

为宝宝选择正确的喂养方式，从进食习惯开始培养宝宝其他方面的好习惯，是宝宝一生健康成长的基石。

识别宝宝发送的饥饿及饱腹信号

父母要学会识别宝宝发出的饥饿及饱腹信号，及时应答，这是帮宝宝在早期建立良好进食习惯的关键。

饥饿信号：新生儿期的宝宝在饥饿时会有觅食反射、吸吮动作或双手舞动；大一些的宝宝会把手放入嘴里吸吮，做鬼脸，表现出烦躁。大声哭闹是饥饿的最后信号。妈妈要注意观察宝宝饥饿的早期信号，避免在其哭闹后再喂哺，这会增加喂哺的难度。

饱腹信号：宝宝停止吸吮、张嘴、头转开等往往代表已有饱腹感，不要再强迫进食。

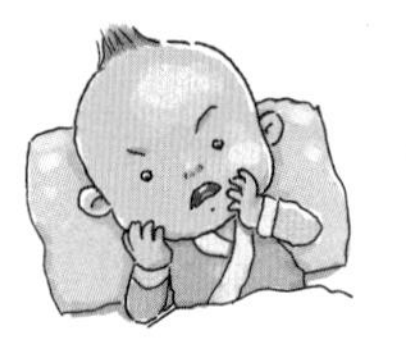
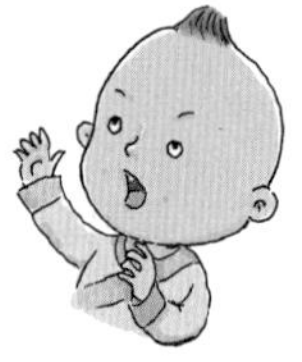
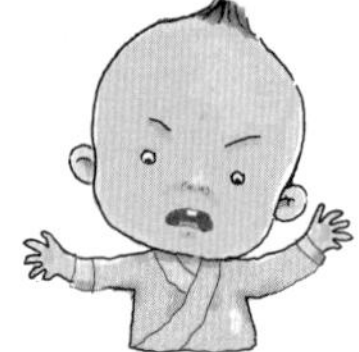
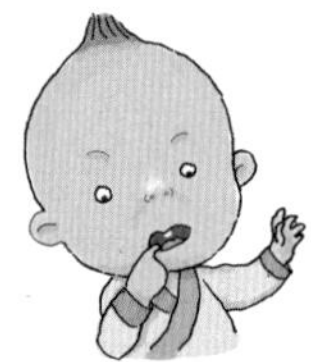

婴儿饥饿时的信号

出生后2~6个月的喂养

这个时期，宝宝的喂养一般有三种形式：纯母乳喂养、部分母乳喂养和完全配方乳喂养。对于不同的喂养方式，父母的关注重点不一样。

纯母乳喂养

我们已经知道，母乳是宝宝最好的食物，可为宝宝的生长发育提供最全面的营养。所以，一定要尽量坚持纯母乳喂养。在新生儿期部分，我们已经介绍了纯母乳喂养的优势，想必大部分妈妈都会尽量选择纯母乳喂养。

进行纯母乳喂养期间，请父母注意以下几点。

哺乳期妈妈的营养和保健

哺乳期妈妈保证摄入足够的营养，做好保健，可以较好地促进乳汁分泌（具体的方法见新生儿母乳喂养部分）。需要强调的是，哺乳期妈妈不但需要保持合理、均衡的营养摄入，保证体内总热量的恒定，更应该保持愉快的心情。

（1）营养的摄入和总热量的计算。

哺乳期妈妈可以每天摄入500毫升左右的牛奶。摄入的总热量按照比正常体重标准多10%~20%来计算，增加的热量应主要来自食物中增加的蛋白质。哺乳期热量摄入过多，很容易造成妈妈哺乳期肥胖。我国传统上习惯要哺乳期的妈妈吃大量的油腻食物，美其名曰“发奶”，其实这对哺乳期妈妈的健康是不利的。

（2）哺乳时妈妈要保持心情愉快。

哺乳期的妈妈还需要知道，因与泌乳有关的多种激素都直接或间接地受下丘脑的调节，下丘脑的功能与情绪有关，故泌乳受情绪的影响很大。心情压抑和极度悲伤会刺激肾上腺素分泌，使乳腺血流量减少，阻碍营养物质和有关激素进入乳房，从而使乳汁分泌减少。因此，哺乳期保持心情愉快特别重要。

人们闲聊时常说谁因为什么悲伤的事，一夜之间奶就回了，其实就是这个道理。

刚开始的1~2个月，刻板地规定哺乳时间可能造成妈妈精神紧张，故提倡在开始喂哺宝宝时，采取按需哺乳的方式，并保证妈妈身心愉快、睡眠充足，避免精神紧张，这样才可促进泌乳，有利于乳汁的持续分泌。

喂奶的时间与方式

喂哺次数从0~2个月的每日多次、按需哺乳，到3个月后逐渐定时喂养，每3~4小时一次，每日大约6次，再到宝宝4~6个月时，妈妈可逐渐减少夜间哺乳，以帮助宝宝形成夜间连续睡眠的能力。但每一个宝宝都有所差异，妈妈应根据具体情况，在掌握总原则的前提下区别对待。

哺乳期的妈妈在宝宝新生儿期就应该掌握正确的喂哺技巧，要注意观察，找到宝宝吸吮状态最佳时的姿势，使宝宝处于最佳吸吮状态。

喂奶时怎样与宝宝交流

宝宝满月后，进入快速生长期，在吃奶前后处于非睡眠状态的时间开始增加，妈妈要利用喂哺前后和喂哺时的时间段，按照自己与宝宝之间的特有的方式，与宝宝进行交流。与宝宝对视实现眼神交流、微笑，都可以传递给宝宝愉悦的信号；对宝宝说话，用身体接触宝宝的肌肤，将有助于形成良性的母婴依恋关系，对促进宝宝的情感、认知和社交能力的发展都十分有益。

怎样判断宝宝是否吃饱了

哺乳后，如果宝宝吃饱了，就不再吵闹，会安静入睡；若宝宝长期能吃饱，则他的生长发育正常，体重和身长的生长曲线正常；宝宝的大便和睡眠也正常。

当奶量不足时，每次喂奶后，宝宝会含着妈妈的乳头不放，哭闹，或者当时没有哭闹的表现，但不到2小时又开始出现饥饿性吵闹，吃奶后又安静。如果妈妈的母乳量一直没有增加，宝宝体重增加不好甚至体重不增加，可考虑用配方乳补充不足部分，按照部分母乳喂养的方法进行喂养。但最好在医生的指导下添加配方乳。

什么时候开始添加其他食物

随着宝宝不断生长发育，他对各种营养素的需求也有所改变。此时，也到了必须要逐渐训练宝宝的味觉，促进宝宝味觉发育和消化系统完善的时候，必须要添加除母乳外的其他食物。如果满6个月以后不给宝宝引入适合的其他食物，宝宝生长发育所需的营养素就不够，就会引发相应的问题，如大细胞低色素性贫血等。

纯母乳喂养的宝宝，如果妈妈母乳充足，应该尽量纯母乳喂养至6个月。满6个月后，就应该在继续母乳喂养的前提下，添加其他食物了。

有些心急的妈妈会问：可不可以早些添加其他食物？一般说来，纯母乳喂养的宝宝在6个月前是不需要添加其他食物的。但在宝宝生长发育不是特别好，妈妈又特别担心的情况下，足4个月以后可以考虑开始添加其他食物。

所谓断乳，是指逐渐断离母乳，引入其他食物至完全替代母乳，这一时期叫作断离母乳期。世界卫生组织鼓励所有的妈妈将母乳喂养持续至宝宝2岁或更长。但是很多妈妈因为工作的原因或其他考虑，无法将母乳喂养时间延长到宝宝2岁，这就需要选择合适的时间断乳了。

断乳的时间受到各种因素的影响。应根据妈妈乳汁的情况，尽可能能哺乳时间长一些，实在无法维持时，才考虑在4~6个月或更晚引入配方乳。每一个宝宝断乳开始的时间是不一样的，萌医生鼓励妈妈们坚持母乳喂养时间长一些，这对宝宝生长发育是极其有益的。6个月后开始引入其他食物，可与母乳配搭，保证宝宝每天的营养和热量。当配方乳量达到每天600~800毫升时，即认为配方乳已经完全替代了母乳，大部分的宝宝在12~18个月时可完成断乳。

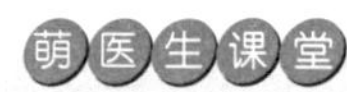

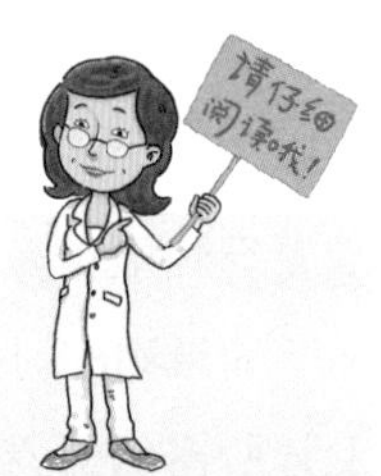

断 乳

为了让宝宝在适当的时候顺利断乳，父母在一开始就需要培养宝宝良好的进食习惯。

比如宝宝出生3个月后逐渐开始定时哺乳，4~6个月时逐渐停止夜间哺乳。引入配方乳或者其他食物最好在足6个月后，要循序渐进，注意培养宝宝对不同食物的兴趣并锻炼其进食的能力。

（1）妈妈在有条件继续哺乳时，应在继续给宝宝喂哺母乳的同时，逐步引入其他食物，而不是配方乳。

（2）妈妈因上班或其他原因不能继续哺乳时，再考虑逐渐引入配方乳替代母乳。在此过程中，如果直接用杯子或勺子喂养可避免长期奶瓶喂养的问题，但大部分父母很难做到用勺子或杯子给宝宝喂奶，宝宝也不容易很快地适应。但父母至少要做到不要在宝宝睡觉过程中用奶瓶喂奶，或将吸吮奶嘴作为抚慰宝宝的工具，否则宝宝容易形成“奶瓶龋齿”。用奶瓶喂养宝宝还要注意，要在一开始就帮宝宝养成好习惯，喝完奶之后把奶瓶拿走，不让宝宝含着奶嘴玩儿，这也是避免宝宝因喝奶患牙病的措施之一。

（3）有部分宝宝在断乳期间很难断掉妈妈的乳头，哭闹，不用奶瓶喝奶。此时父母不要着急，也不要强迫宝宝接受奶瓶，要循序渐进，在宝宝饥饿时，采用奶瓶与乳头交替喂哺的方法，慢慢断乳。

如何断乳？萌医生有以下几条建议。

首先，妈妈应尽量将喂哺母乳的时间延长到8个月左右，如果能够到1岁最好，然后再逐渐断乳、转乳。

延长哺乳时间的方法有几种：一是如果住家离上班地方近，可尝试近中午和下午回家哺乳，延长亲自哺乳的时间；二是如果上班地点离住家远，可以尝试将母乳挤出，“背奶”回家，让其他抚养人喂给宝宝。

其次，在既无法延长哺乳时间，又没有条件挤出母乳的情况下，可以考虑逐渐减少白天哺乳的次数，如早上喂奶后出门，中午喂一次，下午下班后再哺乳。如果中午无法亲自喂哺，可以让其他抚养人在两餐母乳之间喂哺一次配方乳。晚上睡前，妈妈再喂一次母乳。在这期间，逐渐用配方乳替代母乳。

选择断乳的时间也很重要，通常春天或者秋天是比较好的断乳季节。

尽量创造条件让妈妈哺乳的时间长一些，对宝宝的生长发育非常有好处。

部分母乳喂养

当母乳不足时，可以添加配方乳进行部分母乳喂养。用母乳与配方乳或其他食物同时喂养婴儿为部分母乳喂养。部分母乳喂养的关键是让宝宝对母乳和配方乳同时感兴趣。

部分母乳喂养的注意事项

先喂母乳，配方乳补充：这种方法就是我们前面说过的补授法。母乳喂哺的次数不变，每次喂奶时，先给宝宝喂哺母乳，再用配方乳补足母乳不足部分。这样做的好处是有利于刺激母乳分泌，补授的乳量依宝宝食欲及母乳量多少而定，即“缺多少补多少”，直至宝宝吃饱。同时，宝宝一餐吃到两种口味，更能刺激宝宝味觉的发育。

这种喂养方式比较适合母乳量不够的妈妈。

交叉喂哺：这种方法适合两侧乳房奶量充盈时间比较长的妈妈。就是说，母乳和配方乳交叉喂哺，这次喂哺母乳，下一次就喂配方乳。这种方法的缺点是，减少了母乳喂哺次数，妈妈乳头得到的刺激减少，乳汁分泌量逐渐减少；加之宝宝逐渐适应了奶瓶的易吸性和配方乳的香味，喜欢上了配方乳的味道，不愿意再用力吸吮乳头，造成母乳喂养越来越困难。

白天喂配方乳，晚上喂母乳：这种方法适合母乳量明显不足的妈妈。其缺点是，白天乳房有可能充盈比较厉害，如果出现此情况，可以用吸奶器将奶吸出，存在冰箱里给宝宝食用。但白天喂配方乳减少了母乳喂哺次数，乳汁的分泌量逐渐减少。这种方法的好处是夜间妈妈不用起来冲调奶粉，而且宝宝也在睡眠中，对吸吮母乳不会有太大的反感。

当然，妈妈也可以根据宝宝吃奶的具体情况自行决定怎样喂养，目的就是让母乳分泌时间更长一些，最好能坚持喂哺母乳6个月以上。

萌医生最推荐使用的是补授法，即使是母乳量比较少的妈妈也可以采用。两侧乳房充盈时间比较长的妈妈，也可以每次让宝宝将两侧乳房都吸空后再补充配方乳。就是说，补授法是维持母乳时间最长，几乎适合所有母乳不够的妈妈的一种方法。

部分母乳喂养容易出现的问题

回奶：一般说来，母乳喂养在前，添加配方乳在后。由于配方乳比母乳的味道更浓，加之配方乳又是奶瓶喂养，容易吸吮，一旦添加配方乳后，宝宝常常不愿意吸吮母乳，而更愿意吸吮配方乳。此时，妈妈会感觉到母乳的分泌在逐渐减少。因此，在何时喂母乳，何时喂配方乳就显得非常重要。虽然妈妈可以根据自己的实际情况选择以上三种喂奶方式，但一定要尽量延长母乳喂养的时间。

有的妈妈在感觉母乳分泌减少后，干脆就停止喂哺母乳了，换成完全配方乳喂养。其实，妈妈应该尽量延长母乳喂养的时间。我们在好几个地方都讨论了母乳喂养的优点，其中非常重要的一点就是，母乳中含有的抗体和其他生物因子能够对宝宝的身体尤其是肠道起到非常好的保护作用，提高宝宝抵御疾病尤其是感染性疾病的能力，这是其他配方乳绝对无法比拟的。母乳还有一些成分对宝宝身体的发育起着长远的作用。分娩后4~6个月，母乳的质量都是非常好的。所以，为了宝宝一生的健康，延长母乳喂养的时间十分重要。

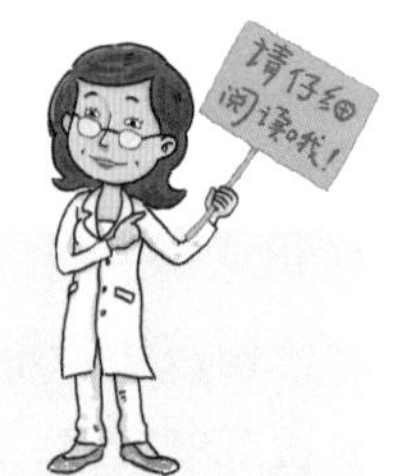

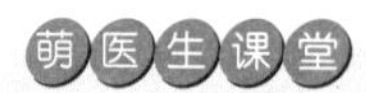

吸奶器与母乳的储存

吸奶器有手动型、电动型两类。手动型又分按压式、简易橡皮球吸式和针筒式；电动型又分可刺激奶阵和不可刺激奶阵，还分单泵和双泵，有点复杂。

除了用吸奶器，用手挤奶也是可以的，但大多数妈妈感觉用吸奶器会更快、更容易些。

哺乳期使用吸奶器的目的是把妈妈的乳汁保存起来，这样当妈妈不在的时候，宝宝还能吃到母乳。使用吸奶器可以把多余的奶吸出来，也能帮助维持妈妈的奶量和实施母乳捐赠。如果妈妈想上班后仍坚持母乳喂养，吸奶器是必备的工具。

吸奶器可刺激乳汁分泌。对于早产儿或者不会吸吮妈妈的乳头的宝宝，使用吸奶器收集乳汁可以让宝宝吃到宝

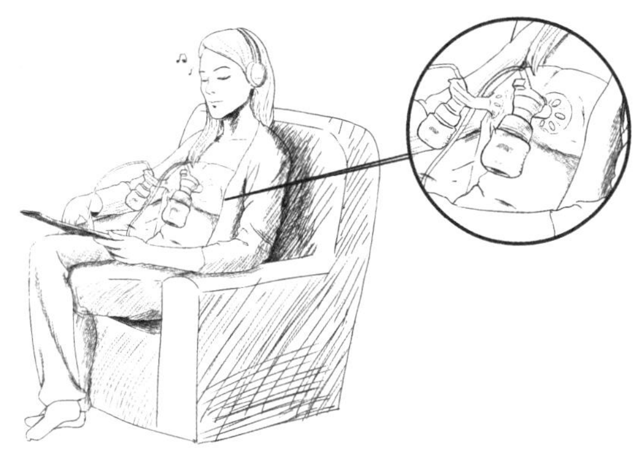

吸奶器的应用

贵的母乳，也能缓解妈妈胀奶的疼痛和压迫感。

在特殊情况下，如果医生建议妈妈暂时停止哺乳，例如宝宝患严重的母乳性黄疸、妈妈正在服用可能会对宝宝有害的药物时，使用吸奶器吸出乳汁，可以帮助妈妈保持乳汁的分泌。

萌医生建议：

外出或上班的妈妈要坚持母乳喂养，则每天哺乳不少于3次，可在外出或上班时挤出母乳，以保持母乳的分泌量。

母乳喂养过程中如乳汁过多，可用吸奶器吸出存放至特备的“乳袋”中，或给宝宝喂哺，或捐赠给当地的人乳库。

挤出后的人乳应妥善保存在冰箱或冰包中。母亲可将乳汁短期（<72h）贮存于冰箱冷藏室（≤4℃），或将富余的乳汁长期(<3个月）贮存于冰箱冷冻室（<−18℃）。临用前用温水加热至40℃左右即可喂哺，避免用微波炉加热奶。

完全配方乳喂养

完全配方乳喂养是在没有母乳或者因其他原因不能进行母乳喂养的情况下选择的一种喂养方式。一旦决定用配方乳喂养，就要按照配方乳喂养的方法进行喂养，注意在每一个环节都要保证宝宝的营养摄入。

喂哺宝宝时，要注意奶液的温度和浓度，要用正确的喂哺姿势，计算好全天的热量，分次给宝宝喂哺。

配方乳喂养的注意事项

热量过高容易导致肥胖儿

“婴儿肥”曾经是老一辈追求的喂养效果，如二十世纪六七十年代的宣传广告上都是长得特别胖的宝宝。但科学研究已经得出非常明确的结论：婴儿期肥胖与成年后的肥胖有关联。所以，婴儿期的宝宝不能长得太胖，宝宝体重应该尽量维持在描绘出的生长曲线的正负一个标准差的范围内，在第25百分位~第75百分位之间都算正常。

宝宝从出生到满12个月，每千克体重每天需要的热量统计如下：小于3个月，每天每千克体重大约110千卡；3~6个月，每天每千克体重大约95千卡；7~9个月，每天每千克体重大约85千卡；10~12个月，每天每千克体重大约80千卡。但每个个体还有所不同，比如，3~6个月的宝宝每天每千克体重需要的热量有可能在90~110千卡之间；7~12个月的宝宝每天每千克体重需要的热量可能在80~100千卡之间。根据绝大多数1岁以内宝宝营养需求的统计数据来看，这个平均需要的总热量一般可满足大约

97%的宝宝的需求，但每个宝宝吃奶量的波动幅度是很大的。在总热量稍有不足但营养素充足的情况下，宝宝也可以很好地生长发育，父母不必太担心。

如果是活泼好动的婴儿期宝宝，每天每千克体重摄入100千卡左右的热量，不会过胖。但如果宝宝不喜动，吃了就睡，上述热量值就有可能让宝宝长胖，每天每千克体重摄入80千卡就够了。生病后导致体重下降而需要追赶生长的宝宝可能需要较高的热量，正常宝宝不需要增加热量。因此，父母要根据宝宝的具体情况，对每天摄入的配方乳量进行估算。

100克配方奶粉配出800毫升奶，产生的热量大约在500千卡（配方奶粉所含热量因生产厂家不同而稍有不同，但差别不是很大）。父母只要知道宝宝每天食用的配方奶粉的总量，就能计算出宝宝每天摄入的热量。用总的热量除以宝宝当时的体重就可以知道每千克体重每天摄入了多少热量。如果每千克体重每天摄入的热量达到甚至超过110千卡，宝宝就容易过胖。有些配方奶粉标识的热量可能比较高，需要计算一下热量，使每天摄入的奶粉量基本符合宝宝的成长需求。

低出生体重儿为了赶上正常宝宝的生长发育指标，在出生后的前几个月每天每千克体重所摄取的热量可以达到120千卡。但当宝宝的生长发育赶上正常宝宝后（注意参考“早产/低出生体重儿的追赶生长”部分），就要降低摄入的总热量，可保持在每天每千克体重90~100千卡，以免发生婴儿期体重过重，增加低出生体重儿成年后发生代谢综合征的风险。

配方乳喂养宝宝何时引入其他食物

一般说来，完全配方乳喂养的宝宝应该在4个月左右添加其他食物，又叫添加辅食。

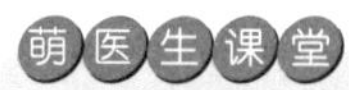

营养性吸吮与奶瓶选择

营养性吸吮是协调吸吮、吞咽和呼吸的复杂动作。新生儿的吸吮是一种自然的营养性吸吮。宝宝出生后是通过母乳或配方乳喂养进行营养性吸吮获取生长和发育所必需的营养的。

胎儿在出生前即出现了吸吮反射和吞咽反射，10~14周胎龄时出现吞咽动作，15周出现吸吮动作，22~24周逐渐出现吞咽羊水现象，每天可以吞咽500~1000毫升。新生儿刚出生时每次吞咽量约为0.17ml，吸吮和吞咽比例为1：1，1个月后增加到0.30ml ± 0.11ml，比例上升为2：1。

早产儿与足月儿在吞咽与呼吸的结合上存在明显差异。早产儿中最常出现呼气—吞咽—吸气（E-S-I）模式，占到33%~37%。而对于足月儿而言，更多的是采用吸气—吞咽—呼气，即I-S-E模式，更贴合成人吞咽时的口腔动力学模式。

宝宝吞咽时呼吸与吞咽间顺序与足月儿母乳亲喂模式一致，多为吞咽后呼气，即I-S-E模式。健康的宝宝在使用不同的奶嘴时其口腔动力学行为会发生相应变化，可选择更贴近母乳喂养的奶嘴。

母乳喂养的吸吮过程看似简单，实则包含口腔上颌挤压、舌头舔舐、呼吸、吞咽等多个步骤。现代科学可通过超声影像学技术将其为我们生动呈现出来，为奶瓶的设计研究提供了理论依据。模拟母乳喂养，便于在母乳喂养和奶瓶喂养间自由转换，延长母乳喂养时间，提高母乳喂养率，有利于儿童长期健康成长。

配方乳喂养宝宝可能发生的问题

牛奶蛋白过敏

症状：食用配方乳过敏实际上就是牛奶蛋白过敏。宝宝可能拒食、呕吐、腹泻，或者吃奶后哭闹不止。有的宝宝还会出现皮疹，口周或眼周皮肤发红甚至肿胀，流鼻涕，严重时有喘息等。极个别的宝宝还会发生一些更严重的症状。如果出现这些问题，就需要立即到医院看医生了。

家庭处理：除立即停用配方乳外，还要立即去医院，请医生诊断是否是牛奶蛋白过敏。如果是牛奶蛋白过敏，就要选用替代品了。

2010年的流行病学资料显示，0~2岁儿童食物过敏中最常见的过敏原是鸡蛋，其次是牛奶、虾和鱼。牛奶蛋白过敏是配方乳喂养宝宝最常见的问题之一。根据最新的调查结果，我国婴幼儿过敏中，排在第一位的过敏原就是牛奶蛋白。牛奶蛋白过敏属于食物过敏的一种。父母发现或者怀疑宝宝出现食物过敏时，应立即去医院。如果确诊为牛奶蛋白过敏，应立即治疗，否则会影响到宝宝的生长发育。宝宝对牛奶蛋白过敏，预防是关键，治疗是手段。

此外，过敏性疾病常有家族遗传倾向，故如果宝宝的父母或兄弟姐妹有人对牛奶或花生等过敏，则应更加小心避免给宝宝喂食可能引发过敏的食物。

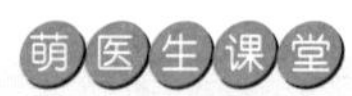

牛奶蛋白过敏是怎么回事?

对于部分母乳喂养的宝宝，当怀疑为牛奶蛋白过敏或其他过敏时，建议继续母乳喂养，但妈妈要尽量避免摄入含牛奶蛋白的食物。如果怀疑鸡蛋、花生等过敏，也要回避这些可疑的食物。

对于完全配方乳喂养又确诊为牛奶蛋白过敏的宝宝，需要在医生的指导下选择替代品。但父母需知道选择替代配方乳的基本原则。

（1）可以选择氨基酸配方奶粉或深度水解蛋白配方奶粉。氨基酸配方奶粉不含牛奶蛋白，理论上是牛奶蛋白过敏宝宝最理想的食物替代品。但如果过敏症状轻，可先选择深度水解蛋白配方奶粉。因深度水解蛋白配方奶粉口感比氨基酸配方奶粉要好，有超过90%对牛奶蛋白过敏的宝宝可以耐受，故如果过敏症状不重，建议父母首选深度水解蛋白配方奶粉。若患儿不能耐受深度水解蛋白配方奶粉或为多种食物过敏时，再改用氨基酸配方奶粉喂哺。

（2）对于牛奶蛋白过敏症状偏重或严重，且疑有食物蛋白介导的肠道疾病的过敏儿，建议首选氨基酸配方奶粉。氨基酸配方奶粉中所添加的营养成分可以满足婴儿期宝宝的需要。

（3）预防：预防是关键。有过敏性疾病家族史的宝宝，首选母乳喂养。对于不能纯母乳喂养且有家族过敏史的宝宝，可选择部分水解蛋白配方奶粉以降低发生牛奶蛋白过敏的风险。目前市售的部分水解蛋白配方奶粉都可选用。部分水解蛋白配方奶粉比普通配方奶粉价格要贵一些，但比起宝宝过敏后再处理性价比要高。如果宝宝进食部分水解蛋白配方奶粉后仍然出现了过敏症状，可换为深度水解蛋白配方奶粉。如果宝宝对深度水解蛋白配方奶粉仍然不适应，仍然出现过敏症状，建议选择氨基酸配方奶粉。不主张采用大豆蛋白或羊奶配方奶粉预防婴儿牛奶蛋白过敏，因为后者与牛奶蛋白有交叉过敏现象。

部分水解蛋白配方奶粉、深度水解蛋白配方奶粉和氨基酸配方奶粉均含有宝宝生长发育所需要的各种营养成分。父母应在医生的指导下监测宝宝的生长发育，并在适当的时候进行转换。

肠道感染

由于配方乳喂养时涉及的环节比较多，如洗手、准备奶瓶、安装奶嘴等，而这些环节都有可能出现感染源，甚至奶粉本身都有可能成为感染源，所以，配方乳喂养的宝宝患肠道感染性疾病的概率比纯母乳喂养的宝宝要高很多，爸爸妈妈必须注意。消毒、洗手、不给宝宝喂食放置时间过长的调配好的配方乳等都很重要。

出生后7~12个月的喂养

这个时期是宝宝饮食多样化开始的重要阶段。6个月后，母乳的营养成分有所改变，加之婴儿味觉发育的需要，添加其他食物十分必要。随着各种泥糊状食物的引入，哺乳次数也相应减少至每天3~4次。

母乳喂养的宝宝可以纯母乳喂养至6个月。6个月后，开始给宝宝引入其他食物。如果母乳充足，则可以继续母乳喂养并开始引入其他食物；如果母乳不够，可同时引入配方乳和其他食物。

以前将给宝宝添加除母乳或配方乳以外的食物称作“添加辅食”，目前更多的专业人员认为称作“引入其他食物”更准确，这些食物又叫过渡期食物。为了方便理解，书中仍然将母乳及配方乳以外的食物称为辅食。在添加辅食的过程中，有的纯母乳喂养的宝宝能很快适应，而有的抗拒，有的宝宝居二者之间。这就需要父母根据宝宝的具体情况逐步完成这个过渡。当然，如果妈妈的奶量很多，可以坚持在添加其他食物的同时，母乳喂养至12个月甚至更长。

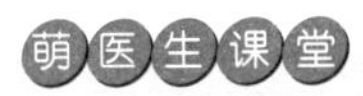

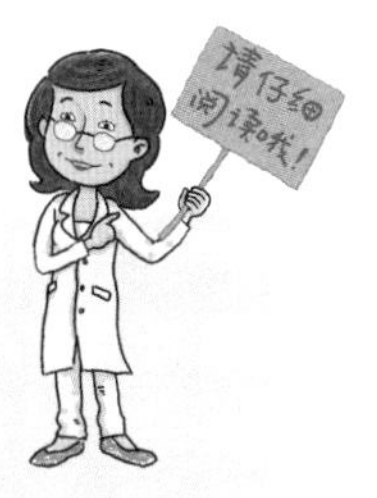

“辅食”（其他食物引入）的定义

传统上，我们把给宝宝添加的除奶以外的食物都称为“辅食”。顾名思义，辅食，就是辅助食物。但从添加“辅食”后的食物构成上来讲，“辅食”这一说法是不太容易反映这些食物的作用的，因为添加的这些食物，已经是宝宝成长中非常重要的营养组成部分的来源，比如纤维素和维生素等。因此，教科书上已经将“添加辅食”改为“其他食物引入”。

关于“辅食”的定义国际上也有不同说法。世界卫生组织定义辅食为“除母乳之外所有的食物”，就是说，如果一个宝宝出生后不喂哺母乳而是喂哺配方乳的话，这个配方奶也是辅食。世界卫生组织之所以这样定义辅食，其目的是提倡和鼓励妈妈们母乳喂养，提倡纯母乳喂养。而欧洲儿科胃肠病肝病营养学会（ESPGHAN）定义的辅食是“除母乳和母乳替代品（各种婴儿配方乳）外所有的半固体、固体和液体食物”。可见，这个定义的辅食不包括婴儿配方乳。中国营养学会采用了ESPGHAN关于辅食的定义。这个定义符合我们多数人对辅食的认知。

婴儿期宝宝的辅食添加，是一个食物转换的过程。食物转换，就是让宝宝逐渐适应各种食物的味道，培养宝宝对其他食物的兴趣，逐渐由以乳类为主要食物转换为以固体食物为主。

哪些“信号”提示宝宝到了可以添加辅食的时候?

月龄足4～6个月，体重7kg以上；

每天喂哺奶量大于1000ml；

母乳喂养的次数增加，每天超过8次；

宝宝的头能竖稳（神经发育成熟）；

看他人吃东西时表现得很激动（有兴趣）；

模仿他人的咀嚼动作；

可以抓到东西送进嘴里；

不会用舌头把勺子顶出来（伸舌反射消失）。

我们需要综合这些信号判断是否可以开始添加辅食，并不一定所有信号同时具备。在发育成熟（4～6个月）的前提下，如果宝宝对辅食有兴趣就可以尝试添加辅食了。

中国7～24月龄婴幼儿平衡膳食宝塔

继续母乳喂养
满6月龄开始添加辅食
从富铁的泥糊状辅食开始
母乳或奶类充足时不需补钙
需要补充维生素D
顺应喂养，鼓励逐步自主进食
逐步过渡到多样化膳食
辅食不加或少加盐和调味品
定期测量体重和身长
饮食卫生，进食安全

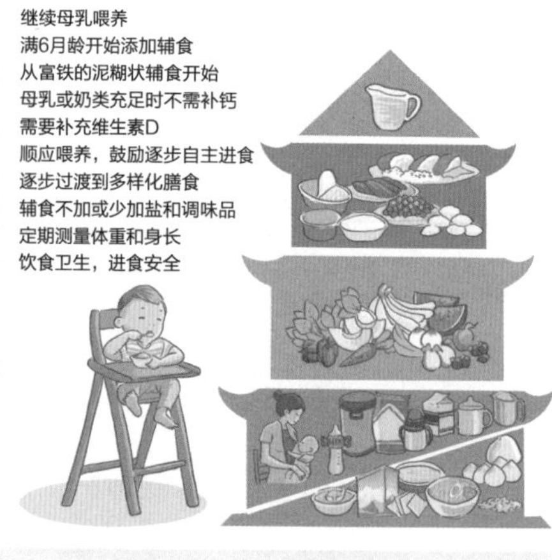

	7～12月龄	13～24月龄
盐	不建议额外添加	0～1.5克
油	0～10克	5～15克
肉蛋禽鱼类		
鸡蛋	15～20克（至少一个蛋黄）	25～50克
肉禽鱼	25～75克	50～75克
蔬菜类	25～100克	50～150克
水果类	25～100克	50～150克
继续母乳喂养，逐步过渡到以谷类为主食		
母乳	500～700毫升	400～600毫升
谷类	25～75克	50～75克

不满6月龄添加主食，须咨询专业人员后再做出决定

来源：中国营养学会

我们先来看看7~24月龄这个年龄段的膳食金字塔：像金字塔形状，形象地体现了膳食内容、结构和比例的黄金三角。从图中主要可以看到：

（1）食物分为五大类：谷类、奶类、蔬菜水果类、肉蛋禽鱼类、盐油类；

（2）4~6个月开始添加辅食，鼓励继续母乳喂养，没有母乳则使用配方乳；

（3）辅食和奶类随着年龄增长比例发生变化，营养均衡的各种辅食逐渐替代奶类；

（4）辅食从强化铁的米粉开始添加；

（5）增加蔬菜和水果，7~12个月蔬菜和水果分别可达到25~100g；

（6）逐渐添加蛋类，逐渐达到每天一个全蛋；

（7）7~24个月内各种肉类逐渐达到25~75g；

（8）12个月内一般不建议额外加盐；

（9）加辅食后可以加油，7~12个月不超过10g。

开始引入其他食物——添加辅食

随着宝宝的逐渐成熟，宝宝必然要经历由出生时的纯乳类喂养逐步向成人固体食物转换的过渡时期。

大部分宝宝在婴儿期就基本完成了其他食物的引入，可以接受大部分成人期的软食物了，但有些宝宝可能需要的时间长一些。让宝宝在食物转换的过渡时期逐渐接受成人期固体食物，并培养其对各类食物的喜爱，锻炼进食的能力，可为其一生的健康奠定良好的基础，因而这是父母非常重要的一项工作。

在引入其他食物的时候，爸爸妈妈需要知道：

不同喂养方式下引入其他食物的方法有所不同

引入其他食物的过程是让宝宝逐渐适应各种食物的性状和味道，培养婴儿期宝宝对其他多种食物的兴趣，逐渐由以乳类食物为主转换为以固体食物为主的过程。

由于宝宝出生后喂养方式不同，在食物过渡期，引入其他食物的方法也略有不同。针对纯母乳喂养的宝宝，可逐渐用配方乳替代母乳，同时引入其他食物，也可以在引入其他食物的同时继续喂哺母乳；部分母乳喂养和完全配方乳喂养的宝宝在食物过渡期的重点是逐步适应其他食物。

认真选择引入的其他食物的种类

第一次给宝宝引入辅食时，宝宝可能会感觉不安。为了让宝宝逐渐适应新的食物，首先给宝宝引入的食物应该是既易于吸收、能满足生长需要，又不易产生过敏的泥糊状食物。

在出生后的4~6个月期间，宝宝已经度过了生理性贫血期，造血增加，体内贮存的铁被大量消耗，故在选择引入的食物时要考虑到给宝宝补充铁元素、维生素B和叶酸等。可以满足这些条件的食物是强化铁米粉。之后，再给宝宝增加根块茎蔬菜、水果，补充少量维生素、矿物质，并同时训练宝宝的味觉。

在宝宝7~8个月后逐渐引入更多的食物，包括鱼类、蛋类、肉类和豆制品等。爸爸妈妈也可以能够得到的食物为基础，为宝宝烹饪出可口的食物，要注意食物的质地、营养密度、卫生和制作的多样性。但爸爸妈妈不要忘了，此阶段的宝宝仍应以乳类食品为营养的主要来源，每日还需要食用不少于800毫升的乳品。

逐步引入其他食物的步骤参考表

宝宝月龄	食物性状	种类	餐数		怎样喂食
			主餐	辅餐	
4～6月龄	以泥糊状食物为主	第一阶段引入食物：含铁配方米粉、蛋黄、菜泥、水果泥	6次奶（先断夜间奶）	逐渐加至1次辅食	用勺喂
7～9月龄	以稀状或粉末状食物为主	第二阶段引入食物：稀（软）饭、软碎面、肉末、菜末、蛋、鱼、豆腐、配方米粉、水果	4~5次奶	1~2次辅食	学习用杯子
10~12月龄	以碎食物为主	第三阶段引入食物：软饭、碎肉、碎菜、蛋、鱼肉、豆制品、水果	3~4次奶	2次辅食	抓食、断奶瓶、自用勺

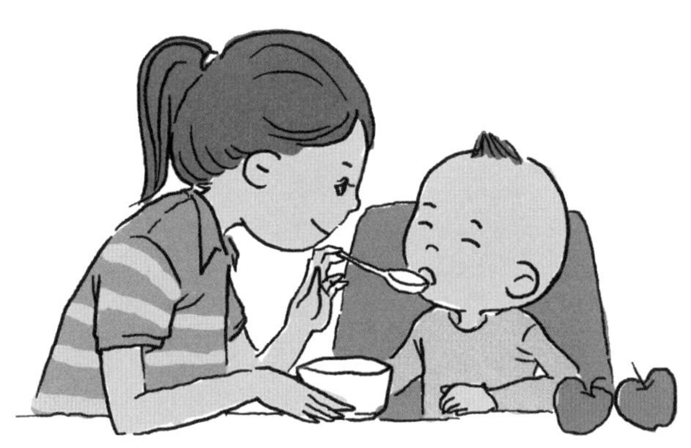

用勺喂泥糊状食物

引入其他食物的时间

在实际操作中，对有些宝宝来说，适应引入的食物可能有一定的难度。开始添加这些食物的月龄是没有严格规定的，不同地区的文化习俗也会对引入食物的种类和喂养方式产生影响。因此，父母应根据宝宝发育的状况决定何时引入何种食物。

一般说来，哺乳期妈妈在分娩6个月后，分泌的母乳营养价值逐渐下降，单纯母乳喂养已经难以满足宝宝生长发育的需要。在这个时期，宝宝消化道的发育也逐渐成熟，如各种消化酶的分泌增加，逐渐具备了咀嚼能力，吞咽功能更强，牙齿开始萌出，等等，这些都为引入其他食物提供了生理上的条件。

这个时期的宝宝可以表达对事物的喜好，可自我控制，日间已经可以规律进食。如果宝宝平均配方乳食用量每天达到了800~900毫升，或体格生长速度正常（提示母乳量足，生长曲线图好），提示宝宝需要从单纯的乳类食物过渡到婴儿期第一阶段食物了。绝大多数4~6个月大的宝宝体重达到6.5~7.0千克以上时，正是引入其他食物的时候。

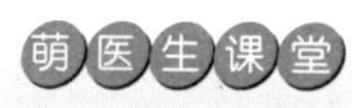

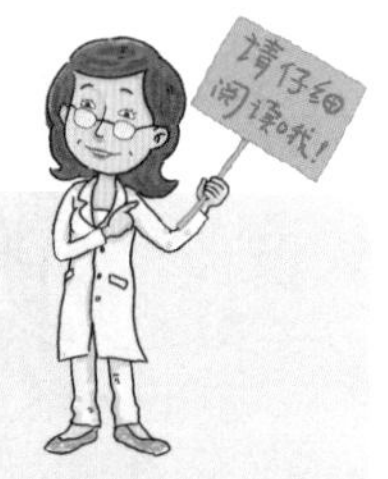

引入其他食物的时间

基本上各个国家在建议引入其他食物时间这一点上都达成了共识，即提倡不应早于4月龄。世界卫生组织建议最好推迟到6月龄之后再引入其他食物，同时继续母乳喂养，这一建议被许多欧洲国家采纳。大多数国家仍然建议在4~6月龄引入其他食物。因此，爸爸妈妈可以根据自己宝宝的具体情况决定什么时候给宝宝引入其他食物，但不要早于4月龄。

早产儿和低出生体重儿引入其他食物的月龄有个体差异，与其发育水平有关。胎龄小的早产儿或者低出生体重儿引入其他食物的时间相对较晚些，建议引入其他食物的时间不早于校正月龄4月龄，不迟于校正月龄6月龄。

喂养技巧

宝宝最终会喜爱上他们熟悉的食物，不仅是因为食物本身，也是因为宝宝从自己的进食经历中获得的感受，其逐渐开始享受这种进食带来的快乐，形成喜好某些食物的习惯。宝宝最初对新食物的抵抗可通过多次体验改变，宝宝不是一次就喜欢上某种食物。因此，宝宝食物过渡期是在满足了基本奶量的基础上宝宝对添加的其他食物逐渐习惯的时期。

要让宝宝喜爱上各种食物，就要遵循一些原则，比如从稀到稠，从细到粗，从少到多，从一种到多种。

从稀到稠可以体现在米粉的引入上，给予宝宝强化铁米粉的量取决于已经获得的基础奶量，开始从1勺到2勺，再到多勺，7个月后可代替1~2次奶量。也有妈妈在米粉中加入部分奶粉（但不宜过多，一般1~2勺奶粉）。

所谓一种到多种，就是不同餐添加不同的食物，或者一次添加两种以上的食物，如在喂哺强化铁米粉的同时可以加入蔬菜泥。添加每种蔬菜泥时应至少持续3~4日，等宝宝习惯前一种蔬菜泥后再换或再加另一种，让宝宝的味觉神经有足够的时间去感受。

一次引入一种食物的重要目的之一是帮助确定宝宝是否对这种食物发生过敏。

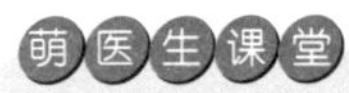

聊聊辅食

适应米粉后开始加蔬菜泥，也可以将蔬菜泥加入米粉中喂食。

对宝宝来说，米粉相当于成人的“米饭”，有饭就要有菜，加菜的顺序应从素到荤。首先要添加的菜是蔬菜泥，可以与米粉搭配在一起。

在适应米粉和蔬菜泥之后，可以加蛋黄，在宝宝5~6个月的时候开始添加，从少到多。宝宝在8~9个月的时候，可以试着吃全蛋了。

肉类摄入：肉类可以提供优质蛋白质。在细胞结构中，除水分外，蛋白质约占细胞内物质组成的80%，可见蛋白质是构成身体组织、器官的重要成分。生长发育过程在一定程度上就是蛋白质的积累过程，故蛋白质对生长发育中的儿童尤为重要。大约在宝宝适应含铁米粉后，就可以试着添加肉类食物了。一开始，因鱼类的肉比较容易消化，可以先添加鱼类，之后逐步引入其他的肉类，如鸡肉、牛肉和猪肉。

对婴儿来说，理想食物中三种宏量营养素蛋白质、脂肪、碳水化合物供能分别占10%~15%、35%~50%、40%~50%。随着年龄变化，这个比例会有些变化，碳水化合物供能比重会增加，脂肪供能比重会减少。因此，只有摄入的碳水化合物和脂肪足以满足身体能量需要时，增加摄入的蛋白质才能用来合成自身蛋白质，否则只能用来供给能量，严重能量不足时机体还不得不分解组织蛋白质来获取能量。

所以，当食物多样化以后，膳食搭配上需要有主食（粮谷类、奶类），有副食（蔬菜、肉类），添加辅食的过程需要遵循这个原则。每一餐辅食的目标是食物种类多样化，搭配合理，营养均衡。

手指食物：手指食物是指可以用手拿着吃的食物，可以是各种形状。

宝宝自己用手拿着手指食物吃有非常多的好处：

感受和体会自己进食的乐趣：当宝宝能靠自己抓食物吃的时候，会非常兴奋，能增强进食的自信心，伴有成就感。

锻炼眼—手—口协调能力：刚开始抓食手指食物时，宝宝可能会抓不到、抓不稳，即使抓到手里也不能完全喂进嘴里，搞得到处都是食物。这没有关系，只要坚持，你们就会发现洒落的食物越来越少，表明宝宝的眼—手—口协调能力越来越强了。

训练咀嚼能力和口腔内感受食物的能力：宝宝将食物

放进口腔并开始咀嚼时，牙、舌和黏膜都会同时感受到食物，这个过程锻炼了口腔内的协调能力，唾液分泌增加，更有利于食物的消化。

手指食物也可根据其性状、质地分为不同类型，宝宝年龄越小，手指食物越软，最好一捏就成泥，比如南瓜泥，逐渐增加食物韧性，先添加放到嘴里就融化的用手好拿的食物，比如红薯泥，然后是稍微用点力才能捏烂的食物，比如西兰花，最后是需要通过咀嚼才能弄烂的食物，比如肉丸子等。

特别需要提示爸爸妈妈的是：为了防止噎住或异物吸入，宝宝吃手指食物时一定要有大人陪同，从少量逐渐开始尝试。

训练进食能力

宝宝的进食能力是可以训练的。在添加辅食的过程中，应注意添加的方法、食物的口感等，让宝宝有良好的体验。

妈妈可以用勺子、杯子给宝宝喂哺，这能帮助宝宝协调口腔动作，学习吃不同食物需要的进食和吞咽动作。7~9个月后食物的质地可以从泥糊状逐渐过渡到碎末状，这可以帮助宝宝学习咀嚼，增加食物的能量密度。咀嚼还可以刺激牙齿的萌出和发育。

衔接喂养

父母在宝宝需要添加其他食物的阶段，经常会听到一个新的名词，叫作“衔接喂养”。什么是衔接喂养？很多父母对此感到陌生。其实，衔接喂养就是我们常说的引入其他食物的过程，也就是辅食的引入过程，将单纯吃奶与进食其他食物进行衔接。

衔接即连接。婴儿期，无论宝宝是母乳喂养还是配方乳喂养，都需要在特定的月龄添加不同的食物，以满足生长发育的需要。因此，看似简单的过程，却蕴藏着不可逆转的成长密码。把宝宝从进食母乳、泥糊状食物、固体食物到完全能独立进食的系统性过程有序连接起来，让宝宝吸收更好的营养，使其身心得到更好的发展，就是衔接喂养。

通过衔接喂养引入食物最大的特点是会使用一些帮助宝宝进食的工具，让咀嚼（磨牙龈）、进食、行为训练同时进行。要提供不同的、适合不同月龄宝宝的工具来帮助宝宝自主进食。这些工具主要包括用于引入其他食物的“咀嚼辅助器”。

咀嚼辅食教具示范：把切碎的辅食颗粒（水果、稀粥等）放入容器，宝宝握住后端的位置，含住仅2.8厘米的前端吸口，就可以获得食物。尽早自主进食，嚼出聪明，嚼出健康，对宝宝独立有促进作用。

父母越来越关注宝宝精细化的喂养问题，而衔接喂养工具可以帮助父母更好更快地给宝宝引入其他食物。

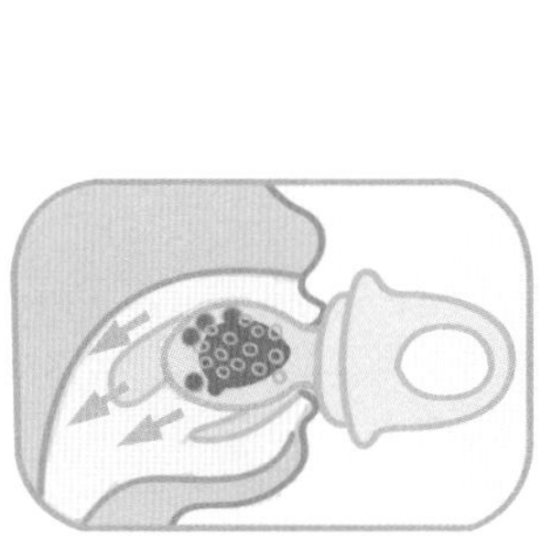

咬咬乐示意图

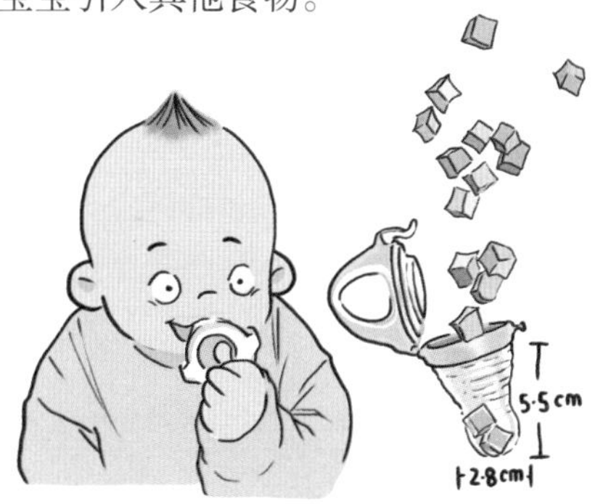

将颗粒状食物（水果等）装入咬咬乐中

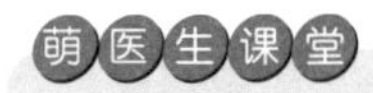

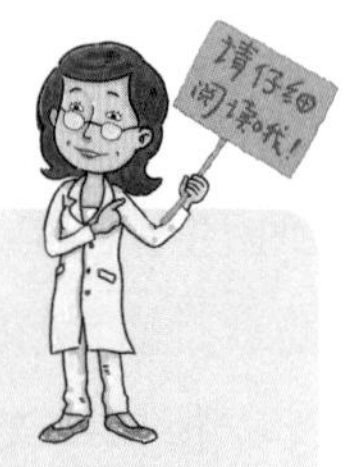

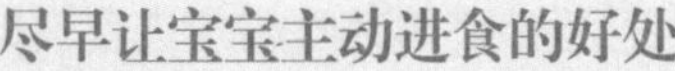

尽早让宝宝主动进食的好处

利用工具不但能让宝宝方便进食，而且能够促使其主动进食。宝宝可以自己用手抓住工具，安全有序地吃。宝宝吃得健康、合理，才能获得均衡的营养。大脑功能的发育与咀嚼的力度和频度相关。

主动动手，锻炼咀嚼能力：吃辅食是宝宝咀嚼的开始，也是动手自己进食的开始。使用工具可以有效提升宝宝的咀嚼能力，而咀嚼又可以促进宝宝的口腔发育。咀嚼还能锻炼宝宝的视觉、听觉、嗅觉、味觉和触觉，增加脑部激素的分泌，促进大脑功能的完善。

咀嚼能增加头部血液循环，从而提高大脑活力，增强记忆力；咀嚼通过咬肌运动，能增强眼晶体的调节机能，从而提升视力；咀嚼能避免双层牙、牙列不齐等多种异常现象的出现，达到健齿的效果。此外，咀嚼对出牙期的宝宝还有缓解牙龈发痒和不适的作用。

引入其他食物的同时，可以逐渐开始锻炼宝宝主动进食的能力，在早期就开始培养其良好的行为习惯和人格的独立性。

在婴儿期，有的宝宝出现注意力不集中、厌食、过度依赖等问题，这都与被动喂养时间太长有关。被动喂养时间太长，会使宝宝失去自主选择、自我享受进食乐趣的机会，进而导致宝宝对食物不感兴趣、不关注、不思考，久而久之会产生与过度依赖相关的问题。

家庭在婴儿期喂养中的作用

健康、快乐、积极的亲子依恋关系在成功喂养中发挥着很重要的作用。宝宝对父母的信任感使喂养变得更加轻松，并能对宝宝的体格发育、认知发展、运动能力提升以及交流和情感起到良好的促进作用。

神经系统发育对引入其他食物的作用不容忽视。爸爸妈妈正确判断宝宝神经系统发育的需求，并以适当的方式促进宝宝神经系统的发育，对培养宝宝进食的兴趣很有帮助。比如，在10个月后，允许宝宝用手抓食物，用手拿勺子，即使弄得一片狼藉也要鼓励坚持。这样既可增加宝宝进食的兴趣，又利于宝宝眼、手动作的协调发展，培养宝宝的独立能力。

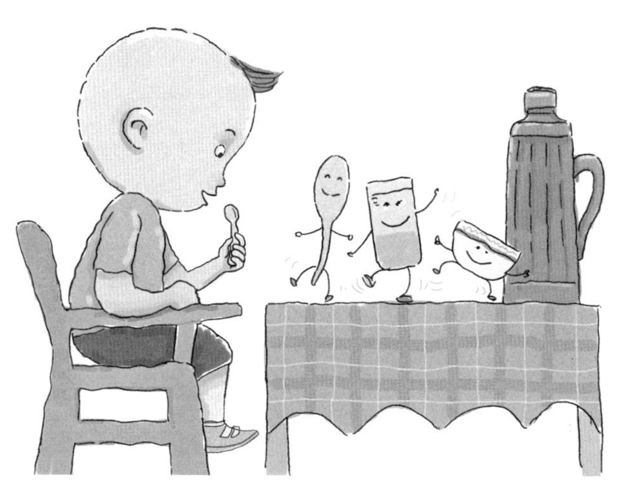

训练宝宝的进食能力

婴儿期各阶段喂养举例

婴儿期喂养是培养孩子的过程中非常复杂的一个过程：从母乳到配方乳，从单一乳制品到引入其他食物，从引入一种食物到引入多种食物，引入的食物种类越来越多，烹调方法也越来越复杂。这个阶段为了让宝宝吃好长好，父母常常绞尽脑汁，但有的父母关心则乱，不知道给孩子吃什么、吃多少才是最合适的。

下面举一些实际的例子，以帮助爸爸妈妈为宝宝准备合适的食物，不必照搬，能从中得到一些启示就好。

0~3月龄

乳类：纯母乳，部分母乳+配方乳，完全配方乳。

小于3月龄的宝宝应按需喂哺，每天需喂哺8~12次，总乳量为每天500~750毫升。

3月龄后开始逐渐定时喂哺，每天喂哺6~8次，总乳量为每天600~800毫升。

乳类喂养时，如果宝宝每天的小便次数达到8次，说明总液量是够的，不必再另喂水或其他果汁；如果宝宝每天小便次数少于6次，父母应密切观察宝宝是否哭闹或烦躁，根据宝宝的实际情况适当添加1~2次白水，总量为50~100毫升。

父母经常会担忧宝宝每天的奶量或水量不够。如果水的饮用量达到每天每千克体重130~150毫升，说明水的摄入量是足够的。母乳喂养的宝宝每天每千克体重摄入120~150毫升母乳（吃饱）即可，不需要额外加水；完全配方乳喂养的宝宝需每天每千克体重摄入按标准方法兑好的配方乳110毫升，可在两次喂奶之间喝水，每千克体重额外加水20~30毫升（不能用于稀释奶粉）。

4~6月龄

乳类：纯母乳，部分母乳+配方乳，完全配方乳。

定时哺乳（3~4小时喂哺一次），每天5~6次，全天摄入量800~1000毫升，逐渐停止夜间哺乳。

以下的进食安排只适合4月龄后母乳不足的宝宝和纯母乳喂养6月龄后的宝宝。

强化铁的谷类：可用母乳或配方乳调配，开始少量（1勺），之后逐渐增加。

水果、蔬菜类：开始引入蔬菜泥（瓜类、根块类、豆类）1~2勺、水果泥1~2勺，每天1~2次。

进食能力训练：用勺喂食，5月龄左右可以开始用杯子喂奶或水。

注意：第一阶段食物引入不影响哺乳量；先引入蔬菜泥，然后引入水果泥，每引入一种新的蔬菜泥或水果泥需保持3~4日，观察宝宝是否耐受，蔬菜泥中无盐、油，水果泥不加糖或水。

7月龄

乳类：纯母乳，部分母乳＋配方乳，完全配方乳。

每天喂哺4~5次，每次喂哺的乳量增加，每天总摄入量为800~1000毫升。

强化铁的谷类：总量达到日进食总量的1/2。

稠粥或面条：总量达到一次进食总量的1/2，其余可用乳类补充。

水果、蔬菜类：每天水果1/2个、碎菜25~50克。

肉类：可开始少量引入。

蛋黄：可开始引入。

进食能力训练：可以让宝宝坐在高脚椅子上自己抓食，与父母共同进餐。

注意：宝宝可以在进食稠粥或面条后吃奶；食物需清淡，少盐、油、糖；母乳或配方乳中含有充足的乳类蛋白质，不需要增加过多其他动物蛋白质。

8~12月龄

乳类：继续母乳喂养，如不能继续母乳喂养，需逐渐以配方乳取代母乳。

继续哺乳，每天3～4次，总量500～700ml。随着辅食增加，哺乳量逐渐减少。配方乳喂养的量可以参考母乳喂养的量。

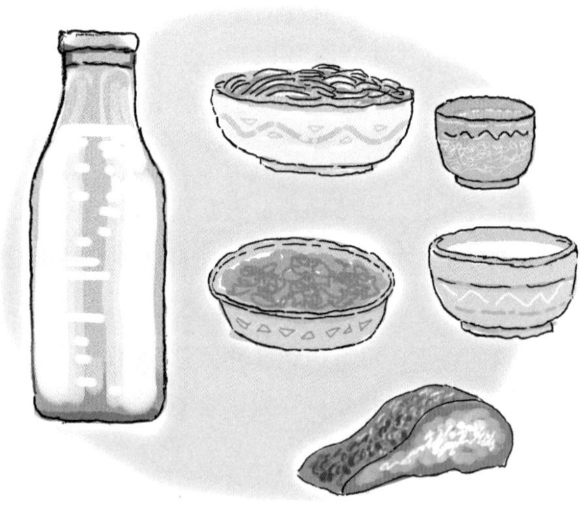

8~12月龄宝宝添加断乳食品后的食谱

软食（软饭、面食）：可提供2餐的量（共100~150克）。

水果、蔬菜类：每天提供水果50克、2餐碎菜，共80~100克。

肉类：25~50克（可选用去刺的鱼肉、瘦猪肉、虾肉），可与软饭、面食一起烹饪。

进食能力训练：让宝宝自己用勺进食，用小嘴杯喝奶、喝水，与父母同桌进餐1~2次。

日常饮食中，还可以让宝宝手拿条状或指状的水果、蔬菜或者饼干，学习咀嚼；开始食用肉类后，乳量不用减少；1岁前不可以给宝宝喝蜂蜜水或糖水。

婴儿期常见的喂养和营养问题

在喂养过程中，宝宝可能会出现一些父母认为“不太正常”的现象或者是问题，父母不必紧张，但需要认真对待，耐心解决。

溢乳

大约有15%的婴儿期宝宝会出现溢乳，其原因主要与过度喂养（量太多）、胃肠运动还不规律以及不固定时间进食有关。婴儿期宝宝的胃呈水平位，周围的韧带也比较松弛，胃两头都装有“门”——上面的门叫作贲门，在婴儿期常常关闭不严，下面的门叫作幽门，在婴儿期又常常关闭得太紧，使6个月以内的宝宝容易出现胃内的食物向食道、口腔方向反流的情况。如果喂哺时乳量过大，宝宝吃得太急，吞入的气体过多，就容易出现溢乳。

预防溢乳的办法是：在一段时间里，每次喂哺的奶量不要变化太大，基本同量，进食的间隔可以根据月龄大小基本固定，尤其是3个月后，要让宝宝的胃肠道形成有规律的蠕动。对于完全配方乳喂养的宝宝，要检查奶嘴孔是否过大，造成宝宝急速吞咽，奶液回流，发生溢乳。在每次喂哺结束后，轻轻地将宝宝竖起来，让宝宝的胸口贴在妈妈胸部和肩之间，头放在妈妈肩上，并轻轻地拍打宝宝的背部，帮助宝宝排出胃里的气体，使胃里的食物缓慢下行。轻拍时不要过度抖动，以免发生吐奶。

母乳性黄疸

母乳性黄疸是很多母乳喂养的宝宝会遇到的问题，我们在新生儿期部分已经讨论过。宝宝出生后一般在2~3天会发生黄疸，叫作生理性黄疸，但在7~14天后消失。而母乳性黄疸常常在出生2周后才开始出现，并逐渐加深，到一定程度时维持在一个水平。生理性黄疸与母乳性黄疸发生时间可有重叠，故有时难以区分。也有极少数宝宝的母乳性黄疸很重，需要进行治疗。目前尚不完全清楚母乳性黄疸发生的原因和机制，大多数的研究认为与母乳中的β-葡萄糖醛酸酐酶干扰胆红素代谢有关。

母乳性黄疸，要在排除了感染以及其他的肝脏疾病后才能确诊。所以，宝宝发生黄疸后，要在医生的指导下进行相应的检查。

母乳性黄疸不会影响宝宝的体格生长和器官系统的发育，除皮肤有轻到中度黄染外，几乎没有其他临床症状。因此，宝宝一旦确诊为母乳性黄疸，不需要特别治疗，大多数宝宝的黄疸持续一段时间后可自然消退，并可继续吃母乳。但有少数宝宝皮肤黄染可能比较明显，测定的血清胆红素水平大于15mg/dl（256μmol/L），同时没有其他临床表现。这种情况下，父母一定非常担心黄疸影响宝宝的健康，尤其是担心对神经系统的损害。其实，母乳性黄疸很少累及神经系统，父母可放心。

萌医生的建议是可以在医生指导下停喂母乳3~5天。停止母乳喂养后，宝宝的黄疸程度如果明显减轻，说明黄疸就是母乳喂养引起的，不必惊慌，在3~5天后可再恢复母乳喂养。停喂母乳期间，母亲应定时挤奶，维持泌乳，宝宝暂时用配方乳喂养。重新喂母乳时，皮肤黄疸会有反复，但多数不会达到以前的程度，可以继续母乳喂养。

有的妈妈因为宝宝发生了母乳性黄疸，不想再继续母乳喂养。医学上认为，只要黄疸的程度没有达到要停止喂母乳的严重程度，建议坚持母乳喂养。如果黄疸的确很严重，超过了临床医生认为需要暂停母乳喂养的程度（即测定的血清胆红素水平大于15~20mg/dl），甚至需要光疗，则在停止母乳喂养或同时光疗期间，若宝宝很容易就适应了配方乳，而母亲对继续母乳喂养心存顾虑，可以考虑换成配方乳喂养，若宝宝对配方乳适应困难，建议再回到母乳喂养。

但萌医生鼓励妈妈在处理好黄疸的问题后，继续母乳喂养。

吃奶少

宝宝吃奶少是最常见的现象。有些宝宝本来吃奶很好，但不知什么原因突然吃奶减少，妈妈也能感觉到喂奶困难了。

造成这种现象的原因很多。

总想宝宝多吃。有的父母总想让宝宝多吃，只要宝宝一啼哭，就以为是宝宝饿了，还不到喂奶时间就急忙喂哺，宝宝吃的次数过多，每次吃的奶量自然减少。长此以往，宝宝胃的充盈度就不够，对饥饿感和饱腹感分辨不清，吃奶量就不如以前了。所以，定时哺乳是很重要的。在满3个月以后，就应该定时哺乳。如果宝宝某一次吃得少些，不需要提前喂哺下一餐，而应该坚持到时间再喂哺，促进宝宝进食量的增加。

调配的配方乳的浓度也会影响到乳量摄入。父母常常担心调配的奶浓度不够，却很少担心奶浓度过浓。过浓的奶渗透压高，容易导致宝宝体内的水分渗透到肠腔内，引起身体脱水甚至腹泻。还有的父母在添加断乳期食物时急于求成，没有掌握添加食物的浓度和量，以为给宝宝吃浓一点就能多给一些营养，最后得不偿失，会影响宝宝的食欲。因此控制喂哺的量、浓度、时间和次数至关重要。

还有的父母在配制好的配方乳中添加糖，这也会影响到宝宝的食欲。

活动量少。宝宝吃奶后，爷爷奶奶或父母等总是把孩子抱在怀里，减少了宝宝的活动量，从而使宝宝消耗的能量减少，对能量的需求总量就减少，自然吃奶量就会减少。

请父母对照一下，如果能对应以上任何一个原因，就需要立即纠正过来。如果不是以上原因，可以观察3~5天，宝宝的吃奶量可能会慢慢回升，如果没有回升，可以咨询儿童保健医生，必要时需要去医院就诊，寻找原因。

体重增长不理想

在评估宝宝生长发育的状况时，体重不增加或增加不理想的情况还是比较常见的。很多人是比较重视宝宝的体重的，所以当发现宝宝体重不增加或增加不理想的时候，父母就比较着急。

临床上评价体重的标准，主要有两个：

- 年龄的体重：是指宝宝在某月龄应该有的正常体重，取的是一个正常值范围。
- 身长（身高）的体重：是指达到某个身长的宝宝应该有的正常体重，取的也是一个正常值范围。

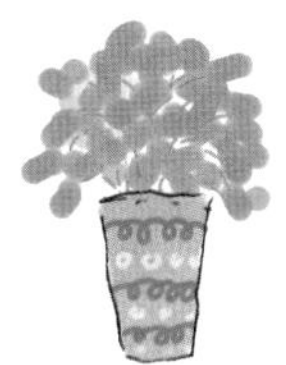

宝宝的体重在以上任何一个标准正常值范围以内，即在第25百分位~第75百分位之间，或者在减去一个标准差以内，即比平均值低10%~15%，父母就不用担心。一般说来，身长的体重更能反映宝宝的匀称度。

如果宝宝的体重比同月龄的平均值低了两个标准差，简单地说就是比平均值低了20%或以上，可以从以下几个方面寻找原因。

突然出现的体重不增加

这种状况多与这段时间吃得不够有关。宝宝每日应该得到的热量是来自进食的食物，如果宝宝吃得少，体重增加自然就受到影响。如果宝宝以前进食没有问题，突然开始吃得不好，但又没有其他的不适（如发烧、腹泻等），要注意以下可能：食物的种类突然改变，宝宝不适应；给予宝宝的食谱中食物的配搭不好，宝宝不喜欢；只是暂时的“厌食”，胃肠道处于一种暂时的调整期。无论宝宝吃饭不好是由于哪一种原因，都需要积极调整，改善其进食状态。

调整的原则是从可能的原因开始调整，调整的方式包括：暂时停止增加新品种，让宝宝适应现有的食物；改变食物搭配；换回宝宝喜欢吃的食物；不强迫进食。先观察3天，期待宝宝自己做出自然调整。如果宝宝进食仍然不好，再咨询儿童保健医生。

体重增加一直不理想

如果宝宝出生后体重增加一直都不是太好，可能为以下两种情况。

（1）出生时体重正常，出生后体重不增加。

吃得不够，包括总量不够或者奶量不够，如只喂稀饭（米粥）等。父母需要积极调整喂食习惯，如调整喂食的节奏和间隔时间，每次喂食的量逐渐增加，注意每天摄入蛋白质的比例和总热量。

如果宝宝就是进食少，医生对宝宝体重进行评估，得出已经达到轻度营养不良甚至接近中度营养不良的标准的结论时，可以考虑用1岁以下高热量配方乳，但使用不能超过3个月。一旦宝宝的体重增加到第25百分位~第50百分位之间，即停用，恢复食用正常配方乳。在使用高热量配方乳期间，要接受医生的指导。

长期有似是而非的“腹泻”，大便稀。注意排除食物过敏和婴幼儿功能性胃肠疾病。前者需要在医生的指导下确诊后调整饮食成分，后者需要调整配方乳种类。

（2）出生时体重低。

早产儿：计算早产儿体重时，首先要校正月龄，一般根据早产的程度，评价早产儿生长时应校正年龄至2岁，小于28周的早产儿可校正至3岁。校正后再计算体重和身长。进食行为不好常常是体重增加不理想的主要原因。如果在改善了饮食之后，宝宝还是体重低，可寻找原因后积极处理。必要时也可以选择高热量配方乳喂哺3个月，实现生长追赶。

体重小于胎龄儿：这类宝宝可以是早产儿或足月儿，出生时的体重低于胎龄应有的体重，由于在宫内的生长受限，出生后发生宫外生长不良的概率比较高。此时，需要在儿童保健医生的指导下进行各种进食行为的培养、饮食结构的调整。

喂哺太频繁

有些爸爸妈妈老是担心宝宝吃不饱、吃不好，因此喂哺频繁，结果造成宝宝的食欲出现异常。

胃的排空是需要一定时间的，这是一个自然的过程，与消化能力密切相关。在引入其他食物后，胃的排空时间有所延长。6个月后的宝宝进餐如果仍然较频繁（如每天超过8次）或夜间进食，就可能造成胃排空不足，长此以往，宝宝的食欲就会受影响。一般说来，6个月后的宝宝，安排一日5~6餐比较有利于消化系统有规律地工作。

胃排空与食物的组成有关，脂肪、蛋白质可延长胃的排空时间。脂肪多的食物形成的食物凝块比较大，影响胃的蠕动和分泌功能，它们在胃内停留时间比较长。如，水在胃中的排空时间为0.5~1小时，母乳的排空时间为2~3小时，牛奶的排空时间为3~4小时，混合食物则需要4~5小时。另外，宝宝生活环境的温度、身体状况、活动的幅度和时间等，亦可影响胃的排空时间。

因此，父母应该按照宝宝的月龄、营养状况和进食能力来安排宝宝的喂哺时间间隔。

喂养困难

绝大多数的宝宝会在经历了各种喂养方法，尝到了不同口感、不同味道的食物后自然适应各种食物，顺利进食。反射性吸吮和饥饿是我们每一个人最初的进食动力，也是一种基本的生存能力。但在宝宝发育的任何一个阶段，生理因素、疾病因素均可干扰进食。

对环境过度敏感的宝宝，常常表现出以行为为主的喂养困难，比如，需要在睡觉时喂哺，或者只让某一个人喂哺。

疾病也会导致喂养困难。如唇腭裂的宝宝吸吮时因不能完全闭合口腔，会产生无效吸吮。发育迟缓的宝宝本身可能存在一些其他的病理因素的干扰。也有一些疾病导致运动性喂养障碍，即与消化相关的任何一个部位的运动功能发生问题；脑性瘫痪的宝宝表现为口腔运动不佳或吞咽功能不全，即吸吮差或吐舌，不能从勺中进食，不能咀嚼固体食物，有时会在吸气时被液体或固体噎塞，导致口腔摄食差，容易发生呛咳或窒息。

对于喂养困难的宝宝，应首先排除疾病因素的影响。排除疾病因素以后，再从食物种类、喂养方式、喂养时间、喂养量等方面找原因，并及时调整饮食，使宝宝的进食状况能逐步得到改善。身体状况良好的宝宝出现喂养困难时，也可以先找一般的原因。注意是否需要调整喂养行为。

宝宝虽然吃得很少，但精神好、状态好，爸爸妈妈还可以从以下方面着手寻找原因。

选择的食物种类是否是这个月龄的宝宝可以接受的？

喂养间隔时间和进食量是否得当？有无强迫进食？

生活规律是否有改变（如坐长途飞机）？睡眠是否有减少？

进食时有没有干扰因素（如大人在看电视）？

在处理宝宝进食不好的情况时千万不能操之过急。宝宝的喂养困难只要不是持续性的，经过一段时间的调整（一般3~5天），一定可以好转。

换乳困难

因为妈妈需要重返工作岗位等问题，大多数纯母乳喂养至6个月左右的宝宝的饮食中要开始添加配方乳了，逐渐由纯母乳喂养转换为配方乳喂养，并开始引入其他食物。这个时候宝宝常常拒绝进食配方乳，使父母十分着急。

从纯母乳喂养换到配方乳喂养时，若宝宝出现拒食现象，首先应排除牛奶蛋白过敏（见前面配方乳喂养牛奶蛋白过敏部分）。其次，在用配方乳替代母乳的过程中，宝宝对配方乳的味道和奶嘴表现出不适应，需要一段适应的时间。父母应有耐心，采取一些有效的方法帮助宝宝逐步适应，如可在宝宝非常饥饿时用配方乳替代母乳喂养，常言道“饥不择食”，宝宝因为饥饿可能容易“上当”；或先喂配方乳再喂母乳，让宝宝慢慢适应奶嘴。因为换乳导致的宝宝进食困难是比较容易解决的，宝宝在短时间内吃得少一些是不会影响到生长发育的。

如果宝宝换乳很容易，可以试着用勺子或者杯子给宝宝喂哺配方乳，尤其是7~8个月大的宝宝，此时已经可以接触更多餐具了。同时妈妈可以用咀嚼辅助器如咬咬乐帮助宝宝较早开始学习自己进食。

食物引入不当

我们鼓励妈妈坚持母乳喂养，尽量推迟添加配方乳替代母乳的时间。或者即使母乳不够了，也要在添加部分配方乳的情况下实施部分母乳喂养，不要轻易断离母乳。

根据婴儿的味觉发育规律，足4个月后引入其他食物是最合适的。对于足6个月后无法继续哺乳的妈妈来说，在合适的时间为宝宝引入配方乳和其他食物尤为关键。配方乳和其他食物也是母乳摄入不足、没有母乳摄入或处在断乳期的宝宝所需营养的重要来源。引入配方乳或其他食物过早或过晚都可能影响到宝宝的生长发育。过早添加其他食物，会影响母乳中铁元素的吸收；同时，由于宝宝肠道发育尚未成熟，对新食物过敏的概率也会增加；而且外来食物进入肠道，也增加了肠道感染的机会。而过晚添加其他食物有可能使宝宝错过味觉、咀嚼功能发育的关键阶段，容易造成宝宝以后的进食行为异常，如挑食、偏食等。所以，即使是纯母乳喂养的宝宝，6个月后也应该引入其他食物。如果母乳充足，建议持续母乳喂养，不要用配方乳替代母乳，除非存在不能继续母乳喂养的不可克服的因素。配方乳的引入时间和量则根据母乳的量、妈妈能否继续母乳喂养等条件决定。

早产儿的喂养、保健和追赶生长

新生儿期部分已经介绍了早产儿和小于胎龄儿的喂养知识。在各个时期对早产儿和小于胎龄儿进行科学喂养，是提高其存活率与整个生命质量的最关键有效的健康干预措施。

婴儿期是早产儿的第三阶段营养期，即“出院后时期”，从出院至12月龄都属于此期。前两个阶段是出生后第一周营养期和其后的住院期间营养期。家有早产儿的父母要清楚地知道，第三阶段的目标是通过科学合理的喂养，帮助早产儿实现理想的追赶生长。我们期望追赶生长在出生后的第一年就能实现，但早产儿不是长得越快越好，而是要遵循其生长曲线的增长弧度，合理适当地生长。

纯母乳喂养的早产儿

在新生儿期部分已经强调过早产儿应该尽量选择纯母乳喂养，这是非常重要的营养决策。给宝宝整个婴儿期的母乳喂养，可以让早产儿获得最佳营养，而在不同的月龄引入相应的其他食物，可以保证宝宝的生长发育需要。如果母乳不能维持到12个月，就尽量将维持的时间延长，至少不能少于4个月（母亲患有不能哺乳的疾病或宝宝罹患较严重的母乳性黄疸等特殊情况除外）。

早产儿配方乳

早产儿的出院标准为体重达到2000克，且可经口喂养，生命体征稳定。如果出院后的早产儿得不到母乳喂养，应选择早产儿过渡配方乳。

早产儿出院后的过渡配方乳是介于早产儿在医院内的配方乳与普通婴儿配方乳之间的，可以满足早产儿第三阶段继续生长发育的各种营养需要，能量、蛋白质、钙等营养素含量仍较一般的普通婴儿配方乳要高。对于母乳喂养的早产儿，如果母乳不足，也可以用早产儿出院后的过渡配方乳来补充，实施部分母乳喂养。

出院后强化喂养

大多数胎龄比较小的早产儿在医院住了一段时间后，出院时还未到足月胎龄，就是说，出院时还不到40周胎龄。这部分宝宝能量和蛋白质累积不足，身体内其他营养物质的储备也未达到相应胎龄的水平。如果将这部分宝宝的生长情况描绘在生长曲线上，就会发现他们生长曲线容易出现偏离，长得比较慢。

强化喂养是指对于母乳喂养的早产儿，同时给予母乳强化剂；对于不能母乳喂养的早产儿，采用早产儿过渡配方乳。

为什么要强化喂养？一是供给足够的营养，二是实现追赶生长。早产儿的追赶生长速度受到各种因素的影响，胎龄、出生体重、并发症及其严重程度、住院期间的营养和出院前的生长状况等是最重要的影响因素。

以下几点可帮助爸爸妈妈更好地认识早产儿喂养的特殊性。

个体差异大。出院后的喂养应根据实际情况进行，需要儿童保健医生的指导。因早产儿的个体差异，追赶生长情况不同，强化喂养的时间也不同。对大多数早产儿来说，建议强化喂养至校正月龄3～6个月（如何校正月龄见新生儿期部分）。出生胎龄较大则强化时间较短，出生胎龄较小则强化时间较长，应根据早产儿的生长状况而定。

不能一直强化下去。早产儿体格生长各项指标达到同月龄儿的第20百分位～第25百分位后，就应停止强化喂养。也就是说，早产儿的体重和身长指标已经进入20%～25%正常儿范围内，即可停止强化喂养。

特别需要强调的是，停止强化喂养时要有一个逐渐降低能量密度的过程，比如，母乳喂养的早产儿逐渐减少母乳强化剂用量直至停用；喂哺早产儿过渡配方乳的早产儿逐渐减少喂哺早产儿过渡配方乳的次数，过渡到纯母乳喂养或普通婴儿配方乳喂养。此过程中仍需监测早产儿的生长，避免增长过快或过慢，或出现其他异常情况。

早产儿其他食物的引入

一般说来，早产儿校正后的月龄达4~6月龄时，可同足月婴儿一样引入过渡期食物。但胎龄小的极低出生体重早产儿的发育还要相对落后些，成熟也较晚，消化功能差，父母应该首先保证奶量充足，然后根据宝宝的生长状况缓慢引入其他食物，不能操之过急。添加其他食物的原则请参照食物引入部分。

早产儿其他营养素的补充

早产儿要补充多种微量营养素。大多数微量营养素是不需要额外补充的，因为母乳或配方乳中已经含有足够的微量营养素，但以下营养素的补充仍然需要父母多加注意。

维生素D和维生素A：我国儿科专家提出了《维生素D缺乏及维生素D缺乏性佝偻病防治建议》。按照这个建议，早产儿和低出生体重儿出生后即应每天补充维生素D 800~1000国际单位，3月龄后改为每天400国际单位，直至2岁。注意，这个补充量实际上是食物、日光照射、维生素D制剂中的维生素D的总含量。如果给宝宝添加的是儿童维生素D，其中应含有相应比例的维生素A。婴儿每天维生素A摄入总量不要超过2333国际单位，其中，喂哺配方乳的宝宝要计算摄入的奶量中的维生素A；已经开始进食辅食时，应注意辅食中也有维生素A。

铁：我们已经知道，早产儿的铁储备低，所以，出生后2周就需开始补充铁元素，每天每千克体重补充2~4毫克，直至校正年龄1岁。这个补充量是强化铁配方乳、母乳强化剂、食物和铁制剂中的铁元素的总含量。所以，如果宝宝从配方乳或母乳强化剂中已获得足够的铁元素，就不需要再额外补充铁元素了。

必需多不饱和脂肪酸：主要指n-3不饱和脂肪酸家族，主要包括α-亚麻酸、二十二碳六烯酸（Docosahexaenoic Acid，DHA）和二十碳五烯酸（Eicosapntemacnioc Acid，EPA），其中α-亚麻酸是DHA和EPA的前体（即DHA和EPA在体内可以在酶的作用下由α-亚麻酸转化而来），也是人体的必需脂肪酸之一。所谓必需脂肪酸，是指人体不可缺少而自身又不能合成，必须由食物供给的多不饱和脂肪酸。DHA是人脑神经细胞膜中主要的脂质成分，也是大脑细胞优先吸收利用的脂肪酸成分。它在生物膜中含量的增加对膜的流动性、物质的透过性、受体的活性都会产生影响，可提高膜的生理机能，有利于增强神经信息的传递，同时还可促进神经细胞轴突的延伸和新突起的形成，参与大脑思维和记忆形成过程。早产儿神经系统还处于发育之中，从母乳中或者从配方乳中获得DHA就显得十分重要。对于早产儿，DHA摄入的合理范围是18～60mg/（kg·d）。

哺乳期妈妈每周摄入深海鱼100～150克，两次，母乳中就含有早产儿需要的DHA量了。市售的大多数配方乳中均添加了DHA，可满足早产儿生长发育的需要。

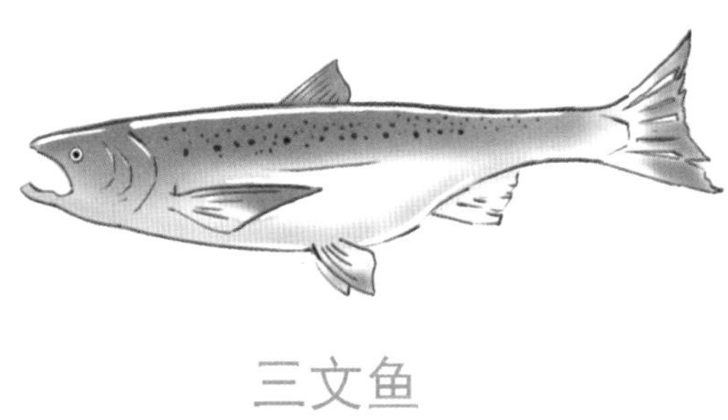

三文鱼

富含DHA的深海鱼

定期保健

出院后的早产儿比起那些正常出生体重的宝宝，更需要进行定期保健，在儿童保健医生的指导下进行喂养和护理。尤其是住院时间较长的极低出生体重早产儿，更应该定期保健。

6个月内的早产儿：每个月保健一次。

7~12个月的早产儿：每两个月保健一次。但如果生长发育不理想，建议每个月保健一次。

13~24个月的早产儿：每三个月保健一次。生长发育好的宝宝，可以每半年一次。

出院后，早产儿由于环境、生活节奏和喂养方式的改变，必然会产生不适应，会出现哺乳相对困难或进食奶量下降的问题，甚至会呛奶、呕吐、大便不通畅。这些问题可导致宝宝在短期内体重下降，使原本就低的体重更低，再次入院的概率较大。

父母在宝宝出院前，要从医生那里详细了解宝宝的基本情况，以及与宝宝出院后喂养和护理相关的基本知识，母婴间的接触交流方法，等等。出院后一周内发现问题要及时与医生沟通并实施干预。同时，父母要在所在地段医院的儿童保健科给宝宝建立相应的生长发育档案，以便对宝宝进行较为全面的长期的生长发育监测。要定期到保健机构评估早产儿的喂养状况，这些评估包括了宝宝的喂养方式（乳类）、奶量、每次喂奶时间、吸吮和吞咽的协调及排便情况。如果是已经开始添加其他食物的早产儿，评估项目中还要有添加食物的种类、添加次数、宝宝的接受程度和咀嚼能力等。

说到底，宝宝的喂养效果主要体现在生长曲线上，包括体重、身长、头围等指标，另外还有一个非常重要的指标——身长别体重。有条件时，还可以对宝宝的血常规、血生化等多项指标定期进行全面评价，但第一年内最多做两次。生长发育好的宝宝就没有必要做这些检测。

实现追赶生长的意义

追赶生长是早产儿的生长模式。在校正月龄达到与同月龄儿一样的体重和身长时，就实现了完全的追赶生长。在早期实现追赶生长有两重意义：一是防止宝宝生长发育不良，如矮身材，保证神经系统的充分发育；二是减少宝宝成年后罹患代谢综合征的风险。

追赶生长不可操之过急。宝宝生长发育很复杂，必要时，父母应带宝宝去医院做检查，调整宝宝的喂养，实现合理的追赶生长。

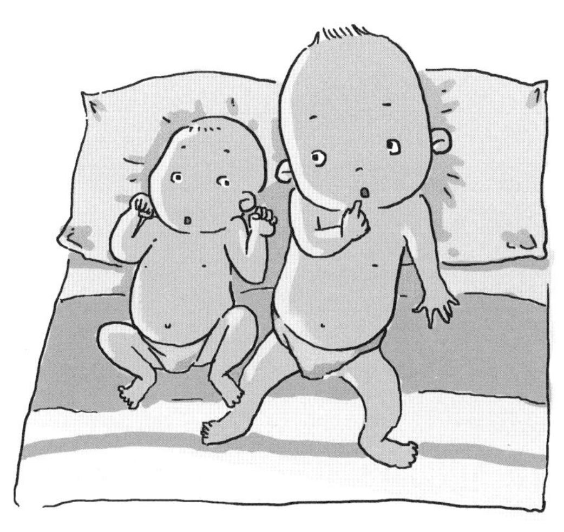

实现追赶生长

宝宝可能发生的异常与容易罹患的疾病

生理性贫血

基本上所有的婴儿期宝宝都要经历生理性贫血的过程，只是轻重不同而已。

一般正常宝宝出生时血红蛋白浓度可高达170~230克/升，出生后10天左右血红蛋白浓度开始逐渐下降，到2~3个月的时候可降至110克/升以下，低于正常值，这时的贫血称为生理性贫血。

生理性贫血是一个自然过程，发生的原因很多，但主要原因是红细胞的自然破坏。宝宝出生时带出来的是在宫内产生的红细胞，这些红细胞大部分在2~3个月时自然裂解，这是因为新生儿红细胞的生命周期不超过3个月（一般为80天）。生理性贫血是宝宝从宫内环境到宫外环境过渡的一种表现，一般不需要治疗，可自行恢复，最终血红蛋白浓度将维持在120~130克/升。

但早产儿的生理性贫血出现早，程度相对比较重，严重时血红蛋白浓度在出生后3~6周可以降至70~90克/升。但如果合理喂养，大部分早产儿可以将血红蛋白浓度维持在100克/升左右，并很快恢复至120克/升。

铁缺乏与缺铁性贫血

由铁元素缺乏所致的贫血，称为缺铁性贫血。

铁是人体内非常丰富的微量元素之一，很多含铁的酶类调节着人体内重要的代谢过程。铁也是造血所必需的物质，因为铁是血红蛋白的重要成分。营养良好的母亲可以给胎儿提供足够的生长发育所需的铁，宝宝出生时有足够的铁储存。母乳中也含有铁，虽含量低，但生物利用度高。宝宝出生后的前半年主要依靠胎儿期储存铁的循环利用而维持铁平衡。因而4~6个月足月的纯母乳喂养的宝宝一般不会发生缺铁性贫血。

铁缺乏是我国婴幼儿中非常常见的营养缺乏症之一，即使是在经济发达的国家，其发病率也很高。各个国家铁缺乏的发病率在10%~40%之间波动。

铁缺乏有哪些危害

轻中度铁缺乏：身体内铁元素的储存已经消耗完，而造血必须要有铁元素参与，故血液中的血红蛋白浓度开始下降，可以出现轻度贫血。血红蛋白具有强大的携氧功能，出现贫血时，宝宝可能脸色不好、烦躁、哭闹、精神状况不好。此时，铁缺乏可能已经开始影响宝宝的生长发育、认知能力和行为发育，甚至会影响到学习能力。

严重铁缺乏：目前认为，严重铁缺乏造成的缺铁性贫血是造成早产和新生儿死亡的重要疾病因素。严重铁缺乏的宝宝临床上有中度到重度贫血的表现，面色苍白、烦躁、表情淡漠。严重铁缺乏将影响宝宝的生长发育、认知能力和行为发育，宝宝的学习能力也会下降。同时，宝宝的运动功能也会下降。长期的铁缺乏会造成不可逆的损害。

可见，贫血的宝宝易疲倦，生长减慢，体格发育受阻，严重时智力发育也受到影响，对疾病的抵抗力也降低。为了宝宝健康成长，父母必须要预防铁缺乏。

铁缺乏的原因

为什么会发生铁缺乏呢？铁缺乏大多是由于膳食中铁含量不足，少数与铁的丢失有关。发生铁缺乏的主要原因有以下几方面。

怀孕期妈妈铁摄入不够，宝宝铁储存不足。怀孕期的准妈妈要特别注意铁的摄入，保证宝宝能够获得足够的铁以储存起来供婴儿期使用。

食物中铁的供给不足。婴儿期宝宝的主食，如母乳和婴儿期所用的配方乳中铁的含量都不够，而宝宝每日所需铁的量相对较大，尤其是在2~4个月生理性贫血自我纠正期，更是需要保证每天摄入充足的铁元素。如果宝宝在胎儿期铁储存不够，就容易发生铁缺乏。如果宝宝是以乳类和米粉为主食，就要及时添加含铁量丰富的辅食，如蛋黄、动物血、肝脏、豆制品等。

吸收不良。如果宝宝反复腹泻，反复患消化系统疾病，日常食物搭配不合理，则可能降低铁在肠道的吸收。此时要根据宝宝的具体情况，在医生的指导下添加铁剂。

宝宝生长发育过快。如果宝宝生长发育过快，则对铁的需求量相对较大，特别是超重的胖娃娃。如果出现铁缺乏或血色素偏低，可以在医生的指导下补充铁剂。

消化道隐性出血造成铁的大量丢失。肠道畸形可以发生隐性出血，要及时进行手术治疗。钩虫病通常发生在农村家庭的宝宝身上，母亲将宝宝放在地上玩耍，宝宝容易从肛门感染钩虫，造成肠道隐性出血。

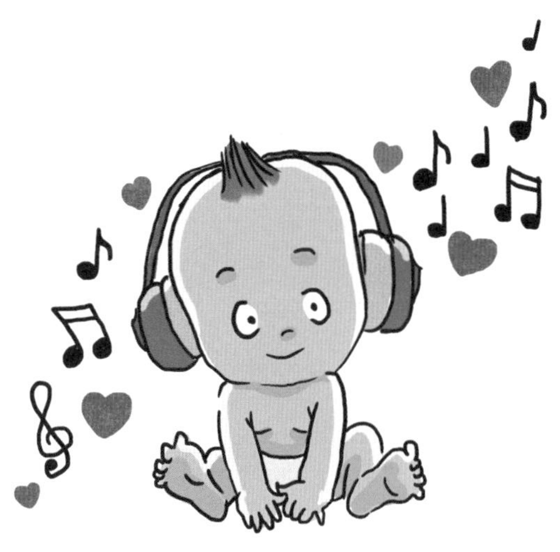

给我一点铁，我就大放光彩

对于纯母乳喂养，虽然母乳中铁含量不高，但其吸收率很高，故纯母乳喂养的宝宝不易缺铁。但父母也要注意监测宝宝血红蛋白的浓度，如果血红蛋白浓度低，相应的铁元素指标也异常，可以在4个月以后每日添加铁元素，每千克体重添加1~2毫克。再大一些的宝宝，可以食用含铁丰富的食物，如瘦肉、肝脏、蛋黄等。

对配方乳喂养的宝宝，大部分婴儿配方乳中都已经强化了铁元素，基本可以满足婴儿期宝宝的需要，除了部分生长发育较快，或出生时铁储存不足的宝宝。如果6个月血常规检测时发现有铁缺乏或者已经有轻度缺铁性贫血，就需要补充铁剂。父母要按照引入其他食物的顺序添加辅食，这对宝宝的生长发育十分重要。

此外，父母要注意在给宝宝补充铁元素的同时，不要忘了让宝宝摄入富含维生素C的水果和蔬菜。维生素C可以帮助铁在肠道的吸收。

佝偻病

佝偻病是怎么回事

佝偻病，又叫作“婴儿软骨病”，还有的地方叫作“粑粑病”。

佝偻病如果不能早发现、早治疗，容易导致宝宝骨骼发育畸形，留下永久性后遗症。那么，引起佝偻病的原因是什么呢?

大部分婴儿期发生的佝偻病其实是宝宝体内缺乏维生素D引起的。维生素D最重要的一个功能就是调节钙、磷代谢，帮助和促进肠道更多更快地吸收食物中的钙和磷，并且使进入体内的钙和磷沉积到骨骼中，使骨骼变得强壮。维生素D还可以在血液中缺少钙时，将骨骼中的钙释放出来。

维生素D缺乏会导致食物中的钙和磷吸收不良，从而使血液中的钙和磷减少，同时，沉积到骨骼中的钙、磷也减少。没有足够的钙和磷去建造骨骼，骨骼就会变软，一受压就容易变形，发生骨骼畸形。

在佝偻病的早期，宝宝仅表现为烦躁，特别容易受惊吓，出汗多，睡觉时常摇头擦枕，枕后头发脱落，形成“枕秃”（但枕秃不代表维生素D缺乏）。骨骼畸形早期表现为颅骨变软、变形，呈“方颅”或者其他形状。佝偻病再发展，肋骨会

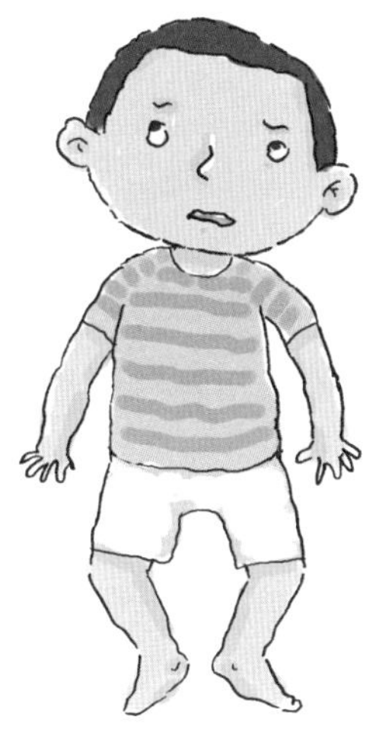
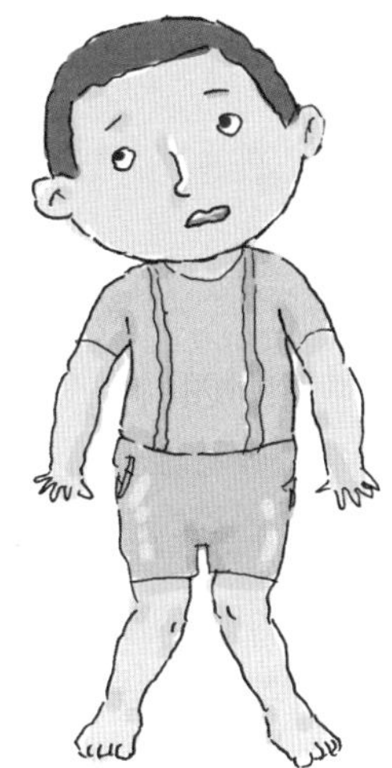

佝偻病的几种畸形

变形造成胸廓畸形，出现“漏斗胸”“鸡胸”。由于肌肉软弱，腹部膨隆，当宝宝站立时，下肢长骨受力容易变弯，形成“X”形腿或“O”形腿，发生严重的下肢畸形，甚至留下后遗症。佝偻病最严重时，还可出现脊柱畸形。

我国佝偻病的患病率已经明显下降。

另外，造成维生素D缺乏的其他可能原因还有：孕期和哺乳期母亲营养不良；早产儿钙储存少，还有些地方的宝宝乳类食品长期摄入不足，造成钙质摄取不足；在6个月后没有及时引入其他食物；宝宝生长发育过快而营养供给没有跟上；慢性肠炎、贫血等疾病影响了维生素D的吸收等。

怎样预防佝偻病

一是多晒太阳。多晒太阳能够预防和治疗佝偻病。多晒太阳并不是指多在阳光下直晒，而是指经常进行户外活动。宝宝长期待在屋里，户外活动少，没有接受足够的日光照射，皮肤不能产生足够的维生素D是维生素D缺乏的主要原因。

那么，晒太阳究竟有何好处呢？人的皮肤中有一种叫作7-脱氢胆固醇的物质，经太阳光中的紫外线照射后，可转变为维生素D3，这是人体维生素D的主要来源。经常户外活动，晒晒太阳，宝宝就不容易罹患佝偻病了。

怎样晒太阳呢？在春季、夏季和秋季，早上8~10点钟，可将宝宝抱到户外直接接受阳光照射，因为这个时段的阳光比较温和。夏季，正午阳光过于强烈，不要让宝宝直接晒太阳，打开窗户，或抱着宝宝坐在树荫下、屋檐下，也可以获得较多的紫外线。玻璃会挡住阳光中的大部分紫外线，在室内隔着玻璃晒太阳基本没有用。冬天，阳光中的紫外线比较少，加上户外很冷，穿衣多，皮肤暴露少，户外活动减少，宝宝更容易缺钙。因此在冬季晴天的时候，应尽量让宝宝接受阳光中的紫外线照射。

二是服用鱼肝油。鱼肝油是什么？为什么要给宝宝服用？鱼肝油中含丰富的维生素D，也含有一定量的维生素A。在冬季或日照不足的地区，生长发育快的宝宝很难自己合成足够的维生素D，故应该补充。在市面上的鱼肝油药品中，维生素D和维生素A的浓度已经被量化，比例也合适。可供宝宝服用的鱼肝油已往是维生素D滴剂或维生素AD滴丸，滴丸每粒中含有400~500国际单位的维生素D。早产儿出生后即应开始每天补充维生素D 800国际单位，3个月后改为每天400国际单位，一直补充到2岁。足月儿在出生2周后开始每天补充维生素D 400国际单位直至2岁。先试着加一滴在宝宝口中，持续三天后宝宝没有出现腹泻等异常情况就可以增加至两滴。如此类推，在1周后就可以将整粒的滴剂挤入宝宝口中。如果添加后宝宝出现稀便甚至轻微腹泻，不要停用，细心观察，直至大便正常后再加量。

需要给宝宝补充钙剂吗

是否需要给宝宝补充钙剂呢？

大量的商业广告强调宝宝应该补充钙剂，让骨骼更强壮。很多爸爸妈妈要求医生给宝宝开补钙的药。那么，什么情况下才能给宝宝补充钙剂呢？

婴儿期宝宝每天的饮食中应含有300~400毫克钙。如果宝宝是母乳喂养，在6个月以前不需要补充任何钙剂（每100毫升母乳约含有35毫克钙）。6个月后，宝宝自身对钙的需求量增加，一方面继续母乳喂养，一方面按时添加各种辅食，从辅食中获得钙的补充。如果母乳不足，可选择强化了钙，而且钙、磷比例合适的配方乳（2：1），让宝宝持续得到较多的钙质。同时，按时添加辅食，饮食的多样化可以满足宝宝对钙的需求。

如果6个月后持续母乳喂养，在引入其他食物的同时可计算每日乳量，钙元素不足时可考虑添加钙剂。对于配方乳喂养宝宝，应计算从配方乳中已经获得的钙量。

如果宝宝一直就是配方乳喂养，可以根据宝宝的配方乳饮入量计算每日饮食中所含的钙质。宝宝4个月以后随着食物多样化，钙质一般是足够的。但如果宝宝进食配方乳量不够，每日从饮食中获得的钙质不足200毫克，可以适当补充钙剂。钙剂的补充需要在儿童保健医生的指导下根据宝宝不同的月龄来选择。

功能性便秘

婴儿期便秘比较常见，但多为功能性便秘。便秘指大便干硬，排便困难，解便间隔时间长，严重时可以几天不解大便。功能性便秘产生的原因复杂，多由结肠吸收水分、电解质增多引起，也与排便训练有关，一般只发生在配方乳或其他乳类喂养而非母乳喂养的宝宝身上，但少数母乳喂养宝宝也可发生功能性便秘。功能性便秘是婴幼儿功能性胃肠紊乱的一种表现。

便秘的常见原因

如果宝宝在排便时有过恐惧体验，如大便干结造成解便时肛门疼痛，有解便需求时就会有克制排便行为，导致大便潴留，结肠吸收更多的水分，使得大便干结。

食物转换时，即在开始引入其他食物时，大便形状也会发生改变。食物改变引起的急性便秘会让宝宝在排便时因粪便干结感到肛周疼痛。

宝宝没有养成良好的排便习惯以及妈妈乳量不足是另外两个引起便秘的常见原因。父母保证宝宝每日摄入足够的奶量，是宝宝养成良好的排便习惯的重要基础。

要诊断功能性便秘，必须注意排除由先天异常造成的便秘，如肛门裂、肛门狭窄、先天性巨结肠等，这些异常大多在新生儿期即可诊断。脊柱裂或肿瘤压迫马尾神经也可能引起便秘，应进行肛门指检、下部脊柱和会阴部检查，将其予以排除。这些都需要在医院得到确诊。

有的宝宝出生后即便秘，有的宝宝是因为有家族史，即便秘与遗传有一定相关性，主要是肠蠕动问题。还有的宝宝受到突然的刺激，或环境和生活习惯突然发生改变，也可发生短暂的便秘。

便秘的症状

解便困难，解便间隔时间长。常出现食欲不振、精神萎靡、肠道功能紊乱等。便秘最直接的严重后果是肛裂。肛裂后可出现便后滴鲜血，肛周疼痛。宝宝若便后疼痛，就更不愿意排便，从而加重便秘，形成恶性循环。便秘严重的宝宝还可能出现外痔。由于疼痛和难受，宝宝啼哭频繁，睡眠也受到影响。

便秘的治疗

在排除了器质性病变引起的便秘后，便秘的治疗也必须在医生的指导下进行。便秘要及时处理，不要等到便秘加重，造成不良后果后才去医院。软化大便的治疗持续时间比较长，需在医生的指导下进行。

首先，坚持母乳喂养是预防便秘的最有效的办法。

其次，父母要帮宝宝养成良好的排便习惯。

如果配方乳喂养的宝宝发生便秘，难以缓解，可以在医生指导下转为轻度水解蛋白配方乳喂养。有报告显示，此方法对婴幼儿期发生的便秘有较好的缓解作用。

对于6个月后的宝宝，添加富含维生素C的食物对缓解便秘有帮助。进食含有纤维的蔬菜瓜果，也可以缓解便秘。

吐奶

一般出生2周后，宝宝可能出现吐奶的现象。吐奶常常发生在吃完奶20分钟左右，也有一些宝宝吃奶后马上就吐出来。吃奶后马上吐出来的呕吐物呈牛奶状，吃完奶20分钟之后吐出来的呕吐物呈豆腐脑状，这是胃酸作用后的结果，说明吃进去的奶在胃里停留了一段时间。即使是完全健康的宝宝，胃肠蠕动活跃时，也容易吐奶。有时尽管父母想了很多的办法，吐奶也难以好转。吐奶也是婴幼儿胃肠功能紊乱的一种表现。

宝宝吐奶时，不必惊慌。一般而言，出生后第1~2个月是吐奶最严重的时期，到3个月时就开始减轻，4个月时基本停止。

宝宝吐奶的原因很多，可以从以下几个方面应对和预防。

喂奶方法不对或宝宝吃奶太急，宝宝可能同时“吃”进了空气。解决的办法是，吃完奶后把宝宝竖立起来，轻轻地拍背，拍打后宝宝会打嗝将空气排出，20分钟后再将宝宝平放。大部分宝宝通过简单的拍背就可以缓解吐奶的症状。

反流。如果宝宝吃得太急，或者有轻微肠道功能紊乱的问题，就可能出现反流现象。呕吐物除了有奶汁或豆腐脑样奶块，还可能混有草绿色的胆汁，或带有血丝，闻起来也比较臭。处理的办法是排除牛奶蛋白过敏后，喂奶后延长给宝宝拍背的时间。

幽门痉挛或幽门狭窄。有的宝宝拍背后缓解不明显，还是持续吐奶。只要吐奶不加重，可适当延长拍背时间。如果宝宝的吐奶有加重的情况，如以前每天吐1~2次，现在吐奶次数有所增加，甚至每次吃奶后都吐。此时需要观察宝宝吐出的奶，如果吐出的奶已经变成了豆腐脑样，但没有混杂草绿色的胆汁或血丝以及没有很臭的气味，同时，宝宝吐奶前后有痛苦表情或情绪不佳，就有必要去医院，诊断有无幽门痉挛。如果确诊为幽门痉挛，大部分宝宝经过一段时间后会缓解。但如果诊断是器质性幽门狭窄，就必须要按照医生的安排进行检查、手术或接受其他的治疗了。

在排除了器质性病变后，配方乳喂养的宝宝可以考虑换用轻度水解蛋白配方乳，其可以较为有效地缓解吐奶的症状。

消化不良

什么是消化不良？大多数人把宝宝的大便不好，或者打嗝有味道归入消化不良。对于母乳喂养的宝宝，父母可能会因为宝宝“消化不良”，比如大便不好反复去医院。为什么呢？因为母乳喂养的宝宝常常出现稀便，而且次数多。在大多数妈妈看来，宝宝摄入的是最理想的母乳中的营养成分，所以宝宝的大便也应该是理想的金黄色的、质地均匀的有形大便。当宝宝反复出现稀便的时候，妈妈就担心出现了消化不良，不断地去医院。这是一种固有的偏见。事实上，母乳喂养宝宝的大便颜色、种类非常多，不一定是黄色，而且常常混有发白的块状物或者是白色的粒状物，看上去不均匀，也不成形。不仅如此，大便有时还混有丝状的黏液。完全没有形状，看起来是蛋花汤样的“腹泻便”在母乳喂养的宝宝中也不少见。

母乳喂养的宝宝出生后2周左右每天2~3次大便，有的宝宝日后增加到每日7~8次。这是因为开始的时候母乳很少，后来母乳增多，宝宝吃的量也增多，排的大便的量也增多了。只要监测宝宝的体重就可以知道宝宝的进食量和排便量是否正常。

若父母带宝宝去医院，告诉医生说宝宝每天排便7~8次，而且混有黏液，大便不成形，而这个医生负责任，又有经验，善于观察，就会亲自看大便，并告知父母宝宝的大便是正常的母乳喂养大便。此时，如果父母相信医生说的“这不是病，是正常大便”的结论，问题就解决了。但有的父母不相信医生的话，仍然认为大便问题没有解决，反复看医生，直至有医生开了很多缓解消化不良的药给宝宝吃才肯罢休。结果是，“消化不良”的大便并没有得到改变。如果父母运气不佳，第一次看病就遇到一个临床经验不足的儿科医生，他可能只听母亲叙述，认为不能排除消化不良，给宝宝开很多缓解消化不良的药。

不管是母乳喂养的宝宝还是配方乳喂养的宝宝，喂养好不好都可以通过监测体重、宝宝的情绪和精神状态来判断。如果宝宝体重增加，情绪很好，定期检查显示很健康，就不用担心宝宝的大便的次数了。

腹胀

宝宝有时会出现腹胀的情况。单纯性腹胀主要与进食不当、便秘、消化不良等因素有关。如果宝宝腹胀严重，又伴有相应的其他症状，如精神不佳、稀便、呕吐等，就需要排除肠梗阻和肠道感染相关的病症的影响。一般性的腹胀，在宝宝解大便或放屁后即可缓解，而对于疾病导致的腹胀，需针对原发病进行处理。

宝宝发生腹胀时，应注意宝宝是否伴有其他表现，如发热、腹泻、精神萎靡或哭闹不止。如果腹胀加重，不要随意用药，应及时去医院就诊。

腹泻

腹泻就是我们常说的拉肚子，感染引起的急性腹泻，又叫急性肠炎。腹泻是婴儿期最常见的疾病，关键在于预防。

根据统计数据，每个宝宝在婴儿期平均将发生2~3次腹泻，可见腹泻发生很频繁。导致腹泻的原因有很多：

喂养不当，如喂养过多或添加食物种类和方法不当；

进食了被污染的食物，如配方乳过期变质或添加的食物受到污染；

在腹泻流行季节受到传染，如秋冬季时易发生轮状病毒性肠炎，夏季容易发生大肠杆菌性肠炎等。

不同原因导致的腹泻的处理方法是不一样的。如果是细菌感染导致的腹泻，宝宝常常伴有发热、脸色不好等症状。对于腹泻的宝宝，尤其是腹泻次数多、便量大、便中水分多、便中带血或有黏液，或者是伴有尿量减少的，要赶紧去医院就诊。

腹泻时最严重的并发症是脱水和电解质失衡，这是腹泻丢失大量水分造成的。电解质失衡还与感染的类型有关。

如果家里备有口服补液盐，无论什么性质的腹泻，都可以先按照补液盐的配方兑成水溶液给宝宝少量口服。口服补液盐的配方是世界卫生组织统一的，也是非处方药，在一般药店就能买到。要避免让宝宝喝得太快或太多导致呕吐，预防宝宝发生脱水。找到腹泻的原因后，按照医嘱给宝宝吃药或治疗。

发热

宝宝在整个婴儿期，总会有发热的情况。发热的原因很多，可能是感冒，也可能是腹泻的先兆，还可能是其他疾病的前期症状。但大多数婴儿期宝宝的发热，是上呼吸道感染导致的。

普通轻–中度发热

现在大多家庭测体温都是用电子体温计测腋窝下温度，这与水银体温计测得的结果基本是一样的。一般说来，宝宝的体温在37℃~38℃时属于轻度发热。如果宝宝伴有咳嗽或者流鼻涕等症状，可以按照上呼吸道感染进行处理，不需要使用抗生素。体温在38℃~38.5℃属于中度发热，可以与轻度发热做同样的处理和观察。

在咨询医生后，家庭处理包括以下方面：

持续监测体温：如果体温不再升高，可以继续观察，不需要去医院。

多给宝宝喝水，也可以给宝宝洗温水澡。洗澡不是为了降温，而是让宝宝感到舒适，也有临时散热的作用。

口服退热药（具体方法见下面急性发热）。

如果持续发热超过24小时，需及时送医。

急性发热

急性发热指发热时间在7天以内，肛温大于或等于38℃的发热，临床工作中通常将肛温大于或等于38℃或腋温大于或等于37.5℃时的身体状况定义为发热。

对于因发热出现不舒适和情绪低落的宝宝，推荐口服对乙酰氨基酚，剂量为每次每千克体重15毫克，两次用药的最短间隔时间为6小时。对于6个月以上的宝宝，推荐使用对乙酰氨基酚或布洛芬，布洛芬的剂量为每次每千克体重10毫克，两次用药的最短间隔时间为6~8小时。布洛芬与对乙酰氨基酚的退热效果和安全性相似。不建议对乙酰氨基酚与布洛芬同时使用，也不推荐交替使用。

对乙酰氨基酚一般在非处方药店（OTC药店）可以购买到。

虽然在对乙酰氨基酚退热的基础上配合温水擦浴短时间内退热效果更好些，但会明显增加宝宝的不适感，不推荐使用温水擦浴退热，更不推荐用冰水或酒精擦浴的方法退热。但对于喜欢泡水的宝宝，可以温水泡澡。

热性惊厥

惊厥是婴儿期最常见的神经系统症状，表现为一过性的意识丧失，全身或者局部肌肉突然发生痉挛与松弛交替，或者强直性收缩。局部常常表现在面部（眼睑和口唇常见，双眼球凝视、发直或上翻）、拇指（抽搐）。发作时，宝宝口吐白沫，喉头痰响，甚至窒息。

如果在高热时发生惊厥，就叫热性惊厥。热性惊厥大多数是由上呼吸道感染引起的，特点是：高热时发作，体温超过38.5℃；发作突然；持续时间短，一般1~2分钟，但长的可持续15分钟；一般为全身性抽搐；意识丧失，但抽搐停止意识即清醒。

热性惊厥不伴有其他神经系统症状，也不影响智力。有大约20%发生热性惊厥的宝宝可能有家族史；大多数（90%以上）发生热性惊厥的宝宝仅发作1~2次后就不再发作。

有热性惊厥家族史的宝宝一旦发热，要尽快控制体温，家里应常备退热药。如果反复发作，则应该在医生的指导下服药控制发热和惊厥。如果多次发作，尤其是第一次发作的月龄在6个月以内，父母要高度重视，因为热性惊厥容易发展为复杂性热性惊厥，从而使惊厥发展为癫痫的风险升高。

惊厥一定要在医生的指导下处理。但如果在家里突然发生，首先要防止窒息。可将宝宝头偏向一边，防止呕吐物进入呼吸道，不要试图刺激其清醒。待抽搐自然停止，马上去医院。

咳嗽

此处我们讨论的是单纯咳嗽，不是伴有发热的咳嗽。

婴儿期的宝宝在轻微受凉或者咽部受到刺激时，就可能出现咳嗽。宝宝出现轻微的咳嗽时不必用药，父母也不必紧张，但要观察。

观察的要点有：咳嗽是否伴有发热，如果伴有发热，应咨询医生；咳嗽是连续性的，还是阵发性的；咳嗽时是否有痰响；咳嗽时是否呼吸急促或喉头发出声响或哮鸣音；咳嗽是否伴有皮疹、眼结膜红、打喷嚏等症状。

如果咳嗽的同时伴有以上某一种症状，就需要就医。

鼻塞

好多年轻的妈妈都有一种体会，小宝宝特别容易发生鼻塞。鼻塞都是感冒引起的吗？当然不一定。为什么宝宝容易鼻塞？

婴儿期的宝宝鼻骨尚未发育完善，鼻骨比较扁平，鼻道弯曲明显且狭窄，一有鼻涕或鼻屎，就很容易堵塞鼻腔，所以，鼻塞不一定是感冒引起的。

应该如何帮助宝宝缓解鼻塞呢？经常给宝宝洗澡是处理鼻塞的一种好方法，洗澡可以促进全身血液循环。另外，在寒冷季节，室内温度应保持在15℃~16℃，湿度保持在50%~60%。发现宝宝有鼻屎时要及时用棉签蘸水后轻轻取出。如果鼻塞较轻，不影响宝宝睡眠和吃奶，则不必紧张，切不可滥用滴鼻剂。有些宝宝因长期使用麻黄素等药滴鼻，结果产生依赖，并导致鼻腔缺血等后遗症。如果鼻塞比较严重，适当用一点抗过敏药有时可收到较好的效果。但这个因人而异，而且药物须在医生的指导下使用。

宝宝的鼻黏膜很柔嫩，血管丰富，在上呼吸道感染时充血肿胀明显，可引起鼻塞，这时候要找医生咨询如何缓解症状。

从感冒到肺炎

假如宝宝不慎受凉，出现了感冒症状，应该怎么办呢？

首先，细心观察。若宝宝鼻塞、流清涕、打喷嚏，或伴有低热，吃奶和精神状态稍微差一些，那么，宝宝多半是感冒了。感冒又称上呼吸道感染，简称上感。大多数上感源于病毒感染，少数可能是由于细菌侵犯了宝宝的鼻、鼻窦、咽部或喉部，导致这些部分发炎、肿胀，从而出现以上症状。

宝宝感冒后，需控制体温，多休息，保持环境安静和清洁。可在医生的指导下适当用一点缓解感冒症状的药物。

人体的气管、支气管就像倒着的树枝，主干是气管，上接喉部，下连肺左右两侧支气管，支气管则连接着小支气管，再往下是毛细支气管和肺泡。宝宝的抵抗力弱，当上呼吸道感染没有被限制在局部，而是往下蔓延发展时，就会侵犯到气管和支气管，发生支气管炎；再往下蔓延，就可能侵犯到肺部的更小的小支气管和毛细支气管，一直到肺泡，引起毛细支气管炎或肺炎。因此，在宝宝感冒的时候，父母要重视，除了对症治疗，更要让宝宝好好休息，多喝水。如果宝宝出现明显的精神差，嘴唇发紫，脸色发青的症状，或出现38℃以上的发热，或两个小鼻孔像扇子一样动，呼呼喘气，或者有呛奶、呕吐、烦

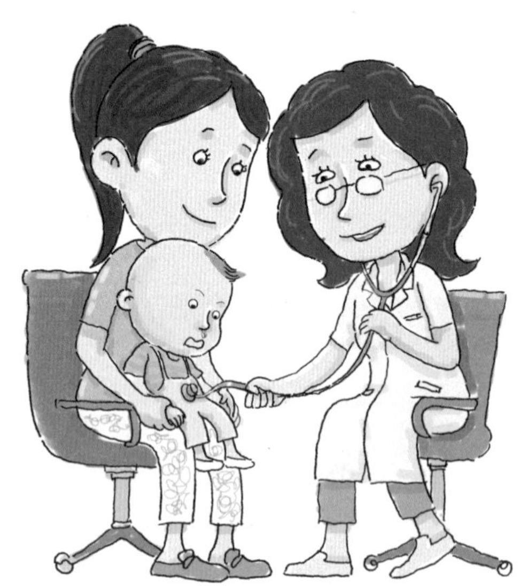

感冒的宝宝看医生

闹、不思饮食、小便少等症状，就可能是肺炎早期，应该立即带宝宝去医院就诊，及时诊断和治疗。有些宝宝的肺炎进展很快，尤其是小于6个月的宝宝，更需要父母提高警惕，细心观察，发现问题及早就医。

“灌耳心”

“灌耳心”，在医学上称作“中耳炎”，是婴儿期常见的一种耳病。宝宝患“灌耳心”时，可以出现高热、哭闹不安、难以入睡、拒食、呕吐、耳内流水或流脓等症状。如果延误治疗，还可能引起耳源性脑膜炎、脑脓肿、败血症，甚至耳聋。

为何婴儿期的宝宝容易患“灌耳心”呢?

人的五官七窍都是相通的。耳朵通过一根扁平的细小管道——咽鼓管和鼻子后部相通。婴儿期宝宝的咽鼓管与成人的相比，短且粗，近似水平位，且管口平时是张开的。所以，一旦发生上呼吸道感染，鼻腔、咽部、扁桃体的炎症就容易蔓延至中耳腔，引发“灌耳心”。此外，喂奶时横抱宝宝，喂奶过急，宝宝平卧或侧卧吸吮奶瓶，也可能导致奶汁或呕吐物流入耳内。

因此，平时要注意预防：吃奶后，将宝宝竖起来抱，轻轻拍背，20分钟后再放在床上；喂奶时，让宝宝头部稍高一些；不要让宝宝躺在床上喝奶或喝水；积极增强宝宝的抵抗力，预防感冒，降低“灌耳心”的发病率。如果宝宝还是有灌耳心的症状，应该去医院诊治。

哭闹

婴儿期宝宝哭闹的原因很多，常见的原因包括尿布湿了、饿了、困了、吓着了。但宝宝哭闹也有可能在提醒父母有一些异常的情况出现，尤其是那些平时不太哭闹的宝宝。常见的异常情况有如下几种。

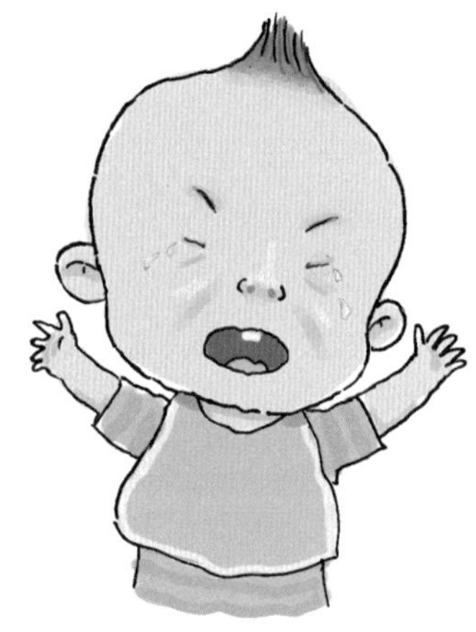
哭闹不止的宝宝

"缺钙"：一般人所说的"缺钙"，在医学上指的是血清中游离钙离子浓度不够。宝宝"缺钙"后常常出现肌肉的"惊跳"，一般只在3个月内的小宝宝身上发生。如宝宝在睡眠中突然双手一张、两腿一抬，就惊醒了，并出现哭闹。此时，要检查原因，进食奶量是否够、维生素D是否添加、有没有每天定时进行户外活动和晒太阳。遇到这种情况，在进行定期儿童保健的时候，要向保健医生说明情况，并得到他们的指导。

腹痛：4~5个月小婴儿有时会出现肠道短时间的痉挛，痉挛时产生腹痛。但短暂的肠道痉挛一般很快就消失，不超过1小时。如果肠道痉挛每天出现超过3小时以上，每周持续3天甚至超过3天，连续发生至少3周，则临床上诊断为婴儿肠绞痛，这是婴幼儿胃肠功能紊乱的一种表现。注意，发生婴儿肠绞痛的常常是健康婴儿。肠绞痛通常于宝宝出生2周后发作，6~7周时达到发作高峰，3~4月内绞痛消失。很多宝宝晚上哭闹就是这个原因。如果腹痛持续，宝宝哭闹不止，就需要到医院看病，排除一些可能的疾病。6个月以上的宝宝还要排除肠套叠。

如果确诊为婴幼儿胃肠功能紊乱导致的肠绞痛，配方乳喂养的宝宝可改用轻度水解蛋白配方乳，这可在一定程度上缓解症状。

其他情况：口腔内的问题，如口腔溃疡；洗澡或者其他时候弄伤了宝宝的手臂或皮肤；皮肤溃烂，常常出现在没有经常洗澡或换尿布时不洗外阴的宝宝身上，发生的部位通常在大腿根部、腋窝和臀部肛门周围。如果宝宝哭闹的同时伴有发热，应该到医院就诊。

湿疹

婴儿湿疹是婴儿期最常见的皮肤问题。不同地区发生婴儿湿疹的比例是不一样的。婴儿期宝宝出现湿疹时，父母可以主要从两个方面考虑原因。

一是有无食物过敏。婴儿期宝宝最常见的蛋白过敏有三种：牛奶蛋白过敏、鸡蛋蛋白过敏和花生蛋白过敏。所以，如果是配方乳喂养的宝宝在一开始喂哺配方乳时就出现湿疹，要警惕。如果停用配方乳，湿疹很快消失，更说明是牛奶蛋白过敏。鸡蛋蛋白过敏和花生蛋白过敏的湿疹一定是发生在添加鸡蛋或花生以后，通常是在宝宝出生4~6个月后发生，很容易鉴别。食物过敏要在医生的指导下进行检查，确诊后在医生的指导下换成可以降低宝宝牛奶蛋白过敏概率的完全水解蛋白配方乳，过敏严重者可用氨基酸配方乳。

二是特发性婴儿湿疹。特发性婴儿湿疹有轻有重。严重的婴儿湿疹可以导致皮肤溃烂、有渗出液。如果是特发性婴儿湿疹，轻者可以不用任何药物，如果严重，必须要在医生的指导下用药。

一般说来，无论多么严重，只要确诊是特发性婴儿湿疹，预后都比较好。婴儿期后，湿疹会慢慢自然痊愈。我们要做的，就是保证湿疹部位不发生皮肤感染，不影响到宝宝的生长发育。对症治疗是唯一的方法，同时，在家里要为湿疹宝宝营造安静舒适的环境，给宝宝穿舒适柔软的内衣，用医生推荐的洗澡液给宝宝洗澡。如果需要外用药，要定时使用。

先天性髋关节脱臼

先天性髋关节脱臼是最常见的先天畸形。只要定期进行儿童保健，且儿童保健医生做到了每次都连续检查，就可以排除或及早发现先天性髋关节脱臼。

检查的方法不复杂，爸爸妈妈都可以做。将宝宝平放在有一定硬度的检查床或家里的床上，让宝宝的双腿弯曲，合拢，向上与躯干垂直（弯曲90°），然后缓慢将双腿向上、向外分开。婴儿期宝宝的双腿在弯曲的情况下基本可以放平，如果出

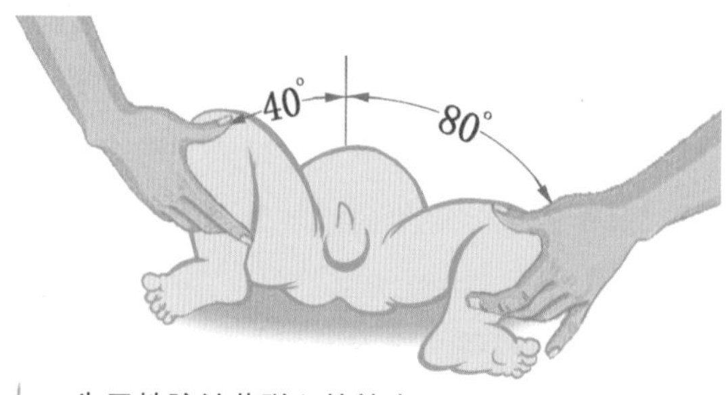

先天性髋关节脱臼的检查

现放不平或根本放不下去的情况，父母就要高度警惕了。再让宝宝翻身使其俯卧在床上，观察两侧大腿后部皮肤褶皱是否对称。如果有不对称的情况，同时髋关节不能放平，应该连续观察，必要时做X光片检查，尽早排除或确诊。

宝宝发生先天性髋关节脱臼后，可以通过矫正完全恢复正常，父母不必过于担心。

先天性髋关节脱臼的检查——外展试验：屈膝关节、髋关节各90°，再向外展，下肢不能放平为阳性。临床实践证明，90%的患儿为阳性。

皮疹

皮疹的种类很多，是否有伴随症状直接关系到诊断的结果。

单纯皮疹：仅有皮疹，可能为斑疹，也可能为丘疹或两种皮疹同时存在。有时表现为大片的红斑，凸起或不凸起。这种情况多与过敏有关，如婴儿湿疹、食物过敏等。

皮疹伴发热：可能是某些疾病的前期症状，感染性疾病的可能性较大。可能发热在前，皮疹在后，也可能先有皮疹，后有发热。

出现以上两种情况时，按压皮疹部位，若皮疹颜色变浅，说明是充血性的，应该到医院请医生诊断后再用药。有些皮疹可能预示某种严重的疾病，如风疹、猩红热等，需要住院治疗。

还有一种呈现红色或暗红色的“皮疹”，当用手按压时颜色不会变化，说明是出血性皮疹。宝宝出现这类皮疹时应该到医院就诊。

早期发现与发育相关的异常

孤独症系谱障碍

孤独症系谱障碍（Autism Spectrum Disorder，ASD，后文简称“孤独症”）是许多年轻父母都已经知晓的一种疾病。

什么是孤独症

20世纪中期报道孤独症为罕见病。近年来的流行病学调查数据显示，全球范围内孤独症患病率均有上升趋势。2011年，英国报告的孤独症患病率为1.6%，韩国7~12岁儿童孤独症的患病率为2.6%；2012年，美国疾病预防控制中心（CDC）报告，美国14个孤独症检测点中8岁儿童孤独症的患病率为1.1%，其中男女比例为4：1。我国对0~6岁残疾儿童的抽样调查显示，孤独症在儿童致残原因中占据首位。汇总2000年以来国内各省市的流行病学调查结果可知，孤独症患病率基本处于0.1%~0.3%之间，也呈上升趋势。

研究已经表明，孤独症与遗传有关，但遗传的方式仍然不清楚。有85%的孤独症患者找不到任何基因异常。环境因素对孤独症发病的作用也不容忽视。

如何确定孩子是否患有孤独症

最新的研究成果表明，患孤独症的儿童存在神经系统的异常，可以通过影像学在早期进行准确的诊断。

目前各国学者比较一致的建议是，如果在一定的月龄或者年龄出现相应的表现，就应该重视，进行早期排查。因为早期干预直接影响预后，越早干预，预后越好。

美国儿科学会的建议是：如果宝宝在以下年龄段不能完成如下的相应活动，就需要就医。

12个月时：当父母指着一样东西说“看”时，宝宝立即转头注视；听见说“再见”时，立即举起手挥动；可以说“爸爸”“妈妈”或者至少一个单词。

18个月时：可以指出他喜欢或者感兴趣的东西；能够正确说出10个以上的单词；能够玩模仿游戏，如给布娃娃喂食。

24个月时：能够正确指出身体的几个部分（鼻子、嘴巴、耳朵、眼睛、手、脚等）；指出物品名称和图片里人或物的名称；模仿其他人的行为，尤其是大人和比自己大的儿童的行为；至少可以说50个单词，能够说两个词组成的一个短语。

36个月时：喜欢与其他孩子一块玩耍，并模仿他们；能够说含3个单词以上的句子，并能够使用代词，如你、我、他，我的、他的、你的；在模仿和化妆游戏中与玩具或者是人偶说话。

48个月时：能够说出朋友的名字；可以回答“为什么”“什么时候”“谁”“在哪里”这一类的问题；可以用5~6个词语组成的句子进行清楚的对话。

中国专家组提出的需要引起重视的孤独症早期表现有：

6个月后：不能被逗乐（表现为大声笑），眼睛很少注视人；

10个月左右：对他人叫自己名字没反应，听力正常；

12个月：对于语言指令没有反应，没有牙牙学语，没有动作、手势、语言，不能进行目光跟随，对于动作模仿不感兴趣；

16个月：不说任何词汇，对语言反应少，不理睬别人；

18个月：不能用手指物或用眼睛追随他人手指指向，没有显示参照与给予行为；

24个月：没有自发的双词短语；

任何年龄阶段出现的语言功能倒退或社交技能倒退。

以上是美国和我国提出的可帮助判断宝宝是否患有孤独症的早期参照，也是初筛的一个重要组成部分。爸爸妈妈可以对宝宝进行观察，及时与医生交流。

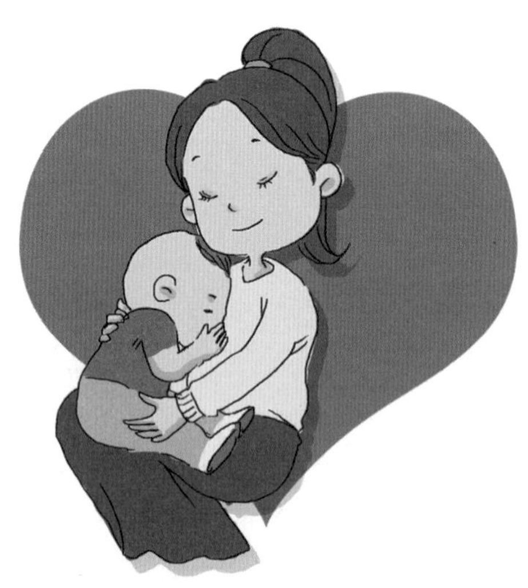

孤独症宝宝需要爱的照护

脑性瘫痪

脑性瘫痪，又叫作“脑瘫”，医学上的定义是出生前、出生时或出生后一个月内由各种原因所致的非进行性的脑损伤，主要表现是中枢性运动障碍及姿势异常，是一组发育障碍综合征。脑瘫的运动障碍常常伴随感觉、感知、认知、沟通、行为障碍，部分合并癫痫和继发性肌肉骨骼障碍。脑瘫不包括那些进行性或退行性的神经肌肉疾病，比如某些遗传代谢性疾病、变性疾病等。就是说，脑瘫是非进行性的，经过康复治疗等干预，有可能得到恢复或部分恢复。

脑瘫发生的原因和临床分类都比较复杂。父母了解早期症状有助于早发现。

早期预警

美国儿科学会。

2个月以后的宝宝：平卧抱起来时，头后仰、颈无力；感觉宝宝比较僵硬或者感觉宝宝很软；将宝宝抱在怀里时，感觉宝宝的背和颈持续过度伸展，好像要从臂弯里逃出去；当抱起宝宝时，宝宝双腿僵硬、强直，形成交叉，如剪刀样。

10个月以后的宝宝：爬行时不对称，用一侧的手和脚带动另一侧；用臀部或者膝关节移动，而不是用四肢。

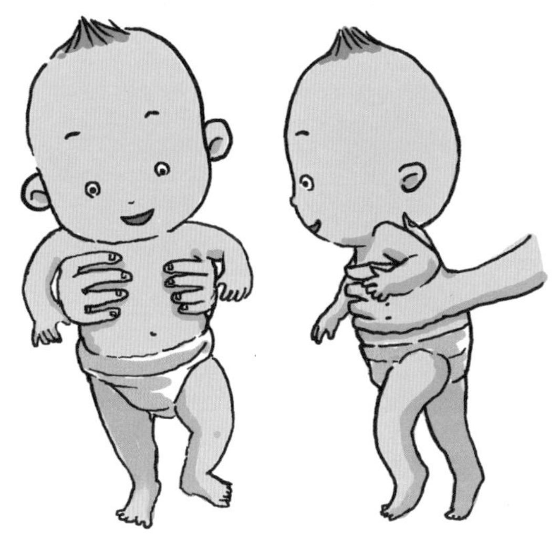

脑瘫孩子的检查

中国专家小组。

新生儿期：如果是孕龄小于30周出生的宝宝，建议在出生后7~14天做一次头颅超声检查，在出生后1~2个月内再复查一次。必要时，建议做头颅核磁共振，这对预测极低出生体重儿的运动发育很有帮助。如果超声检查发现持续性脑室扩张、囊性脑室周围软化，或者脑室内出血，必须高度重视，密切随访。

婴幼儿期（3岁前）：传统的神经学检查或者评估非常有用。如有异常，应在医生的指导下反复评估，早期确诊。

宝宝一旦被确诊为脑瘫，应尽早开始治疗和矫正。预后差别很大，与发生原因、严重程度和性质都有很大的关系。

先天异常

所有父母都担心宝宝会出现先天异常或畸形。体表看得见的畸形出生时就知道了，如唇裂、唇腭裂、四肢畸形、脊柱裂、尿道下裂，等等。

有些先天异常要经过一段时间，短则几天，长则几个月才能真正确诊。这些常见的先天异常或畸形包括先天性心脏病、唐氏综合征、脑积水、耳聋以及一些比较少见的遗传代谢性疾病。

按时进行儿童保健，能及时发现问题并可在医生的指导下积极处理。

听力障碍

听力障碍也是易发于新生儿的一个比较常见的问题。因为听不见，所以不能说话。很多听力有问题的宝宝都是因为说话延迟才被发现的。听力障碍不仅影响说话，还影响到神经发育，爸爸妈妈必须高度重视。

听力障碍在普通新生儿人群中的发生率大约为2‰，发病原因比较复杂。治疗这类疾病，早期发现是关键，发现后可以借助助听器或者耳蜗手术恢复或部分恢复听力，从而让宝宝像正常人一样生活。

怎样在早期发现听力障碍呢?

首先，宝宝出生后要进行新生儿听力筛查。我国大部分城市已经开展了筛查工作，但部分地区因为各种原因，还没有开展起来。

新生儿出生3~5天（住院期间）会做听力筛查。如果发现有问题，则需要在出生后第42天进行第2次筛查。

如果第42天复查时仍有问题，建议在出生后3月龄再次复查。

参加了新生儿筛查的宝宝，一旦发现有疑问，就要进行复查。有些参加了新生儿筛查的宝宝，因为症状比较轻，爸爸妈妈就没有及时复查，导致最后出现听力障碍。有一侧听力问题的宝宝也需要进行随访，排除一侧听力丧失发展为双侧听力丧失的可能。

对于没有参加新生儿听力筛查的宝宝，如果父母发现宝宝对声音反应迟钝或者没有反应，就需要到医院检查确定宝宝是否有听力问题，而不要等到宝宝不能说话时才发现和治疗。

所有有听力障碍的宝宝都要在专科医生的指导下进行治疗，以保证宝宝能够正常说话，保证神经系统的正常发育。

婴儿期常见的意外伤害与预防

意外伤害，已经成为我国各年龄段儿童死亡的主要原因。我国伤害死因主要是窒息，占婴儿死因的90%，其次是中毒、跌伤。溺水、溺粪是1~4岁儿童伤害的首要原因，其次是交通伤害。不同年龄段儿童的伤害不同，婴幼儿主要为跌（坠）落、烧（烫）伤或切割伤，学龄前儿童主要为碰撞、切割伤或跌（坠）落。随着年龄的增长以及活动范围的增加，跌（坠）落的比率逐渐降低，骑车、溜冰以及与体育活动有关的运动及机动车交通事故逐渐增多。

坠床或跌落

坠床通常发生在可以自由翻身、滚爬的大一些的宝宝身上。宝宝6个月以后，如果看护人不在旁边，最好把宝宝放在有床栏的小床上玩耍。

宝宝坠床后是否会造成跌伤，关键要看坠床的高度、地板的软硬度和宝宝坠落的姿势。如果床不高，地板上铺有地毯，宝宝又是身体落地，一般说来不会有问题。如果床比较高或床低但地板很硬，又或者床不高，有地毯，但宝宝头着地，这些情况就要引起重视了，应该送宝宝到当地医院进行检查，排除可能的损伤或在早期发现可能的损伤。

由于宝宝的身体比较软，坠床后发生损伤一般都是因为跌落时摔得较重。所以，父母一定要知道，只要宝宝可以翻身和滚爬，就需要预防坠床的发生。宝宝可以站立甚至可以行走后，更是要防止宝宝从高处跌下。要检查床栏是否牢固，高度是否合适，防止宝宝翻出床栏受伤。

呛食与误吸异物

宝宝误吸异物是十分严重的情况。无论吸入的是什么类型的异物、异物大或小，都必须立即送到医院就诊！如果宝宝误吸异物后出现呼吸困难，应立即呼叫120。

按照以下步骤判断和处理：

（1）宝宝是否吸入了异物？如果是，继续往下判断程度；如果不知道，立即寻找知道情况的人进行询问，包括成人和小孩（如果大一些的孩子与宝宝在一起，有可能给宝宝喂食固体食物或其他物品）。

（2）是否有呼吸困难？由于是异物吸入造成的呼吸困难，所以是突发性的呼吸困难。呼吸困难表现为深吸气，感觉宝宝吸气十分困难，同时出现面色发青、嘴唇发紫、烦躁等现象。误吸异物是一种突然发生的意外，如果不及时救治，很容易导致死亡。误吸后，首先要保持宝宝呼吸道通畅，让宝宝的头向后仰，除非到了必须做人工呼吸的紧急状态，不要向宝宝的气管内吹气，以免将异物吹到更深的气管，造成窒息。

（3）是否需要进行心肺复苏？如果宝宝出现心跳减慢或呼吸减慢甚至停止，必须立即进行心肺复苏。

（4）呼叫120。宝宝出现明显的呼吸困难时，要立即呼叫120开展急救，争分夺秒。

（5）徒手急救：适用于误吸异物而出现呼吸困难、窒息的情况。

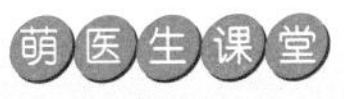

徒手急救

上腹部拍挤法（又称海姆立克急救法）：适用于1岁以上的宝宝。

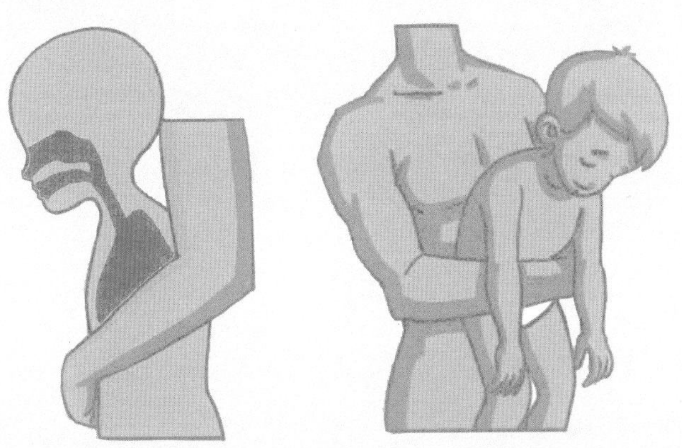

上腹部拍挤法（海姆立克急救法）

操作步骤：

（1）在孩子背后，双臂环抱其腰腹部，双手放于其肚脐和胸骨之间，一手握拳，另一手包住拳头；

（2）双臂用力收紧，快速向上向里按压；

（3）可反复5~10次，直到异物排出，气管阻塞解除。

注意事项：注意操作的力度，用力过猛或操作不当有导致宝宝腹腔和胸腔脏器损伤的风险。

拍背法：适用于1岁以下的宝宝。

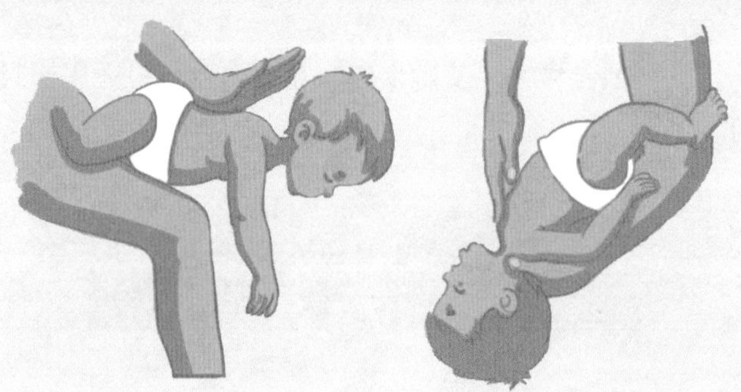

拍背法

操作步骤：

（1）抱起宝宝，将宝宝脸朝下，使其身体依靠在大人大腿和膝盖上；

（2）单手用力拍宝宝两肩胛骨之间5次；

（3）将婴儿翻正，在婴儿胸骨下半段，用食指和中指迅速按压5次；

（4）重复上述动作，直到异物排出。

注意事项：注意让宝宝头低于躯体，可重复多次。

一旦发生异物吸入，应迅速将宝宝送至有条件去除气管异物的医院。运送途中尽量减少各种刺激，避免宝宝哭闹、咳嗽，保持安静。

父母要准确地向医生描述意外发生的过程、宝宝情况变化的经过、吸入的异物情况，如果知道异物的大小就更好了。如果父母或与宝宝在一起的成人都不知道吸入的是什么异物，至少应知道有东西吸入；如果不知道是否有异物吸入，但宝宝是突然发生呼吸困难，仍然要按照异物吸入处理，立即送医院。吸入异物后，最好去三级以上的医院，这样可以得到更有效的救治，因为必要时需要进行气管异物取出术，这种手术只有三级以上的医院才能完成。

总结一下：

要强调预防重于治疗。督促宝宝吃东西时不要打闹、奔跑、嬉笑，不建议太小的孩子吃坚果、果冻等食物。

发生后尽快送医院。不要隐瞒病史，进食时候的呛咳史是上腹部拍挤非常重要的诊断线索。

上腹部拍挤法急救是有必要的，建议父母掌握。但很多家长都不太可能做得到，故在自救的同时要尽快送医院。

胸部CT检查。气道异物诊断中最易开展的项目是胸部CT检查，其基本上可以明确95%以上的病例。如果怀疑有异物吸入，应配合医生做CT检查。

尽早取出。气道异物的治疗以硬性支气管镜下异物取出为主，也有部分病例需要开胸取出异物。手术本身风险大，难度高，对麻醉要求也很高，能开展的医院并不多。在孩子情况允许的条件下尽量往高级别的医院（三级及以上）送，以免耽误时间。

交通事故

在预防交通事故方面，安全座椅对宝宝的保护作用是非常强大的。所以，请为宝宝选择适合的安全座椅，并安装在汽车座椅上。每次出行时，务必为宝宝系好安全带。

溺水

婴儿期的宝宝常常会在家里发生溺水。

使用与宝宝体形不相称的过大的浴盆或者浴缸容易带来这种危险。当宝宝正在洗澡时，照顾人（父母或其他人）因接电话、开门、取东西等，把宝宝单独留在浴盆或浴缸时，很容易发生意外。

预防的办法：选择小浴盆或浴缸而不是大浴盆或浴缸；在给宝宝洗澡时不要离开宝宝，必须要离开时，一定要先把宝宝抱出浴盆或浴缸，然后再去处理其他事情。

其他问题

囟门的学问

出生后的宝宝几块头骨相接的交角处有一个较大的间隙，医学上称为囟门。囟门又分前囟和后囟。大多数宝宝出生时，后囟或闭或微开，最晚于出生后2~4个月闭合。前囟，又叫脑眉心，呈菱形，宝宝刚出生时两对边中点的连线为2~2.5厘米，大多数宝宝的前囟于出生后12~18个月才闭合。前囟位于头部中央稍前方，此处无头骨，摸起来很柔软，所以不能用力按压。前囟还会不停地搏动，因而又称命门或跳门。

囟门可以局部反映宝宝的健康状况。在宝宝患有某些疾病的情况下，前囟还是观察疾病状态的窗口。比如，维生素A或维生素D中毒时，前囟会隆起；脑积水时，前囟变大且隆起，张力增大；颅内发生感染时，如患急性脑炎、脑膜炎等，前囟也会隆起，张力增大；患佝偻病的宝宝前囟大，不隆起，闭合延迟；患呆小病以及一些生长过

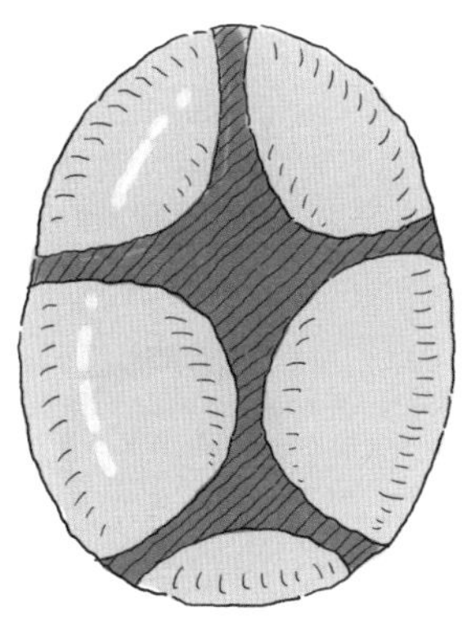

囟门

速的宝宝前囟的闭合也会延迟。

通常情况下，只要生长发育正常，前囟就会正常闭合。囟门虽小，却有着不少的学问在其中呢！

牙齿的学问

人类有乳牙和恒牙两副牙齿。婴儿期开始萌出的一套牙齿，我们称为乳牙。乳牙一共有20颗，一般在宝宝出生后6个月（平均为4~10个月）时开始萌出，最晚在宝宝24~30个月时出齐。

计算宝宝应该出了几颗牙齿有简单的方法。可以用宝宝的总月龄减去4或6。比如，宝宝12个月时的出牙数为12-4=8或12-6=6。就是说，宝宝在1岁时应该有6~8颗牙齿。也可以更精确些，用现在的月龄减去6，再加上1。比如，宝宝12个月时的出牙数为：12-6+1=7。这个数字是通过大样本人群调查获得的平均出牙数。出牙还有一定的顺序，最先萌出的是下中切牙，然后依次是上中切牙、上侧切牙、下侧切牙、下第一磨牙等。

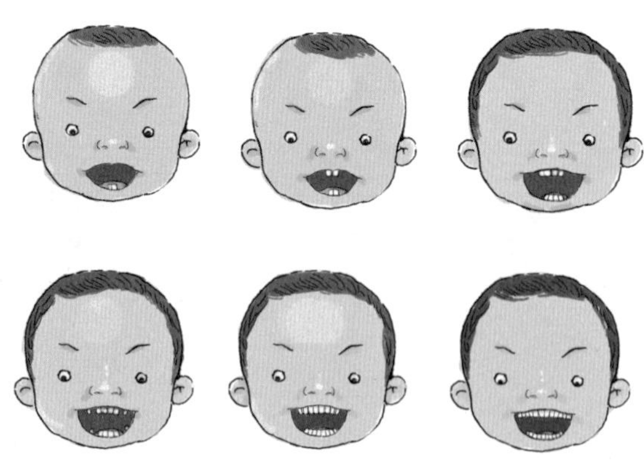

乳牙的萌出顺序

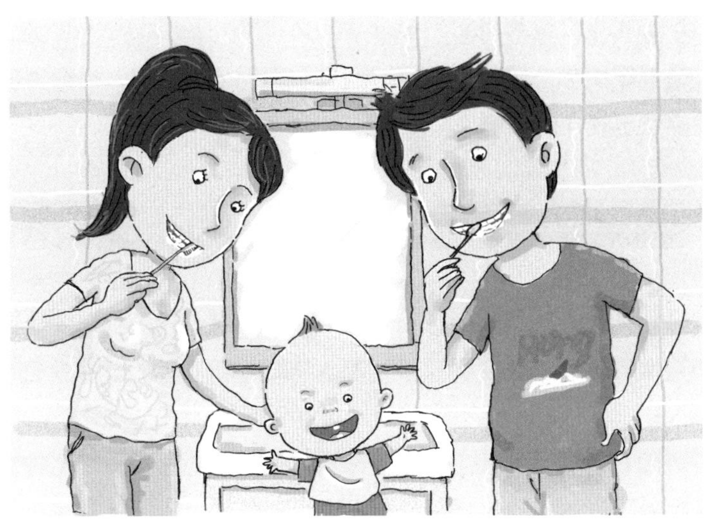

11个月的宝宝长了几颗牙了

出牙是一种生理现象，在出牙的过程中，宝宝可能有暂时的流涎、睡眠不好甚至低热等现象，这些不会影响到宝宝的生长发育，过段时间会自行好转，父母不用着急。在宝宝出牙期间，要保持宝宝口腔的卫生，让其多喝水、清洁口腔，有利于牙齿的生长。

蛋白质、钙、磷、氟、维生素C、维生素D等营养素以及甲状腺素与牙齿的正常发育有关。

在有些情况下，比如维生素D缺乏或者钙缺乏时，出牙可能延迟，且出牙顺序无规律，牙质也欠佳。如果宝宝出牙延迟，通常应该查找原因。出牙延迟有家族因素。因此，如果父母小时候出牙比较迟，宝宝出牙的时间可能也晚一些。如果宝宝出牙时间太晚，可以找儿童保健医生咨询和交流，以得到他们的具体指导。

如果宝宝牙齿发育明显异常，要排除外胚层发育不良，这种情况很少见。甲状腺功能减退也会影响牙齿发育，但会因其他症状出现在前而确诊。

婴儿期宝宝睡眠的学问

什么是睡眠？睡眠是一种生理行为过程，当人对外部环境和局部刺激的敏感性减弱时就进入睡眠状态，这是一种可逆状态。

睡眠使身心都处于自然的休息状态。与觉醒状态相比较，睡眠时，机体对外界环境的刺激敏感性降低，神经反射减弱，肌张力减低，体温下降，心跳减慢，整个新陈代谢速率都减慢，那些复杂的高级神经活动都会暂时停止。睡眠时间和节律是评判儿童神经心理行为发育水平的重要指标之一。

婴儿期的宝宝正处在快速生长发育的阶段。充足的睡眠有助于宝宝保持愉悦的心情和旺盛的食欲，是健康成长的前提。因此，培养宝宝良好的睡眠习惯很重要。

婴儿期宝宝的睡眠模式

我们常说的活动睡眠其实就是快速眼动睡眠，而安静睡眠又叫非快速眼动睡眠，后者又分为几个阶段，I阶段是浅睡眠，Ⅱ阶段是进入睡眠，Ⅲ阶段就是深睡眠了，而Ⅳ阶段则是最深睡眠。

新生儿期宝宝的睡眠模式由活动睡眠、安静睡眠和不定型睡眠组成。不定型睡眠是睡眠发育不完善的一种标志。正常新生儿期的宝宝，每日总睡眠时间是 16~20小时。

到了婴儿期，宝宝的睡眠模式不断调整，每个月都会出现变化。在1~2个月时，宝宝开始随着外界光线强度变化调整睡眠。有活动睡眠，占到50%，也有安静睡眠，占到50%。

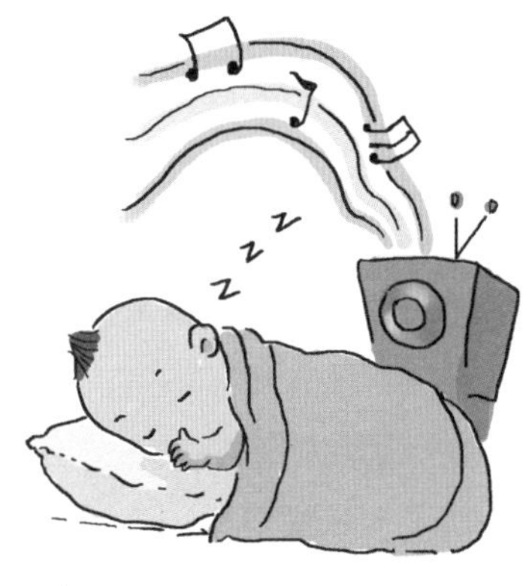

睡眠中的宝宝

婴儿期宝宝的睡眠规律

2~3个月是婴儿建立昼夜睡眠规律的关键时期，父母要提供安静的睡眠环境使宝宝能较好地建立昼夜睡眠时相。

从3个月开始，宝宝开始从活动睡眠时相入睡调整为从安静睡眠时相入睡，故3~6个月的宝宝开始出现深睡眠。6个月时宝宝总睡眠时间已经可以缩短至13~14小时。

9个月的宝宝，已经可连续睡眠6~8小时，而且宝宝的活动睡眠多在后半夜出现。这种睡眠模式一直延续到成年。

到了1岁时，日间可有1~2次的短时间睡眠（又叫小睡），平均每日睡眠时间为14~15小时。

父母了解这一规律后，可以帮助宝宝形成自己的昼夜睡眠规律，并学会如何安定入睡。这一个过程非常重要，学会如何通过再安定或自我安定进入深睡眠，非常有益于宝宝醒后自己再入睡。

夜醒是婴儿期宝宝睡眠发育过程中的正常现象，是宝宝自身的一种保护机制。在睡眠中，若出现温度不适、呼吸不畅、饥饿等危害宝宝健康的情况，活动睡眠对宝宝自身起到保护作用，宝宝会因此而惊醒。婴儿期的睡眠发育存在明显的个体差异，睡眠发育程度不同，夜醒的发生情况也不同。

有的宝宝要父母抱在怀里又拍又摇才能入睡，有的宝宝要含着妈妈的乳头或者奶嘴入睡，还有的宝宝要抱着一个枕头之类的东西才能入睡。父母为此大伤脑筋。

我们要遵循婴儿期宝宝睡眠规律，帮助宝宝在婴儿期建立起良好的睡眠时相。

对于初生的宝宝，要将其放在床上，让他自动入睡，而不要拍、摇、抱。枕头要舒适柔软，高矮得当；被褥要干净轻软，厚薄适宜；不要给宝宝穿过多的衣服睡觉；宝宝睡眠时保持环境安静，大人说话要轻声，动作要轻柔。如果宝宝不能自动入睡，可轻轻哼唱或播放催眠曲让宝宝产生睡意，帮助其入睡。有的宝宝特别容易惊醒，一有响动，小手就会突然抖动。这种情况如果反复发生，有可能是宝宝神经敏感，更需要保持安静的睡眠环境。一旦宝宝养成了良好的睡眠习惯，就不容易被惊醒了。

有些宝宝需要在父母的怀里入睡。宝宝在父母怀里睡着后，如果在浅睡眠时被放床上，常常容易惊醒。所以，要等宝宝睡得比较深时再将其放在床上，以免惊醒后又要重新开始入睡。但如果惊醒发生得过于频繁，提示需排除维生素D缺乏或钙缺乏，或其他问题，应到医院就诊。

如何避免夜间哺乳或喂奶意外的发生

下面给大家讲述一个真实的案例，类似的情况我们也时有耳闻。

在医院急诊室，家人向医生描述，宝宝的妈妈夜间给出生刚刚2个多月的宝宝哺乳时，因太困就睡着了。等到妈妈凌晨醒来的时候，发现宝宝不对劲，赶紧往医院送，但是到达医院后宝宝已经没了心跳和呼吸，诊断为窒息死亡。

宝宝在吃奶的过程中发生窒息，应该是由于口鼻受到了妈妈乳房的挤压，被被子盖住导致窒息的可能性不大，因为被子盖住面部，还是有空气可以进去，除非是很厚、很重的被子。

刚刚当上妈妈，真的是很辛苦，特别是在月子里，新手妈妈自己还没有恢复过来，每隔两三个小时又要给宝宝喂一次母乳，很容易犯困。在夜间喂哺母乳时，一般采用的是侧卧位，如果妈妈在哺乳过程中睡着了，乳房很容易压住宝宝的口鼻部位，而宝宝太小，还不会挣扎，所以容易造成窒息。宝宝一旦窒息，不容易被发现，从而酿成无法挽回的悲剧。要在哺乳过程中避免宝宝窒息，最关键的一点就是要及时发现，如果窒息的时间很短，没有超过4~5分钟，宝宝被抢救回来的可能性很大，如果时间过长，就回天乏术了。

那么，我们的新妈妈该怎么样在夜间给宝宝哺乳呢？

首先，不要让宝宝含着乳头睡觉。含着乳头既影响宝宝的睡眠，又容易让宝宝养成不好的睡眠和吃奶习惯，而且妈妈一旦睡熟，乳房容易压住孩子的鼻孔，造成窒息。

其次，一定记住“晚上哺乳，坐起来喂”和“夜间哺乳，醒着喂”这两句话。这样新妈妈就不容易睡着。虽然妈妈辛苦一点，但是能防止宝宝窒息的悲剧发生。如果妈妈不愿意坐起来喂奶，那就一定要保持清醒状态，待宝宝吃饱了，将其抱起来轻轻拍背后，再放到小床上。

一般说来，婴儿期的宝宝要等到4个月后才具备抬头躲避和用手推开母亲乳房或用身体动作将母亲惊醒的能力。因此，在宝宝4个月以前，妈妈一定不要侧卧喂奶，如果要侧卧喂奶，必须是醒着哺乳。

如果宝宝出事了，该怎样急救？

如果发现宝宝脸色青紫，或者张大嘴巴，却哭不出声音，就要考虑发生窒息的可能。父母要马上采取力所能及的急救措施：首先让孩子侧睡，然后用洗耳球帮助孩子吸出口腔内导致其窒息的奶水；如果没有洗耳球，可以用吸奶器的橡皮管；如果没有橡皮管，找一块干净的纱布，包在手指上，直接伸进宝宝的口腔内清理也是有效的；尽快刺激宝宝呕吐，使其恢复呼吸。

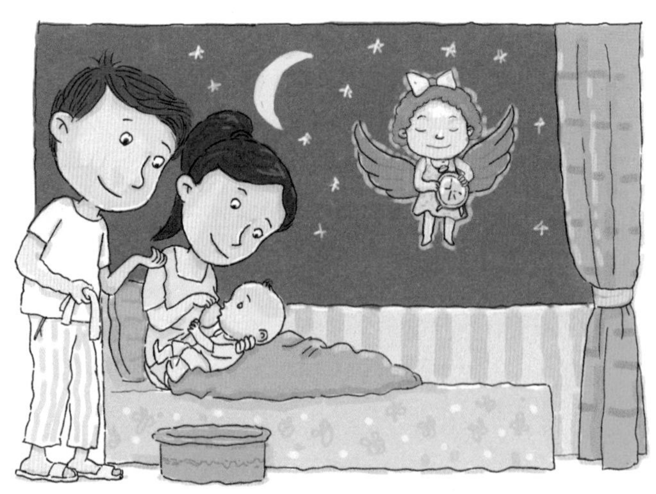

夜间喂奶防窒息

通过紧急处理后，宝宝如果能哭出声音，窒息的危险就解除了，之后再马上送到医院做进一步处理。

宝宝总是喜欢抱怎么办

有些婴儿期的宝宝总是喜欢大人抱，睡觉前要抱着才能睡着，甚至睡着了还要抱着才不会醒。这种情况的出现通常与父母的溺爱有关。

在新生儿期或者婴儿早期，宝宝可能会出现受到惊吓的表现，双手突然张开、抖动，有时双脚也会出现同样的动作，还会大声哭，这是因为肌肉惊跳，多发生在睡眠中，与此阶段宝宝的神经系统稳定性差以及可能的维生素D缺乏或者还伴有的钙缺乏有关。此时，很多父母为了让宝宝睡觉，不再受到惊吓，就抱着宝宝睡觉。宝宝被抱着时，双手被成人的手托住，肌肉的惊跳不易被感觉到，故可以进入睡眠。久而久之，宝宝就养成了需要被抱着睡觉的习惯，一旦被放在床上就开始哭，并表现出受到惊吓的样子。

如果宝宝有以上情况，要及时与儿童保健医生沟通。如果已经给宝宝添加维生素D制剂，则可以继续服用；如果尚未添加维生素D制剂，要及时添加。维生素D可以促进母乳或配方乳中的钙质吸收，缓解宝宝的症状。0~3个月的宝宝每天吸乳量达到600~750毫升、4~12个月的宝宝每天吸乳量达到800~1000毫升，钙的摄入量就是足够的，不需要补充钙剂。但如果宝宝惊跳明显、奶量摄入不足，可在医生的指导下适当补充钙剂。

但有时即使添加了维生素D和钙剂，仍然需要较长的时间才能让宝宝肌肉的惊跳停止。父母可以在宝宝睡觉时，用睡袋或睡衣将宝宝的身体适当固定，稍微限制其手脚的活动，这样可以明显地减轻肌肉惊跳对宝宝睡眠的影响。在宝宝睡眠时，父母还可以待在宝宝身边，在肌肉惊跳发生时及时将宝宝的双手和身体固定住。

父母不要随时将宝宝抱在手中，帮宝宝养成在床上睡觉的好习惯十分重要。父母需要付出耐心帮助宝宝好好睡觉。良好的睡眠对宝宝的体格和大脑发育很有帮助，也会给婴儿后期培养独立行动能力打下良好的基础。

宝宝不能抬头，不能坐，不能站立，不能走路怎么办

正常情况下，宝宝出生2个月就可以抬头了。让宝宝俯卧在床上，宝宝的头就可以抬起来，竖立抱的时候，宝宝的头也有力量。如果宝宝满3个月后仍然不能抬头，最好在儿童保健医生的指导下密切观察有无其他伴随的异常。

如果满7个月的宝宝仍然不能坐立，且感觉宝宝双下肢力量不够，就需要看儿童保健医生，排除相关的疾病，如脑瘫或者其他的神经肌肉系统疾病。

一般可以按时抬头、坐立的宝宝，到了10个月大时，就应该学会站立，到12～14个月时，一半以上的宝宝就可以扶着走路了，或者至少可以在父母的帮助下迈出人生的第一步。但有的宝宝在这个月龄时，仍然不能站立，或者站立十分困难。这个时候，父母就有些担心了。是什么原因使得宝宝不能站立或走路呢？

首先，我们需要看一下帮宝宝学会站立的过程是否恰当。

一开始，不能着急，要扶着宝宝站立，也许需要重复很多次。然后，感觉宝宝在扶着的情况下站立稳当了，将宝宝放在有扶手的地方，将宝宝的双手放在扶手上面，比如沙发、软凳子、学步车，慢慢消除宝宝对单独站立的恐惧。之后，将一根宝宝可以握住的小棒的一头给宝宝，另一头自己牵着，让宝宝有安全感。最后逐渐拿去宝宝身边的东西，这样宝宝一般就可以单独站立了。在这个基础上，父母可以先牵着宝宝走路，然后，放手让宝宝迈出人生独立行走的第一步。这是一个循序渐进的过程，有的宝宝适应得比较快，有的比较慢。有少数的宝宝可能要到15个月左右才能独立行走，都属于正常。

如果发现宝宝的确不能站立，或者站立后不能行走，就需要尽快就医，排除一些可能的问题，如脑瘫、髋关节发育不良或脱位。如果有问题或者诊断为某种疾病，要在医生的指导下进行治疗。

需要补充的营养素和微量元素

所有的宝宝都需要补充维生素AD滴剂吗

一般说来，出生后宝宝生长发育比较快，每千克体重需要的维生素D的量比较大，需要的钙质相对也比较多，而宝宝户外活动的时间很少，暴露到阳光下的皮肤面积不够，产生的维生素D是不够的。配方乳喂养的宝宝可以得到部分强化在配方乳中的维生素D，但还需要再额外补充一部分。母乳喂养的宝宝的维生素D主要靠添加维生素AD滴剂而获得。由于母乳中维生素A含量不足，而我国婴儿中亚临床型的维生素A缺乏还比较普遍，所以，维生素A和维生素D同时补充比较好。

维生素A与维生素D的比例为3：1比较好，这是我国营养学会的推荐比例。

配方乳喂养或母乳加配方乳喂养或转为配方乳喂养后，要注意配方乳中的维生素A的含量；添加辅食后，注意辅食中维生素A的含量。一粒维生素AD滴剂中维生素A含量在1500国际单位以内（中国营养学会发布的维生素A的UL，即每日总量为2333国际单位）。如果父母担心宝宝缺乏维生素D，可考虑给宝宝隔日一粒维生素AD滴剂，隔日一滴400国际单位D-drop维生素滴剂，或者单纯的维生素D滴剂。

不同的宝宝添加维生素D的时间和量是不一样的，正常的宝宝出生2周后就开始添加，每天需要400国际单位。如果每天一粒维生素AD滴剂，可以添加到2岁。

早产儿出生后就需要开始添加维生素D，一般建议每天添加800国际单位。如果用维生素AD滴剂，维生素A含量为3000国际单位，故在校正月龄3个月即改为维生素D 400国际单位，维生素A也相应下降到1500国际单位。但要注意，如果用早产儿过渡配方乳喂养，维生素A的量要计算。

部分宝宝添加维生素D后仍然有所谓“缺钙”的症状，如果每天喂哺奶的量是足够的，可以在儿童保健医生的指导下，进行相应的调整。

母乳喂养的宝宝由于母乳中的钙、磷比例适当，在补充了维生素D以后，钙质的吸收好，不容易出现钙缺乏。配方乳喂养的宝宝情况各有不同，主要与配方乳中钙、磷的比例有关。

下图是想告诉大家维生素D从哪里来，怎样在体内转化成有活性的维生素D。皮肤中有一种叫作7-脱氢胆固醇的物质，在紫外线的照射下可转化为没有活性的维生素D3。从食物中获得的植物源性维生素D2和动物源性维生素D3也均无生物活性，不能直接发挥生理作用。无论是通过阳光获得的维生素D，还是通过膳食获得的维生素D，都需要经过肝脏和肾脏两次羟化，分别生成具有活性的25-(OH)-D 和1,25-(OH)2-D，发挥生理作用，但前者生物活性弱，后者生物活性强，是主要的供机体利用的维生素D。

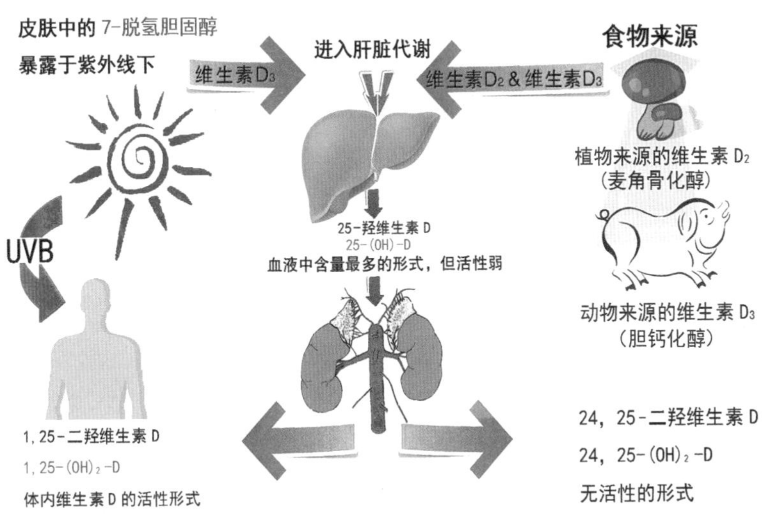

维生素D的来源与代谢

需不需要额外补充钙剂

大部分婴儿不需要额外补充钙剂。乳类和乳制品是宝宝钙质的来源，如果宝宝每天进食的母乳量足够，或进食的配方乳量充足，就不需要额外补充钙剂。

早产儿：可以根据具体情况，在小月龄阶段适当补充钙剂。其每日总钙量按照每千克体重70～100毫克计算。不足的部分，可以进行补充。早产儿补钙应该在儿童保健医生的指导下进行。

举例：某早产儿，出生后校正月龄3个月，体重5000克，母乳充足，按照每千克体重母乳150毫升计算，每天总摄入母乳150×5=750（毫升）。每100毫升母乳含钙量为35毫克，宝宝获得的总钙量为7.5×35=262.5（毫克）。按照每千克体重应该获得80毫克钙计算，应为80×5=400（毫克）。如果给予钙元素补充，应该补充钙400−262.5=137.5（毫克）。如果母亲乳量很充足，宝宝可以获得超过每千克体重150毫升的母乳。因此，钙元素的补充需要少于137.5毫克。

什么情况下需要补充铁剂

可参照本书第151页“铁缺乏与缺铁性贫血”部分。

一般说来，不是每一个宝宝都需要补充铁剂。如果出现了导致铁丢失增加或吸收降低的情况或疾病，或者检验结果已经表明铁元素储存耗竭，或宝宝已发生缺铁性贫血，可以在医生的指导下补充铁剂。补充铁剂的剂量很讲究，而且补充时间一般不超过1个月。父母监测血常规即可知道宝宝是否缺铁，不需要常规检测血清铁蛋白。但早产儿需要补充铁剂，具体补充方法请参照早产儿部分的介绍。

需要补充锌剂吗

需要根据宝宝的实际情况补充锌元素。如果宝宝经常腹泻，在腹泻期间和腹泻停止后2周内，需要补充锌剂。如果宝宝发生了营养不良的情况，也需要在治疗营养不良的同时补充锌剂。进食好、生长发育好的宝宝，是不需要额外补充锌剂的。

婴儿期预防接种

婴儿期的宝宝从出生后就要完成国家规定的疫苗注射，前文已经简单地介绍过宝宝在出生后第一个月内应注射的疫苗。在本部分，我们要对宝宝需要接种的疫苗进行详细的介绍。

什么是一类疫苗

一类疫苗，又叫计划免疫类疫苗，是保证宝宝不受传染病威胁的重要防线。一类疫苗是由国家出钱免费给宝宝注射的，每一个宝宝都必须按时注射。

在我国绝大多数地区，婴儿出生后，父母都会从医院获得一份“免疫预防接种证”，上面明确标出了各种需要注射的一类疫苗名称，以及何时适宜接种哪类疫苗。一般说来，接种证已经考虑到地域性差异，有些在本地区不存在的疾病，不会推荐当地儿童接种相应疫苗。

婴儿期需要接种的疫苗包括：结核疫苗（卡介苗）、脊灰疫苗、百白破（百日咳、白喉和破伤风）疫苗、麻疹疫苗、乙肝疫苗、脑膜炎球菌疫苗、流行性乙型脑炎疫苗、麻腮风疫苗、甲型病毒性肝炎疫苗等。

中国CDC公布的免疫规划疫苗免疫程序如下表。

国家免疫规划疫苗免疫程序

疫苗	接种对象月（年）龄	接种剂次	接种途径	接种剂量/剂次	备注
乙肝疫苗	0月龄、1月龄、6月龄	3次	肌肉注射	酵母苗5μg/0.5ml；CHO苗10μg/ml	出生后24小时内接种第1剂次，第1、2剂次间隔≥28天
卡介苗	出生时	1次	皮内注射	0.1ml	
脊灰疫苗	2月龄、3月龄、4月龄、4周岁	4次	口服	1粒	第1、2剂次，第2、3剂次间隔均≥28天
百白破疫苗	3月龄、4月龄、5月龄、18～24月龄	4次	肌肉注射	0.5ml	第1、2剂次，第2、3剂次间隔均≥28天
百白破疫苗	6周岁	1次	肌肉注射	0.5ml	
麻风疫苗（麻疹疫苗）	8月龄	1次	皮下注射	0.5ml	
麻腮风疫苗（麻腮疫苗、麻疹疫苗）	18～24月龄	1次	皮下注射	0.5ml	
乙脑减毒活疫苗	8月龄、2周岁	2次	皮下注射	0.5ml	
乙脑灭活疫苗	8月龄（2剂次）、2周岁、6周岁	4次	皮下注射	0.5ml	第1、2剂次间隔7～10天

续表

疫苗	接种对象月（年）龄	接种剂次	接种途径	接种剂量/剂次	备注
A群流脑疫苗	6～18月龄	2次	皮下注射	30μg/0.5ml	第1、2剂次间隔3个月
A+C流脑疫苗	3周岁、6周岁	2次	皮下注射	100μg/0.5ml	2剂次间隔≥3年；第1剂次与A群流脑疫苗第2剂次间隔≥12个月
甲肝减毒活疫苗	18月龄	1次	皮下注射	1ml	
甲肝灭活疫苗	18月龄、24～30月龄	2次	肌肉注射	0.5ml	2剂次间隔≥6个月

注：CHO疫苗用于新生儿母婴阻断的剂量为20μg/ml。

什么是二类疫苗

二类疫苗是指由公民自费并且自愿受种的其他疫苗，又称自费疫苗，包括水痘疫苗、流感嗜血杆菌疫苗、肺炎球菌疫苗、流感疫苗等。

目前，在我国，给儿童注射的二类疫苗中，风疹疫苗、水痘疫苗、肺炎球菌疫苗、B型嗜血流感疫苗等是接种率比较高的疫苗。

如果家庭经济状况允许，所在地区又属于肺炎发病率较高的地区，可以考虑注射肺炎球菌疫苗。在预测有流行性感冒发生时，可以接种流感疫苗。

二类疫苗接种的原则是：家庭能够负担得起费用；父母对二类疫苗的作用和不良反应很清楚；有防患于未然的愿望。另外，如果宝宝身体需要，可以考虑选择性地接种二类疫苗。很多二类疫苗既有进口的，也有国产的，打算给宝宝注射的父母可根据宝宝的需要和家庭的经济能力进行选择。

接种二类疫苗时，请父母注意以下几点。

接种时要注意不良反应。有些宝宝接种疫苗后可能会出现不良反应。因此，一类疫苗与二类疫苗的接种时间最好间隔两周以上，如果出现问题，可以分得清是哪类疫苗带来的问题。因为按照有关规定，若是一类疫苗出现问题，应由政府负责，若是二类疫苗的问题，则需要和厂家取得联系。

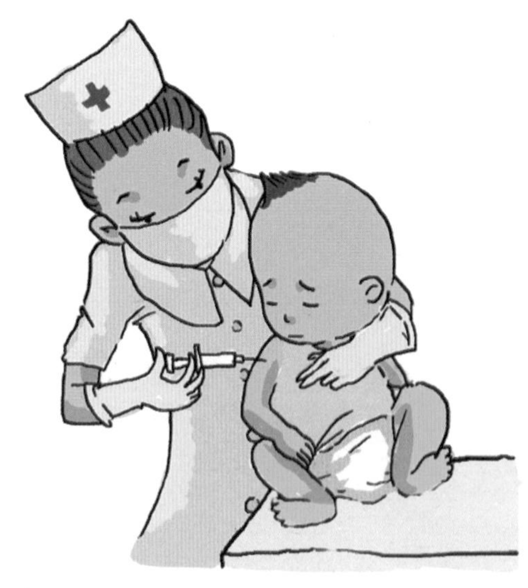

预防接种

有些情况在接种前需要得到医生的确认。如正在发烧、体温超过37.5℃的宝宝，应先查明发烧原因。发烧往往是感冒、腹泻、流感、麻疹、脑膜炎等感染性疾病的早期症状，此时接种疫苗会加重病情，使病情变得复杂，给医生诊断带来困难。

有严重器质性疾病，如患心脏病、肝病、肾病、结核病的宝宝如果要预防接种，要根据情况得到主治医师的指导。患有这些疾病的宝宝体质比较差，可能承受不住疫苗引起的轻度反应。同时，其身体器官不能承受额外的负担，接种后肝脏解毒、肾脏排泄的负荷都会增加，会影响患病器官的康复，还可能引起较重的不良反应。

有神经系统疾病的儿童，在接种百日咳疫苗、流脑疫苗、乙脑疫苗时，必须要在接种前进行评估，如有癫痫史、惊厥史的宝宝，接种这些疫苗要慎重。

有些宝宝患有肛门脓肿，不能接种脊灰疫苗。

第一次接种疫苗时，没有体检过的宝宝必须进行全面体检，合格后才可接种。新生儿出生后的7天之内，儿童保健医生要进行家访，一个月最少做两次体检，确保没有问题后，新生儿可在第一个月内开始接种疫苗。因此，孩子出生后，父母要及时到当地医院保健科进行登记，办理接种证和接种卡。

有些疫苗的接种要根据具体情况，至少在发病高峰来之前一个月接种。

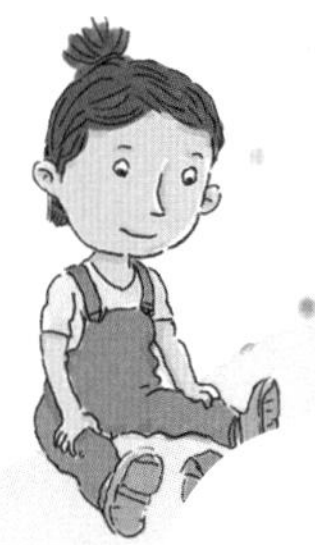

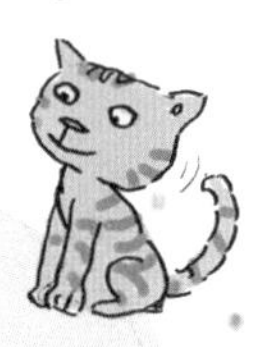

婴儿早期发展

—— 促进智能成长

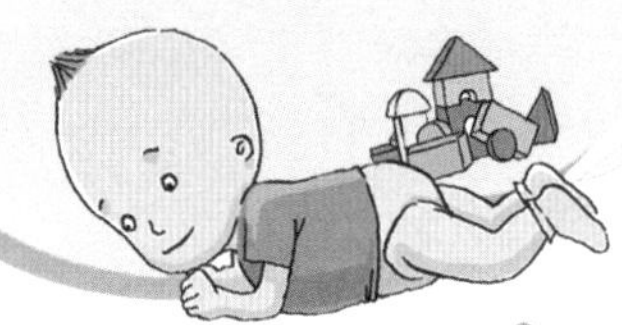

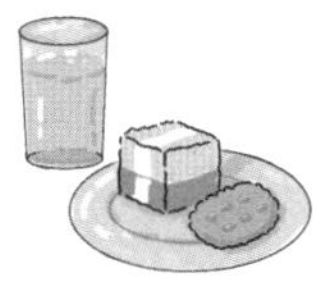

- 小婴儿也有社交?
- 各个月龄的重要发育里程碑事件是什么?
- 怎样锻炼宝宝的运动能力?
- 怎样提升宝宝的认知能力?
- 怎样促进宝宝的语言与交流能力发展?
- 怎样通过互动实现宝宝良好的情感与情绪发展?

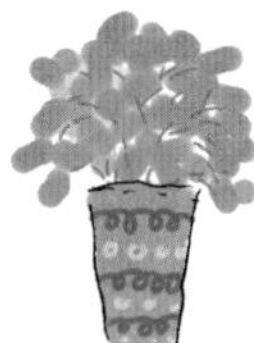

三岁看老。

释义：从孩子出生至3岁左右是初次养成各种习惯的时期，也是激发潜能、促进智能成长的关键时期。在此之前孩子犹如一张白纸。这个时期是学习、模仿能力最强的阶段，也是“思想”开始形成的初期。一旦养成什么习惯或形成某种性格倾向，以后将很难再改变。在0～3岁这一关键时期促进孩子养成各种好习惯、开启潜能并使之得到全面激发，孩子将终身受益。

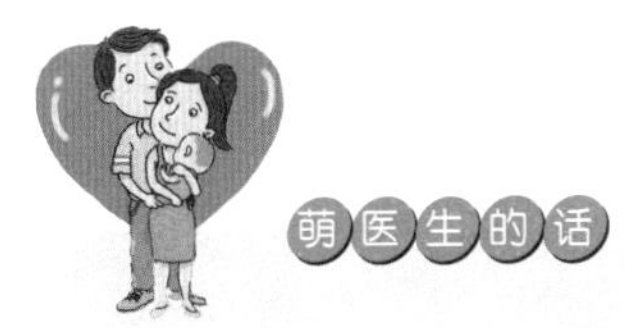

无论什么时候，当我们看着自己幼小的孩子时，心中总是充满对孩子未来的期待：我们特别期望自己的孩子不但健康，而且聪明，在未来能够超越我们，甚至实现我们没有实现的梦想。孩子成了我们生命和梦想的延续。

每一个孩子都是不一样的，无论是携带的遗传信息，还是智商、情商或者其他的商数。但有一个共同点，我们的孩子一出生就带着独特的天赋（遗传），如果这种天赋与后天良好的生存环境（环境）相互作用，就可以弹奏出美妙的人生二重奏——人与自然环境、生存环境的融洽和谐。无论孩子的天赋是什么，都可以让它发挥到极致。这就是激发潜能的意义。

激发潜能，就是促进智能成长，最核心的部分是让孩子拥有真正的童年——吃好，玩好，学好。吃好，吃是成长的基础，也是行为发育的重要组成部分；玩好，就是让孩子在自然天性的迸发过程中享受快乐的时光，得到我们适时适宜的帮助，在“玩耍”中长大；学好，更是需要在快乐而自然的环境下完成，发现宝宝的特点或者特长，要提供发挥的场景和适当的助力。学习，最终要成为一种习惯，让宝宝拥有成长型思维，其将终身受益。

要想宝宝拥有成长型思维，要想在与自己的孩子相处和在日常活动中让孩子的潜能得到激发，让孩子一生都保持对世界的好奇心，父母需要具备三个行动条件：一是要了解关于各个时期孩子潜能激发的基本常识，这是基础；二是要学会观察孩子的行为并予以适时而适合的正向配合和互动，这是实践；三是要知道如何评估宝宝的潜能和行为并及时互动、弥补，这是提升。

父母要成为孩子一生的朋友。

不需要你们刻意花很多时间去学习如何做，因为我们要培养的是拥有一种成长型正向思维的孩子，不需要刻意干预，而需要适时顺应。只要你们带着对孩子的爱心，在日常与孩子相处时用心翻阅本书，按照书中的指导去观察、思考、参与并行动，就可以做得很好了——因为你们与孩子的心灵感应和每天身心的碰撞必然在孩子身上绽放出绚丽的火花。

预祝每一对父母在践行对孩子的家庭早期教育中尽情享受由此带来的快乐与惊喜！预祝你们的育儿行动快乐。

关于婴儿智能成长的基本知识

潜能

潜能，指潜在的能力，是宝宝与生俱来的存在于身体各个器官、系统的潜在的能力。潜能是一种已经存在的东西，需要在恰当的时间段，在适宜的环境中得到激发或者开启，为后期最大限度地开发打下基础，从而让孩子展现出与众不同的风采。激发潜能的过程，就是孩子的智能成长过程。

举个简单的例子，狼孩的故事大家都知道。孩子出生后与狼相处，完全脱离了人的生活和成长环境，使得人与生俱来的基本认知和行为等能力均未得到及时激发，导致认知和行为一直处于原始状态。即使后来重新激发狼孩的潜能，但因为他在大脑发育关键时期没有得到相应刺激而错过最佳时机，其结果仍然是令人十分沮丧的。

因此，适时激发潜能很重要，在环境中学会与人交流、建立学习行为最重要。

与生俱来并可以在生活中不断强化的生活自理能力是人类拥有的基本能力。这些基本能力包括：生存能力，如吃饭、睡觉、情绪表达等；基本的生活能力，如运动、认人、说话等。只要生活在人群中，日常的刺激就可以激发并提升宝宝的基本能力。

但这是远远不够的。人还需要通过学习获得其他的能力，比如学习能力、思考能力、观察能力、建立和维持良好人际关系的社交能力等。帮助宝宝释放潜能，需要我们跟随宝宝生长发育的节奏，营造有利于发育的环境，保证宝宝营养合理，自然健康地成长，从而使其认知能力、运动能力、交流能力、表达能力可以达到或接近较为理想的水平。

环境是激发潜能的重要因素

环境是指围绕在一个人周围的人和物、所存在的空间（家庭、社区、城市、国家）、能得到的各种信息，以及由此产生或者带来的资源。

环境对孩子的影响是通过衣食住行，周围的人与宝宝的眼神和表情交流、语言交流、动作交流来实现的。

对婴幼儿的成长而言，周围的人所形成的小环境是最重要的环境。这些人主要指父母和其他主要的看护者（可能是祖父母、外祖父母或其他人，如养父母）。宝宝在早期所获得的最重要的感受之一是对周围的人和环境的信任感。之后，宝宝也会对在家庭以外接触到的人如幼儿园老师产生信任感。

家庭环境对宝宝的影响很大。到了幼儿期，宝宝有了一定的判断、比较能力后，个性会变得更加明显。和谐温馨的家庭环境，行事有规律、讲原则、懂道理的父母，对孩子的成长会产生极大的正面促进作用。

宝宝生存的大环境，则是指他居住的社区、所在地区（如某个城市）以及国家。生存的大环境也将随着宝宝的成长对其智能的发展和人格的形成产生更大的影响。

婴儿期宝宝的学习能力

婴儿期的宝宝有学习能力吗？答案是肯定的。新生儿一出生就具备了学习能力，并且在婴儿期就已进入学习的过程。宝宝不仅可以学习知识和概念，而且还可以学习“如何学习”的技能。

保持好奇心。宝宝是带着天生的好奇心来到这个世界的，他通过与人和物的交流，开始了解这个世界。如何将这种天生的好奇心保持下去呢？其实，父母顺势而为即可，积极为孩子感兴趣的点提供信息，而不是横加干涉，强制宝宝按父母的意愿做事。当父母强迫孩子按照自己的想法去做时，就等同于限制或者剥夺孩子自身的潜力，使孩子失去好奇心和求知欲，抑制了他可能的更多的发展。

使用工具。宝宝在婴儿期已经可以学习使用工具了。任何物品都可以成为宝宝学习和玩耍的工具。当宝宝试图用工具去解决问题的时候，就开始了主动认识环境中各种事物的漫长旅程。

不知不觉中人格形成。宝宝的各种能力，包括运动能力、语言与交流能力、社交能力、认知能力等促成了宝宝全面发展的一幅幅生动画面。宝宝成长的每一环节、每一部分，都相互影响，相互支撑，促进全方位发展。早期的发展促进了宝宝全方位的个性和特征的形成，给宝宝一生的成长打下了基础。因此，婴儿期也是人格形成的重要时期。

父母是孩子的首任老师。父母无疑是宝宝学习生存能力、学习良好品行和习惯的最重要的老师，其他家庭成员或朋友也会通过与宝宝的各种语言和情感的交流影响宝宝的认知和人格塑造。宝宝成长的环境应该是安全的、具有正向引导性的、友好的，这样才能对宝宝智能的全面发展起到积极的促进作用。

婴儿期宝宝的社交与情感

宝宝初期情感发展的特点与表现

观察是宝宝获得最初的情感体验的方式

宝宝喜欢看人的面孔，尤其是爸爸妈妈的面孔。

大约从第1个月起，宝宝就能对看到的特定人脸表现出某种反应。可以将这种反应理解为宝宝最初的社交和情感的反应。

2个月后，宝宝见到熟悉的人便感到安全，从而露出微笑。微笑逐渐从无意识微笑到自主性微笑。此后，宝宝对周围环境表现出更多的兴趣。

在5~6个月时，宝宝看到熟悉的人还会发出声音（打招呼），有更多动作，这表明婴儿期社交已经开始。爸爸妈妈快乐、悲伤、愤怒的表情都能影响到宝宝情感的发展。

思考是宝宝理解情绪、形成依恋感的开始

所谓依恋，是指宝宝离不开与他最亲近的人的一种状态。依恋可以发生在宝宝与父母之间，也可以发生在宝宝与爷爷奶奶或者其他人之间。

宝宝起初通过观察周围人的面部表情和倾听声音来理解他所处的环境以及环境中的人。理解，是一种最初的思考。因

此，父母应该尽可能地抓住一切与宝宝面对面的机会，用面部表情和声音与宝宝进行交流，促进宝宝交流能力的发展和良好情绪的形成。

在交流的过程中，2~5个月的宝宝可能会蠕动自己的嘴唇和舌头，或者露出自主性微笑，或者发出咿呀的声音予以回应，这是宝宝表达自己情感的形式，父母要及时给予回应。6~15个月大的宝宝可以用自己的嘴巴重复或者模仿听到的声音。亲子间的双向交流能培养宝宝对父母的依恋，建立积极亲密的亲子关系。

探索是宝宝在安全、丰富的环境里获得的一种自由

婴儿期的宝宝靠感觉来建立与周围世界的关系，加深对周围世界的理解，然后开始按照自己的理解有所表现。这种表现是一种探索，需及时予以肯定。

给予宝宝丰富的感官刺激非常重要。父母要努力为宝宝创造一个温馨、安全的环境，不但要有笑容、声音的刺激，而且要有丰富的物体刺激。父母需注意，宝宝接触到的玩具等物品必须都是可供玩耍的，甚至是可以放到嘴里啃咬的，因为嘴是宝宝主要的学习工具之一。

丰富的环境刺激包括与宝宝交谈、为他唱歌、常常抱着他玩耍、与宝宝一起玩玩具、放开让他滚爬、动作指引等。这些对宝宝的感官发育都非常有益。宝宝一开始是被动的社交，随后才发展成主动的，这需要父母不断地、自然地给予良性刺激。比如，当宝宝看见爸爸与熟悉的人握手时，他并不清楚握手的含义。但如果一个宝宝熟悉的人与他握手，宝宝会很高兴，因为他已经看到爸爸做过这个动作。之后，你会观察到宝

宝如何回应你的友好。

社交能力

社交能力是指宝宝在生长发育过程中逐步获得的人际交往能力，包括自我服务、认识自己、适应环境、学会与他人互动交流等，是一种社会适应性行为。宝宝的社交是从出生2个月表现出的最简单的自主性微笑开始的。宝宝的社交能力是神经系统发育、心理状况的综合表现，直接反映了宝宝的智能发展状况。

其实宝宝在新生儿期就已经有了与成人交往的能力，比如，宝宝会注视父母的脸，会听父母的声音，并会因为父母的表情和行为露出或哭或笑的表情。哭是宝宝引起成人注意的主要方式。在2~3个月的时候，宝宝开始以笑、停止啼哭、伸手等行为甚至

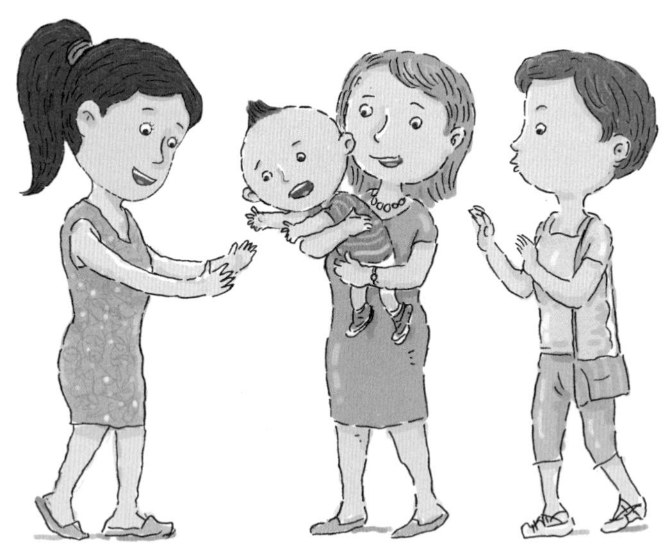

6个月宝宝社交与依恋的表现：喜欢熟悉的人

眼神和发音表达自己对父母的依赖和熟悉；在4个月的时候，宝宝开始出现可以称为“社会反应性”的大笑；在5个月时，听到妈妈的声音（即便没有看到妈妈）时表现出愉快；在6个月时，宝宝开始“认生”，不让陌生人抱或逃避陌生人的亲近。

这些不就是典型的社交吗？社交是与宝宝的情感发展联系在一起的。

情绪与情感

宝宝在生长发育过程中，通过不断接触更加复杂和广泛的事物促进情感发展，与此同时也开始简单表达自己的情绪。宝宝以不同的面部表情表达愤怒、欢乐、恐惧、厌恶、惊讶等原始情绪。在面对面时，宝宝同熟悉或者可信赖的成人相处时，能够较多地匹配情绪的表达，如微笑、惊奇或发出呀呀声。

父母可以做一些有助于宝宝注意力集中的游戏，如表情模仿、唱歌等，可培养宝宝的社交能力和促进情绪的发展。面对面交流的目的是与宝宝分享情感状态，激发其最初的交流能力。当宝宝与父母互动的时间减少或者根本没有时，宝宝可能表现出愁苦和活力不足，社交能力的发展也会受影响。

宝宝在婴儿期可以分阶段表现出8~10种基本情绪，如愉快、惊奇、厌恶、痛苦、愤怒、惧怕、悲伤等。在新生儿期，宝宝可表现出痛苦、厌恶，露出最初的微笑；1~6个月，宝宝看见人脸就会发出自主性微笑，然后逐渐从看人脸笑发展到见熟人笑；3~4个月，宝宝开始表现出愤怒和悲伤的情绪；5~7个月，宝宝出现惧怕情绪；6~8个月，宝宝见到陌生人表现出害羞或焦虑，与妈妈分离时，表现出悲伤；1岁时，宝宝见到新奇事物可表现出惊奇。

依恋与社交、情绪和情感相关

儿童的情绪、情感发展与早期经历密切相关。依恋是宝宝寻求保持与母亲或抚养人（如爷爷奶奶）之间身体与感情亲密联系的倾向行为，主要表现为微笑、啼哭、追随、不舍等。

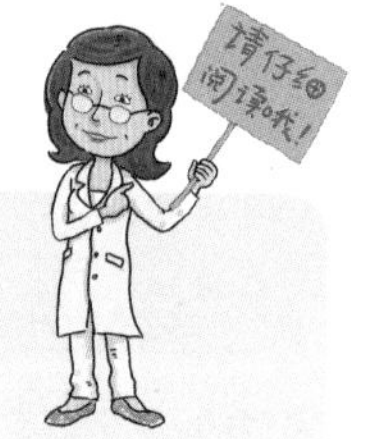

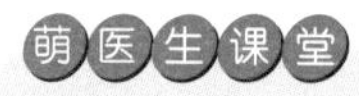

依恋的表现和发展

前依恋阶段——从出生开始至6周龄：宝宝一出生即有哭、笑等情绪反应，以吸引妈妈（或外界）的注意；当宝宝用手“抓”妈妈的脸、凝视妈妈的脸庞时，妈妈如果有相应的反应，对良性依恋情绪的形成和发展十分有利，能使宝宝和妈妈的关系更亲近。

依恋萌发阶段——6周龄至8月龄：宝宝开始对熟人和陌生人分别做出反应，如对父母或其他家人显得更亲近，对陌生人则表现出警觉、排斥或焦虑不安的情绪。

依恋形成阶段——6月龄至18月龄：6~8月龄时，宝宝表现出对父母或其他家人更加明显的依恋，离开抚养人时表情痛苦或哭闹，有的宝宝甚至在离开父母时表现出分离恐惧。宝宝因这种分离恐惧产生的焦虑是一种心理现象，15月龄时达到高峰。

互惠关系形成阶段——大约在18月龄：随着语言和其他能力的发展，宝宝逐渐理解妈妈离开的原因，分离恐惧减轻；宝宝开始使用“谈判”策略，如提要求，“回来给我买棒棒糖”而不再追随妈妈。3岁前的宝宝有依恋者在时会感到安全，表现出愉悦，能安心地玩耍，即使在陌生的环境中也能克服焦虑和恐惧情绪。

不同的宝宝个体差异很大。总体来看，父母与宝宝的有效交流能极好地促进依恋与情感的相互融合。

婴儿期宝宝的语言与交流能力

婴儿期宝宝语言与交流能力发展进程

月龄（月）	理解语言的程度（包括声音）	表达语言的能力
1	对声音敏感	
2	自主性微笑	
3	“咕咕”的声音	
4	可以对声音进行定位	笑出声
6	听懂自己名字	尖叫、牙牙学语、不同意义的哭声
8		无意识叫“爸爸”“妈妈”
10	懂得“不”的意思;	
12	听懂家庭成员的名字，听懂熟悉物品的名称，理解简单词语，如“再见”“没了”，理解简单需要，如“给我”……	用手势、摇头、点头表达意思，可以说叠词，如“妈妈”“爸爸

婴儿期重要的发育里程碑事件

我们先按照月龄的顺序快速浏览一下与宝宝智能成长相关的里程碑事件，从运动、认知、语言与交流、情感与社交四方面逐一呈现，便于父母对宝宝的日常行为进行观察和评估。

以下第一张表可以帮助父母了解宝宝在不同月龄运动、认知、语言与交流等方面有关潜能发展的重要事件，第二张表可以告诉父母宝宝在婴儿期的行为发展。

宝宝出生第一年重要的发育里程碑事件
（运动、认知、语言与交流、情感与社交）

里程碑事件	完成时的平均月龄（月）	所代表的意义
粗大动作		
处于坐位时能保持头部直立	2	有更丰富的视觉交流
可被拉到坐位，头不后垂	3	肌肉已经有张力
双手在身体中线处握在一起	3	发现并能看到自己的双手，对焦
独坐	6～7	腰背部肌肉增强，视觉和头部活动范围增大
翻身	6.5	躯体弯曲，更多的肌肉参与（注意有跌落风险）
独走	12	下肢力量和脊柱受力增强，克服恐惧心理，探索范围扩大
精细动作		
抓拨浪鼓	3.5	手眼协调，可以使用物品
够物	4	视觉、运动更加协调
手掌抓物、放松	4	可随意抓紧、放手

续表

里程碑事件	完成时的平均月龄（月）	所代表的意义
将物品由一只手换到另一只手	5.5	视觉与手的协调，可进行物品比较
拇指、食指对指拿东西	8	能够感受小的物品
翻书	12	增加自主性和好奇心
	语言与交流	
对人脸、声音微笑回应	1.5	主动参与“社交”
发单音节	6	对声音和触觉的体验
对“不”有反应	7	实际上是对语调的反应
服从有手势的简单指令	7	非语言交流开始出现
服从没有手势的简单指令	10	接受口语（如“把它给我”）
发出“爸爸”“妈妈”的音	10	开始语言表达
指物品	10	出现交互式沟通
说第一个真正的词	12	开始标记
	认知	
盯着事物消失的地方	2	尚缺乏事物永存概念（离开视线则离开头脑，如：物品落下）
盯着自己的手	4	自我发现，因果联系
敲打2块积木	8	主动比较事物
看到玩具被藏起来后再发现玩具	8	有了事物永存的概念
以自我为中心的象征性游戏（如假装从杯子里喝水）	12	开始象征性思维

所有月龄均指实际满月的月龄。如2个月，指满2个月至未满3个月以前。

父母了解宝宝出生后第一年的行为模式，提供适合的环境和及时的引导，可以更好地开发宝宝潜能。

宝宝出生后第一年的行为模式*

新生儿期（出生后1–4周）	
俯卧	呈弯曲姿势，头从一边转向另一边，抬起腹部时头下垂
仰卧	基本呈弯曲姿势，稍显僵硬
视觉	能注意到人脸上的光，翻身时眼球像“洋娃娃眼睛”一样动
反射	天生的自然反射活跃，如莫罗反射※、踏步反射、放置反射、握持反射
社交	喜欢看人脸
1月龄	
俯卧	腿向前伸展，下颌抬高，托着腹部抬起身体时头可短暂竖立
仰卧	颈部姿势以强直为主，身体柔软放松，拉到坐位时头后仰
视觉	注视人，眼睛跟随物品移动
社交	在社交接触时随着其他人的声音伴有身体动作，开始微笑
2月龄	
俯卧	头抬得更高，托着腹部抬起身体时可保持头与身体水平
仰卧	颈部姿势以强直为主，身体柔软放松，拉到坐位时头后仰
视觉	眼睛随物品180度转动
社交	微笑，注意听说话声音和咕咕声

续表

3月龄	
俯卧	抬起头和胸，四肢伸展，托着腹部抬起身体时头高于躯干
仰卧	颈部姿势以强直为主，手伸向物品但抓不到，挥动玩具
坐	拉到坐位时头稍后仰，控制头部但伴有晃动，背弯曲
反射	典型的莫罗反射消失，有防御动作或选择性退缩反应
社交	保持社交接触，聆听音乐，发出“啊”“呐”音
4月龄	
俯卧	抬起头和胸部，头可保持直立，双腿伸直
仰卧	对称姿势为主，双手放在体中线，能够够到并抓住物品，并将其放进口中
坐	拉到坐位时头不再后仰，头稳、向前倾，喜欢被扶住躯干坐起来
站立	扶着直立时双腿下蹬
适应性	看着小球，但不会做出够小球的动作
社交	笑出声，社交接触被打断时会不高兴，看见食物高兴
7月龄	
俯卧	翻身，围绕身体重心旋转，爬或匍匐
仰卧	抬头、翻身、扭动
坐	扶住腰部可短坐，身体前倾用手支撑；背部弯曲
站立	能支撑大部分体重，喜欢蹦跳
适应性	伸手够到并抓住较大物品，将东西换手，用桡掌部抓物，拨动小球

续表

语言	发出多音节元音
社交	喜欢母亲，发出含混的声音，喜欢照镜子，对社交接触时的情感变化做出回应
10月龄	
坐	自己坐起来，不需要支持，背部伸直
站立	可拉着站起来，扶着家具徘徊或行走
运动	匍匐或爬行
适应性	用拇指、食指抓东西，用食指拨弄东西，用双手辅助拾起小球，找到藏起来的玩具，试图拾起落下的物品，松开别人抓住的物品
语言	发出重复的辅音（“妈妈”“爸爸”）
社交	对自己的名字有反应，玩捉迷藏或拍手游戏，挥手表示再见
1岁	
运动	牵一只手能走（48周），独立站起，扶走几步
适应性	不再需要拇指、食指帮助抓起小球，根据要求或手势将东西给别人
语言	除“爸爸”“妈妈”外还会几个重复单词
社交	玩简单的球的游戏，可配合穿衣

*数据源自 Gesell (Knobloch修改)、Shirley、Provence、Wolf和Bailey等。摘自 Knobloch H, Stevens F, Malone A F: Manual of developmental diagnosis, Hagerstown, MD, 1980, Harper & Row.

※莫罗反射（Moro Reflex）是婴儿反射的一种，又名惊跳反射，是一种全身动作，在婴儿仰躺着的时候看得最清楚。突如其来的刺激导致出现惊跳反射时，婴儿的双臂伸直，手指张开，背部伸展或弯曲，头朝后仰，双腿挺直，双臂互抱。这种反射在3～5个月消失。

在了解了以上重要的内容后，我们将婴儿期分成几个月龄段：1~2月龄、3~6月龄、7~12月龄，再从认知、运动、语言与交流、社交与情感四个维度与父母一起展开详细的讨论。四个维度会有重叠交叉，就如大脑神经之间的复杂连接一样。这些叠合在一起，能刺激神经元的发育，促进神经纤维延伸拉长以及髓鞘发育，进而让宝宝形成完整的神经网络，使大脑形态健全并拥有完善的功能，最大化地实现智能持续发展。

父母与宝宝相处时间最长，是最有资格参与到宝宝的全面发展中的人。后面会提到许多在孩子成长过程中应注意的问题，如怎样在家里通过与宝宝日常相处，促进其智能成长，不可能面面俱到，但求尽可能解决父母最为关心的问题。希望这些内容对大家有所帮助，让父母在家里就能对宝宝进行早期教育。

1~2月龄宝宝智能成长

唤醒认知

认知是宝宝认识和了解事物的过程。对于婴儿期的宝宝而言，隐藏在大脑深处的认知可以通过适当的刺激被唤醒，从而开启认知发展的旅程。

婴儿期宝宝认知能力发展过程

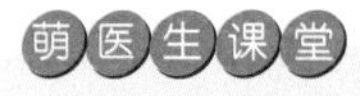

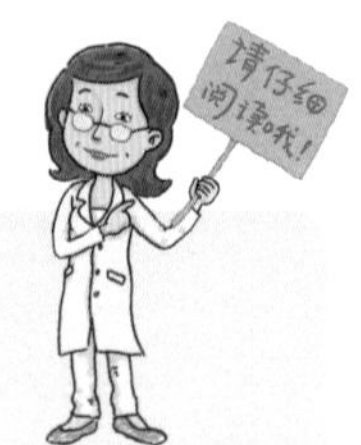

婴儿期宝宝认知能力发展过程

简单地讲，认知能力的发展通常是通过如下的方式来实现的。

观察：宝宝通过看和听来观察周围环境，认识周围的人，记住熟悉的声音，并且将得到的相关信息传送到大脑，大脑形成对这些信息的初步条件反射，比如吸吮、转动眼球、注视、抓握、微笑等。这些反射会随着刺激次数的增多而得到强化。

思考：通过观察，宝宝把获得的信息传送到大脑进行处理和储存，形成对熟悉事物的记忆。记忆可以触发宝宝的思考能力。由记忆到思考是一个由简单到复杂的过程。

探索：除了自然的动作，宝宝在一定的时间会出现主动行为，比如抓取东西（探索环境）、发出声音和模仿成年人的动作（做怪相）、产生互动行为（如与他人互相递物等）。这些行为是之前的记忆被表达出来的不同方式。

认知过程不断被重复，在重复中被强化，由此宝宝逐渐具备了发现新事物的能力。宝宝会在这种能力的影响下了解因果关系，进而拥有解决问题的能力。

满月后的宝宝，每个月的体格都会发生巨大的变化，认知也是一样。唤醒宝宝的认知、促进宝宝认知能力的提升，是父母的重要责任，需要认真对待。父母应该了解，在这个时期，自己应该如何帮助宝宝促进认知发展，以及宝宝的认知与其运动、语言、社交、情感等的相关性。

在进入具体的讨论前，我们先一起来了解宝宝在这一时期的整体发展过程。了解整个婴儿期的认知发展趋势，可以使父母们具备促进宝宝认知发展的整体观。

婴儿期的宝宝能够识别图案、颜色和语言，因此，宝宝能够识别出不同的面部出现的相似的表情，也可以感知外界刺激的强度，如声音的大小，这些都是综合感官体验与刺激的结果。研究证明，生长在多语种国家的宝宝在2个月时就能够区分母语与非母语的节奏形式。

宝宝有主动寻找刺激的表现，外界所给予的刺激是一种对其天性需求的满足。如音乐可以让宝宝安静，父母的轻声细语可以让宝宝停止哭闹，拿走宝宝喜欢的玩具会让他不高兴。从这些现象中我们可以知道，宝宝的中枢神经系统已经可以根据不同的外界刺激产生不同的反应。父母对宝宝的日常照顾实际上是提供了对宝宝的视觉、触觉、嗅觉及听觉的刺激。这些刺激通过神经传导反射不断强化大脑中枢部位，非常有助于宝宝认知能力的发展。

宝宝不断感受外界信息，不断适应周围的事物，对重复刺激的注意减少，对新刺激的注意增加。重复的刺激不断使宝宝形成新的记忆，并且会强化已有的记忆，宝宝的记忆能力就得到了提升。

视觉

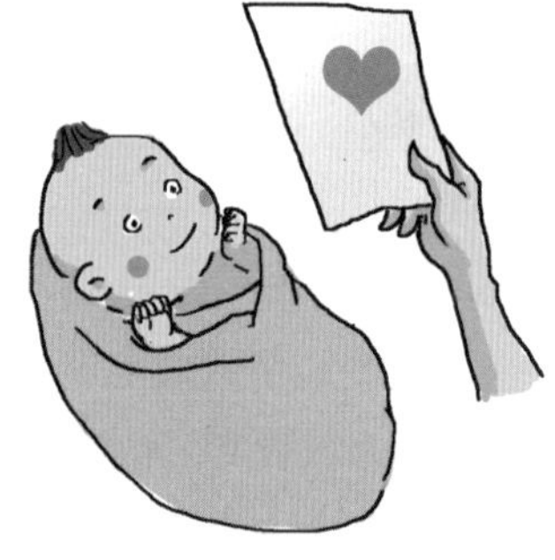

2个月的宝宝近距离视物

在1个月时，宝宝的眼睛已经较为协调，头可跟随移动的物品做水平方向转动，转动幅度为90°。宝宝喜欢看自己的手，能辨别出有色彩和没有色彩的物品，视力范围在30厘米以内。满3个月后，物品能够在宝宝的视网膜上清晰成像，但宝宝的视力仍然只有0.1。1岁时宝宝的视力达到0.3，但看物品仍然不是很清楚。因此，当物品体积很小时，宝宝常常拿到眼前观看。这里要提醒爸爸妈妈，不要给宝宝看小物品。宝宝最喜欢看人脸，因为人脸不但生动，而且大小合适。3岁前是宝宝视觉发育的关键期，3~10岁是视觉发育敏感期，也是保护眼睛、预防近视的关键期。

1~2个月是宝宝视觉发育期，父母需持续观察宝宝是否专注于看人脸、是否能跟着物品移动双眼。有的宝宝在这个时期还可以出现手眼协调动作，但个体差异大，如果宝宝在这个时期没有手眼协调动作，父母也不用着急。

听觉

听觉也与智能、语言理解能力、表达能力和社交能力发展有关。在宫内20周左右的胎儿的听觉系统就已开始发育。到出生前，胎儿的听觉已比较灵敏了（这是语言胎教、音乐胎教的基础）。宝宝出生时鼓室无空气，听力差。出生3~7天，听力已相当良好，宝宝能分辨出母亲和其他人的声音，还能区分声音的高低。研究表明，声音的变化可引起宝宝呼吸的改变。通过监测出生2~3天的新生儿的呼吸变化，可以发现宝宝已能听出音调的高低。2个月的宝宝能辨别不同的语音。正在吃奶的婴儿听到新的声音时，吸吮速度会加快，但同一声音重复几次后，宝宝的吸吮速度又会减慢，而更换新的声音后，吸吮速度又会加快。这表明2个月龄婴儿的听觉习惯已形成。除了不能分辨细小的语音差别，宝宝的听力在3岁前就已基本成熟。

味觉

宝宝出生时，味觉已发育得很完善。出生2小时的新生儿能分辨出甜味、酸味、苦味和咸味等，并且在受到不同味道刺激时，出现不同的面部表情。

嗅觉

新生儿嗅觉发育也已成熟，能辨别出身边的多种气味，具有初步的嗅觉空间定位能力。出生1~2周的宝宝可识别母亲与其他人的气味，分辨母亲乳汁的气味并找到乳房。7~8个月时，宝宝的嗅觉就已经很灵敏了，可以辨别出芳香气味。

皮肤感觉

皮肤感觉包括痛觉、触觉、温度觉及深部感觉。这些感觉中枢分布在大脑皮质上。1个月的宝宝大脑皮质发育尚未完善，对痛觉、温度觉、触觉刺激不能定位，受冷热刺激时会出现全身性运动，而不是局部的逃避反射。这一点要特别注意！宝宝出生时对冷的刺激比对热的刺激更敏感。由于宝宝对热刺激迟钝，容易被烫伤，而且被烫伤的宝宝几乎没有反应，虽然有痛觉，但也较迟钝，2个月后会逐渐改善。因此父母在给宝宝洗澡时一定要注意防止烫伤。宝宝的触觉发育较成熟，尤其是眼、前额、口周、手掌、足底等部位触觉敏感，而前臂、大腿、躯干的触觉则较迟钝。

在了解了与宝宝认知有关的能力发展后，我们可以开始“实战”了：发现并配合宝宝的探索行为，并给予促进其认知能力提升的良好条件。

1~2月龄宝宝认知发展的表现与互动建议

出现吸吮、自然反射等反射性行为

■ 表现形式

将手或物品放到嘴里，吸吮。

妈妈用奶嘴或乳头触碰宝宝的小脸时，宝宝立即把头转向奶嘴或乳头。

当妈妈把手指放在宝宝手掌中的时候，宝宝会将其抓住。

■ **互动建议**

为宝宝创造自由的环境：选择宽松舒适、方便活动的衣服（不要给宝宝裹“蜡烛包”）。在确保安全的前提下，在宝宝周围放一些色彩鲜艳、体积较大的玩具，鼓励宝宝去触碰。父母可以经常用手触摸宝宝，满月后，可以轻轻地抚触宝宝头部和腹部。不要给宝宝使用安抚奶嘴。

> 宝宝对外界的刺激做出反应。当父母抚摸、与他说话，或有光线刺激时，面部表情有变化，肢体有动作

■ **表现形式**

眼前出现物品时，宝宝会跟随物品移动目光直到看不见物品（物品消失）为止。

不会自发地活动手臂和腿，但当有外界刺激时，肢体会有动作。

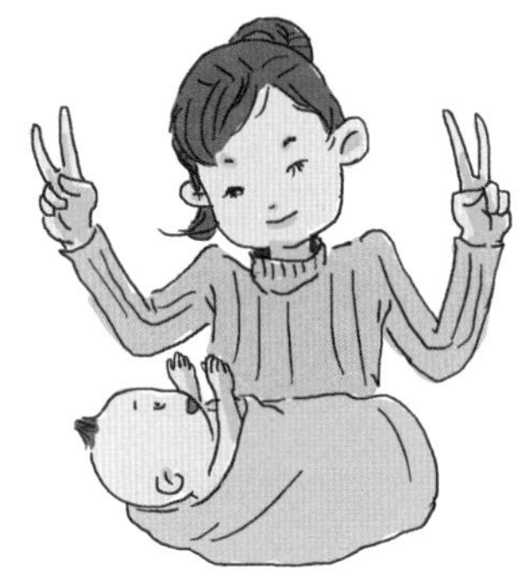
妈妈与宝宝互动

■ **互动建议**

在宝宝视线可及的范围内，慢慢地移动一个会发出声音、色彩鲜艳、体积足够大的玩具。移动的速度要慢。宝宝会对自己看到的东西和听到的声音表现出兴趣，并开心地跟随玩具移动目光，肢体也会有动作。

■ **注意事项**

可以用宝宝喜欢的玩具吸引宝宝的目光，变换玩具的位置，促使宝宝转动头部和眼球，但不要打扰宝宝睡觉。

出现从被动反应到积极寻找的迹象

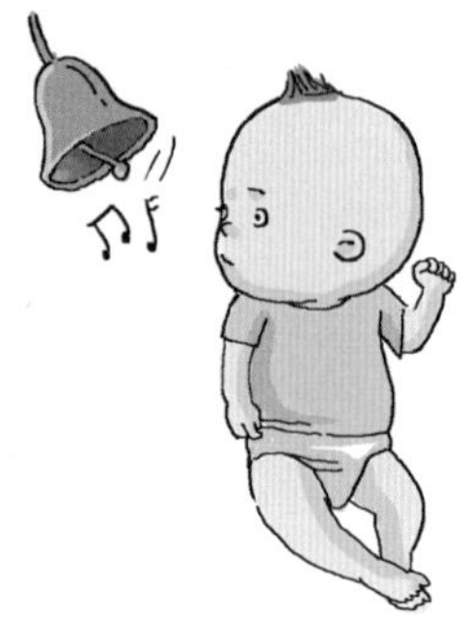
宝宝听到铃声转头

■ **表现形式**

把脸转向有声音的方向。

■ **互动建议**

播放音乐，刺激宝宝的听觉，并延长宝宝集中精力的时间。每次不要超过15分钟。

■ **注意事项**

声音的大小要合适，最好播放轻音乐。父母也可以轻轻地给宝宝哼唱儿歌。

运动能力

宝宝的运动能力发展其实是脑部发育在肢体的体现。宝宝越小，运动能力发展越能直接影响宝宝的早期学习和发展，也能部分反映出宝宝学习能力的发展。

粗大运动与精细运动

运动能力发展是宝宝能力发展中较早出现的，爸爸妈妈可将其作为宝宝行为发育的观察指标。当然，运动能力发展也是儿童保健医生对宝宝进行行为发育评估的重要指标。宝宝的运动能力发展反映在粗大运动和精细运动两个方面。

粗大运动：指的是身体对大动作的控制，可使宝宝在环境中自由活动，如抬头、坐、爬、站、走、跑、跳等。粗大运动是最容易被观察到的运动。

抬头。颈后肌发育先于颈前肌，宝宝最先出现的是俯卧位抬头。在新生儿期，宝宝俯卧位时就能抬头1~2秒，到3个月时宝宝抬头角度可达45°，而且较稳。

翻身。宝宝可从侧卧位翻到仰卧位。

匍匐、爬。新生儿期的宝宝处于俯卧位时已有反射性的匍匐动作，当父母让宝宝俯卧在床上或地毯上时，宝宝会出现爬行的动作。2个月的宝宝俯卧时能交替踢腿，这是匍匐的开始。

精细运动：是指较小的、需要精细控制的动作或活动，如伸手够物、抓握物品、涂画、叠积木、翻书、写字等，反映的是宝宝的综合协调能力。

新生儿两手握拳很紧。握持反射可以让宝宝抓住父母的手指或者手心的物品。但真正的精细运动在2个月后才开始出现。

运动能力发展与宝宝的语言、认知、社交和情感发展有着紧密联系，不可分割。抓住物品、扔掉物品后再捡起来与认知发展相关；微笑和眼神交流与社交发展相关；把头转向爸爸妈妈既与情感发展相关，也与社交发展相关。

运动能力发展遵循自上而下、由近至远、从不协调到协调、先正向的动作后反向的动作的规律。

1~2月龄宝宝运动能力发展的重要观察点

- 俯卧位时能将头抬起来一小会儿。
- 仰卧位时将腿伸开，有蹬踏动作。
- 手掌能打开、合上。
- 能将手指放到口中。
- 能抓住与手掌大小相近的物品，摇晃。
- 吃手，宝宝会将手指（大拇指）放到嘴里。

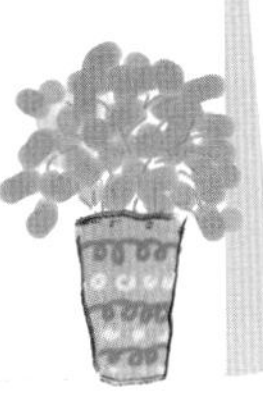

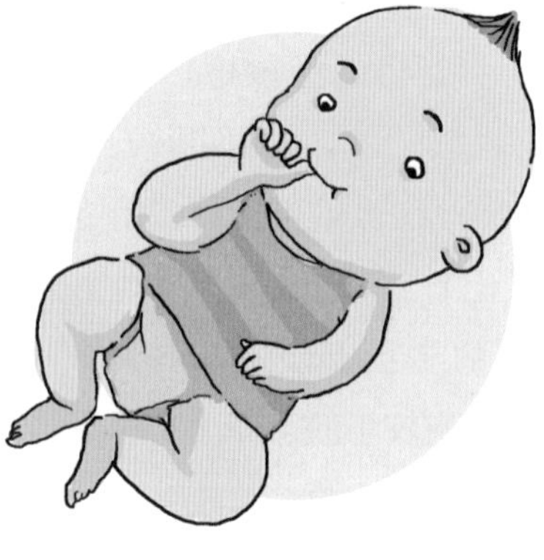

将手放在嘴里（吸吮反射）

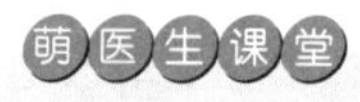

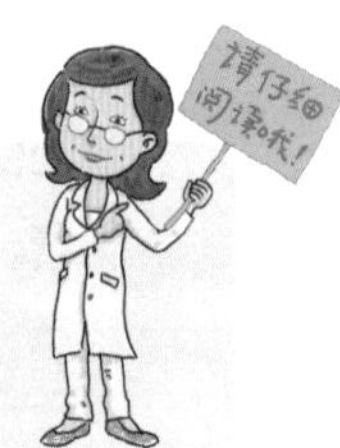

婴儿期运动能力发展通过三个方面实现

观察：应用感官功能（就是我们通常说的感觉器官的功能，眼睛的视觉、耳朵的听觉、鼻子的嗅觉以及口的味觉和皮肤等表面器官的触觉等）来协助发展感觉运动能力。当你闭上眼睛的时候，你的手、脚的动作都可能停下来或者变慢，或者变得不协调。可见，感官功能对运动能力发展十分重要，可以理解为感官系统与运动的协调发展。要引导并促进宝宝与周围环境的交流与互动。这种互动，总是从最简单的动作开始，如听见声音（听觉）把头转过去（运动）。

思考：“思考”这个词很抽象，简单地说，指的是宝宝的大脑首先要接收各种各样的信息，然后通过神经传导到大脑，再由大脑对信息进行整理，之后宝宝逐渐体会并领悟到不同动作与语言、情绪等的相关性。这个过程很重要，是一个循序渐进、大脑与肢体信息互动、不断加深和复杂化的过程。

探索：这是宝宝身体健康状况最直接的表现。俯卧位时抬头后放下，伸出手抓住或放下物品，都是宝宝在学习控制自己的运动。宝宝自发地通过不同形式的活动实现与环境的碰撞、交流，在交流中学会表达，并在日常的交流和表达中形成自己独有的生活习惯。

1~2月龄宝宝运动能力发展表现与互动建议

无意识地活动手臂和腿

■ **表现形式**

抬头、挺胸后仰以及弯曲双腿。

■ **互动建议**

尝试把宝宝放在没有限制的空间里，例如大床上或地毯上，任其自由活动。

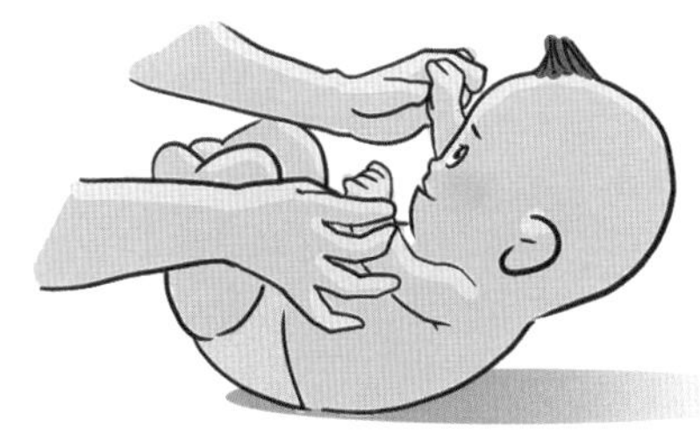

双手提起，头也提起

唱歌给宝宝听，活动宝宝的手和脚。

经常帮助宝宝做俯卧锻炼，同时密切观察宝宝的反应。

用视觉、听觉甚至感知觉（运动感知能力）发展感觉运动能力

■ **表现形式**

视线能聚焦在近处或远处的物品上，并有想靠近物品的动作；把头转向声音来源。

■ **互动建议**

可以给宝宝触摸一些不同形状、质地的东西，比如大人的手指、笔、软布等，让宝宝丰富自己的触觉。宝宝会通过手的触觉来感觉周围事物的不同，将这些信息传送并存入大脑，形成记忆。

■ **注意事项**

此阶段由于原始的握持反射还存在，宝宝能抓住手指大小的东西，太小或者太大的东西都抓不住。让宝宝触摸物品是一种综合刺激。

听觉、视觉、触觉的刺激都很重要。刺激发生时，机体的某些部位产生动作，动作可以促进神经发育和运动能力发展。

感官刺激的舒适感开始显现

■ **表现形式**

喜欢被拥抱和轻摇。

喜欢被抚摸。

■ **互动建议**

在宝宝醒着的时候，妈妈可以多抱抱宝宝，同时轻轻地哼歌，有节奏地轻轻地摇晃，或者与宝宝说悄悄话，这种方式可以很好地刺激宝宝的感觉协调能力。

妈妈也可将宝宝放在小床上或者童车里，轻轻前后摇晃小床或者来回推动童车，给宝宝轻度的刺激。

■ **注意事项**

触摸、轻摇与哼唱结合在一起，可以形成综合刺激。不要把宝宝抱在怀里摇晃着入睡，这样容易让宝宝形成依赖性反射。不要使劲摇晃宝宝。

语言与交流能力

语言是人特有的一种高级神经活动，是在充分的语言环境刺激下产生的。语言与交流能力是学习、社会交往、个性发展中必须具备的一个相当重要的能力。

1~2月龄，宝宝的语言与交流能力尚处于未发育阶段，但开始为发育做准备。

宝宝的语言与交流能力发展也是宝宝全面发育的标志之一。为什么呢？因为语言信号是通过眼睛和耳朵接收后，再传入大脑这个分析器当中的。大脑中包含了运动性语言中枢、听觉性语言中枢、书写性语言中枢、视觉性语言中枢等部分，这些部分有着十分密切的联系。比如，宝宝听到别人说话，听觉信号传至听觉性语言中枢，产生听觉，然后与韦尼克区发生联系，让宝宝迅速理解听到的话语的意思，再经过联络传导区将信息传到运动性语言中枢，后者通过与头面部运动相关的皮质部位发生关联，最后控制唇、舌、面部肌肉、喉肌运动形成语言。这就是宝宝听话和回应的全部过程。

帮助宝宝学会语言，培养沟通能力，对宝宝未来的学习以及融入社会都具有非常重要的意义。儿童早期发展专家认为，

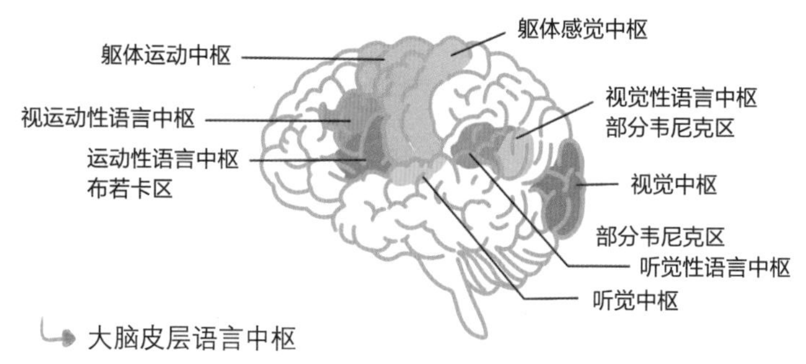

大脑皮层语言中枢

宝宝语言与交流能力的提升标志着他们开始从婴儿逐渐向儿童过渡，因为具备了语言与交流能力意味着宝宝将进入大人的交流世界，受到社会文化的熏陶，渐渐成为社会的一员。

父母要想帮助宝宝更好地发展语言和沟通能力，需要在宝宝婴儿期就开始初步的刺激和锻炼。我们先来了解宝宝学习语言的过程，为后面的学习做准备。

婴儿期宝宝学习语言的过程

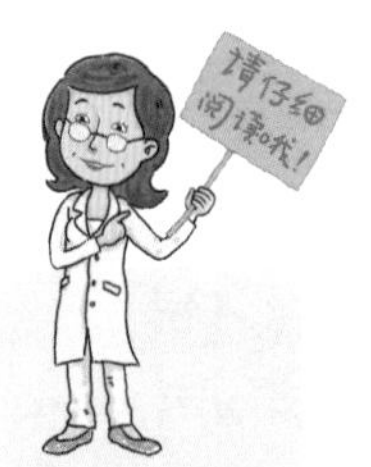

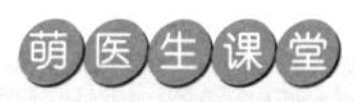

学习语言的过程

觉察。宝宝能把头转向声源，注意到距离自己50厘米左右的物品。几乎从出生那一刻起，宝宝就能分辨成年人话语中的许多基本声音。他们会把头转向声音发出的方向，这是宝宝在学习语言过程中迈出的第一步。在多语种国家，婴儿很早（大约2个月）就可以分辨出完全不同的两种语言的发音和声调的差别。

思考。宝宝对语言的思考表现在将声音与发出声音的人或物建立联系上，比如分辨最常听到的人的声音。在婴儿期的后半期，宝宝能够注意并且看到妈妈指出的物品，将声音与物品联系起来，通过大脑的综合分析，开始有了对词义初步理解的能力。宝宝开始形成这种联系的时间有所不同，但大致都在6个月左右。

反应。我们认为的反应多是宝宝在不舒服时的哭闹，如饿了、尿了，宝宝会将不适很明显地表现出来，虽然这是无意识的反应，但反复发生就能形成反射。其实，反应也是一种回应。父母可以多发出容易被宝宝辨认的词。在反复体验后，宝宝开始逐渐明白，只要自己发出某种声音，就会有人回应，或者就会有人把自己想要的东西拿来。大多数宝宝在8~9个月时，能够清楚地说出“妈妈”。

在婴幼儿期的整个过程中，宝宝通过反复不断的觉察—思考—反应，逐步发展语言与交流能力，并在3岁时达到能够有效地使用简单语言进行交流的水平。这是一个感官、大脑和发音器官共同发展的奇妙过程。

语言与交流能力提升可分为三期：语言前期——是发音与学语期，主要是0~12月龄期间；初语言期——主要是12月龄后、3岁以前；语言期——3岁以后、6岁以前。

2月龄宝宝的听觉和语言与交流能力发展的重要观察点

能听见妈妈的声音（最熟悉的声音）后微笑。
能含糊发声。
头可以转向声音发出的方向。

社交与情感

宝宝与大人一样，需要依赖外界环境来满足自身的需要。

2月龄宝宝的社交

2月龄宝宝有社交吗？有。

在这个阶段，宝宝的社交主要表现为自主性微笑，这是为寻求一种安全感。这种自主性微笑与新生儿期的不自主性微笑完全不同，是具有社交性的。父母是能满足婴儿需要的可信赖的人，为宝宝产生安全感创造了条件。

信任是怎么产生的？宝宝最初会通过自己的一些表现所获得的反馈来获取信息，这些信息不断反复，宝宝便根据不同的反馈产生信任或不信任。宝宝的判断取决于父母对啼哭的反应，但父母可能这一次明白宝宝的意思（如尿布湿了、饿了），下一次却不能准确判断，宝宝就无法获得准确的反馈信息，在有诉求的时候，依然只能通过哭闹来引起父母的注意。父母能及时明白宝宝哭闹的原因，宝宝的哭闹就少。6周龄是宝宝哭闹的高峰期，健康婴儿每天哭闹的时间可长达3小时，到3个月时才缩短为1小时甚至更短。哭闹次数的多少、时间的长短与父母的反应密切相关。

2月龄宝宝社交能力与情感发展的重要观察点

出现自主性微笑（社交性微笑）。

喜欢与熟悉的人“玩耍”。

出现似有非有的“模仿”表情和动作。

重视情绪与情感的反应

人的任何情感经历都会在心里打下烙印。如果你认为2月龄的宝宝哭闹可以不管，那就大错特错了。

情感经历所产生的影响大小，多取决于宝宝自身的个性，也与父母的反应密切相关。个性很急的宝宝，遇上对哭闹不上心的父母，会加剧哭闹，且反复哭闹，这对宝宝后天塑造性格会产生不利影响。性格温和的宝宝，遇上性子急的父母，发生反应上的不和谐，也会产生不良后果。

不同的喂养安排也会造成宝宝不同的反应。饥饿会增加宝宝的紧张感，当紧张感达到高峰时，宝宝就会啼哭，在饥饿缓解后这种紧张感才会消失。按需喂养使得宝宝不断经历“紧张—父母来到—饥饿缓解”这样一个过程。大多数宝宝能很快适应这样一个固定的饥饿循环模式。相反地，如果父母按自己的空闲时间来安排喂养，而忽略宝宝发出的饥饿信号，或没有固定的喂养时间，那么喂养就不会成为宝宝减轻紧张感的愉快体验。这些宝宝常表现为易激惹、生理失调（吐奶、腹泻、体重增长缓慢），以至于最后发展为睡眠无规律、拒食等。

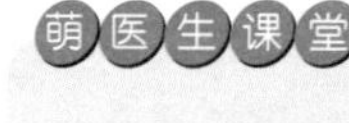

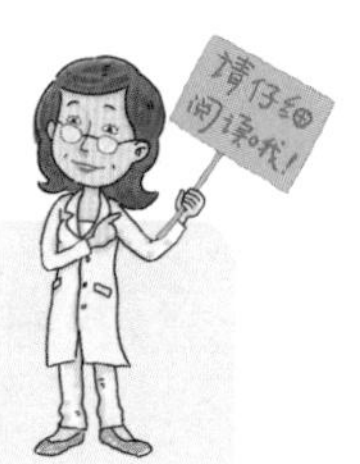

父母要尽早与宝宝建立良好的互动关系

宝宝在3个月左右能够形成良好的进食和睡眠规律，不但表明父母的喂养是成功的，而且也在这一促使宝宝行为发育进入正常状态的重要初始阶段为宝宝的继续成长奠定了良好基础。这是亲子互动良好的结果。

大量的案例表明，如果父母能够科学地、积极地与宝宝互动，宝宝就能够较早地形成良好的进食和睡眠规律。这种规律有助于宝宝健康地生长发育，也会减轻父母对宝宝进食与睡眠的焦虑，同时，有规律地进食和睡眠能在很大程度上让宝宝保持情绪稳定。

但有很多因素可能会阻碍宝宝形成良好的进食与睡眠规律。这些常见因素有：肠痉挛、呕吐、腹泻，某些特殊情况（如维生素D和钙缺乏引起的肌肉抽搐），家庭冲突（如父母争吵，减少了对宝宝的关心等）。要尽早通过治疗排除疾病因素，要尽量避免家庭中的不和谐因素，如果发生了争吵，也尽量不要影响到宝宝，这需要父母保持理智。

此外，如果妈妈出现产后抑郁，总感到压抑、伤心、压力过大、焦虑，就有可能在无意中破坏与宝宝的关系，这也可能成为宝宝日后认知和行为出现问题的原因。所以，如果妈妈发生产后抑郁，要尽早寻求帮助，获得良好预后。

3~6月龄宝宝智能成长

这个阶段，父母会从宝宝身上看到许许多多惊人的变化。

宝宝大约在出生后第二个月开始出现自主性微笑。之后，宝宝与父母的眼神交流增加，这标志着宝宝在父母身边有了安全感。父母与宝宝的关系由此变得更加亲密，双方都更能感受到来自对方的爱。在随后的几个月中，宝宝的活动范围不断扩大，社交能力以及认知能力会更快地发展。父母与宝宝之间的各种互动实际上转化成了一种情感的交流，并变成了一种良性的刺激，使双方都能感受到快乐。

发展认知

3~6月龄宝宝认知发展里程碑事件

用口和手探知周围事物。

努力想拿到够不着的东西。

对从视野中消失的物品产生兴趣。

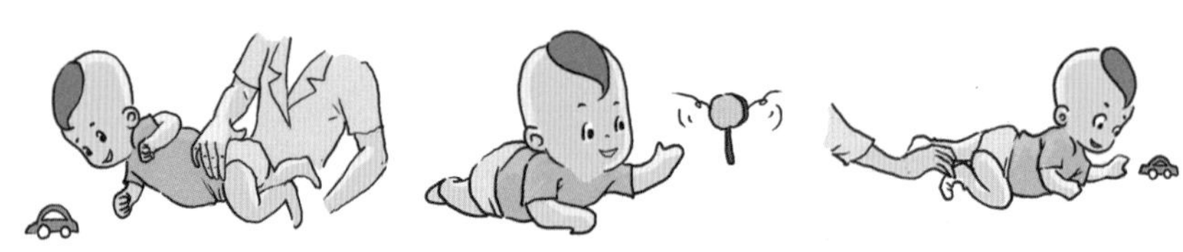

努力想拿到够不着的东西

开始探索自我

随着身体的不断发育，宝宝的认知能力也会不断提升甚至呈飞跃式发展，这是人类特有的能力之一。

4个月时，宝宝对外部世界表现出浓厚的兴趣。在吃奶时，宝宝不再仅仅关注给自己喂奶的妈妈，而变得容易分心，很容易被突然出现的声音或者人物吸引，在妈妈的怀抱中，转来转去，把身子扭向刺激源。

这是因为宝宝出现了与自我相关的体验和与非自我相关的体验。

与自我相关的体验有其一般的规律。宝宝开始对自己的身体产生好奇，不断探索和观察自己的身体。宝宝会目不转睛地看着自己的双手，发出某种声音，或者时不时地无意识地触摸耳朵、脸颊和生殖器。这些是宝宝在学习主动进行肌肉活动的一种表现，宝宝可以在这个过程中体会活动产生的各种感觉。这是宝宝体会因果关系的最早的表现。

宝宝通过频繁的重复动作和体会，在大脑中不断加工信息，可逐步了解事物与感知觉的联系。如举手和摆动手指的本体感觉总是与手指运动的视觉体验（视知觉）相联系，可强化视知觉与动作的统合能力。多次重复后，宝宝慢慢体会到，这种自我感觉常常相互联系，并可根据意愿重复、再现：想摸耳朵就可以用手去摸，举手去摸是视知觉与动作统合的一种体验，而感觉到耳朵被手摸是本体感觉（手的运动）与触知觉的统合。这种统合体验潜移默化地进入宝宝意识中的变化过程相当奇妙，似乎是自然发生的，但又离不开环境刺激的影响。

这是人格特质形成的第一个阶段，有助于宝宝与妈妈分开后形成自我意识。

与非自我相关的体验和与自我相关的体验相反，与非自我相关的体验难以找到规律，且对应的关联事物也是变化的。比如，宝宝在哭闹时可以感觉到妈妈的声音、气味，但当妈妈不在身边，他无法感受到妈妈的存在时，就会持续哭闹。宝宝在与妈妈或其他亲近的人互动中感到满足并产生依恋，并使依恋过程持续下去。当亲近的人长期不出现的时候，宝宝会用其他的方式寻找亲近的人在身边的感觉。

感知觉与认知发展的密切关系

需要提醒父母的是，以下几种感知觉与3~6月龄宝宝的认知发展关系密切。

听觉：3~4个月的宝宝可以将头准确地转向声源。6个月的宝宝已能区分父母的声音，被叫名字时已有相应的表情应答，对发声玩具表现出较大的兴趣。宝宝能够注意到父母说话的方式，并喜欢上父母的声音。

视觉：4个月的宝宝能够看到几米以外的东西，几乎可以区分所有的颜色（但不是认识颜色），视线可以跟随移动的物品转移。

味觉：4~5个月的宝宝对食物轻微的味道改变已很敏感，能区别不同食物的味道。一般婴儿喜欢原味的食物。幼儿期的宝宝开始对食物产生个人的偏好，婴儿期食物可以明显影响幼儿期和长大后孩子对食物的喜好。

嗅觉：3~4个月的宝宝能区分好闻和不好闻的气味，7~8个月的宝宝能分辨出芳香的味道。

以眼、耳、鼻、口为主的器官感受到的外界刺激能综合促进认知的发展。因此，父母与宝宝的交流互动显得越来越重要。

3~6月龄宝宝认知发展表现与互动建议

从被动反应到主动找寻自己想要的人或者物品

■ 表现形式

当物品被拿走的时候，宝宝会看着物品消失的地方直到失去兴趣，并把脸转到另一边。

把脸转向声源，同时用眼睛寻找声音的来源。

寻找掉落的物品。

寻找被藏起来的玩具。

■ 互动建议

将宝宝竖起来抱，让宝宝换个视角观察周围的环境，得到更多的视觉刺激。

大约从3个月开始，宝宝脖子处的肌肉逐渐有力，父母可以尝试小心地托着宝宝的脖子，将宝宝竖起来抱，也可以让宝宝趴在肩膀上。每次可以竖着抱宝宝10~15分钟。

认知小游戏：玩具去哪儿了？

当宝宝可以被扶着坐起来的时候，可以让宝宝背靠妈妈坐好，爸爸拿出色彩鲜艳的玩具给宝宝看，和宝宝说话，通过语言和玩具吸引宝宝的注意力。

当宝宝专心注视着玩具时，用毛巾或围巾把玩具盖起来。动作要慢，确保宝宝看到了这个过程。然后问宝宝："玩具去哪儿了？"停留几秒钟，当宝宝正在好奇时，爸爸突然揭开遮挡物对宝宝说："玩具找到了！"

父母可以用宝宝喜欢的玩具重复这个游戏，刺激宝宝的好奇心和思考能力。

■ **注意事项**

这个月龄段，宝宝不仅可以把头转向声音发出的方向，而且会寻找声源。

不要因为想引起宝宝的注意而频繁地拿走宝宝感兴趣的物品，尤其是对于爱哭的宝宝，这容易导致宝宝烦躁。

与躺着看东西相比，竖起来抱宝宝更容易让宝宝观察周围的环境。视线范围越大，视觉刺激也就越强。

用来做游戏的玩具最好是宝宝已经熟悉的玩具，否则，宝宝注意的不是玩具消失又出现的过程，而是新的玩具。

开始"思考"

■ **表现形式**

更喜欢接近熟悉的人、地方和事物等。当看到认识或者熟悉的人、地方和事物时（比如见到妈妈或者到熟悉的商店）表现出兴奋。

能辨认出熟悉的声音。听到熟悉的声音会做出比听到其他声音更快的反应。

找到自己喜欢的玩具时微笑或者有欢喜的动作。

■ **互动建议**

父母要多与宝宝“交谈”，因为父母说得越多，宝宝就记得越多。

与宝宝在一起的时候，可以念出周围人和事物的名字，跟宝宝打招呼的时候，也最好清楚地叫他的名字。比如妈妈指着自己对宝宝说：“我是妈妈。”指着玩具说：“这是小熊。”指着宝宝说：“你是凯凯。”

■ **注意事项**

宝宝通过观察和思考，整理并储存已获得的信息，开始发展记忆能力。当然，宝宝可能还听不懂父母的话，但声音的刺激是帮助宝宝获得信息并储存记忆的最好方式之一。

这个阶段的刺激也要适量，给宝宝介绍太多的人和物反而会让宝宝记不住，要循序渐进。

开始对因果关系感到好奇，主动做出简单的动作

■ **表现形式**

哭闹或大叫的同时观察周围人的反应。

对熟悉的人微笑（意思是“因为我认识你，所以我对你微笑”）。

通过啃咬、摇晃和猛击等方式来了解玩具。

反复拍打或者扔掉玩具，并观察玩具的移动。

■ **互动建议**

选择质地柔软、体积中等、重量很轻、色彩鲜艳的玩具，把玩具挂在婴儿床的上方，让宝宝的手脚刚好能碰到，但是却不能抓住拽下来，让宝宝感受自己的行为和产生的结果之间的关系。

示范并鼓励宝宝用手拍打或者用脚踢玩具。玩具可以不断变换着挂上去，以保持宝宝的兴趣。让宝宝明白用手拍打和用脚踢就可以让玩具移动。

强化宝宝对熟悉的人的记忆，如这是张阿姨，这是强强，等等。

强化宝宝对周围事物的印象，如这是汽车，这是火车，这是巧克力，等等。

■ **注意事项**

抓住机会主动与宝宝交流互动，不断给予宝宝刺激。

告诉宝宝一些有特征的物品的名称，如汽车、火车，等等。每次告诉宝宝的物品名称不要太多，一次不超过两个。

给宝宝玩的玩具要保持干净，因为这个时期的宝宝喜欢把玩具放进嘴里。

开始发现重复相同的行为可以得到类似的结果

■ **表现形式**

仔细观察周围人的行为并模仿。

发出重复的声音或做出重复的动作，等待周围人的反应。

击打有声响的玩具，待玩具发出声音后很兴奋，并重复击打。

■ **互动建议**

父母可以用微笑或类似的声音回应宝宝的咿咿呀呀，表明你听见了他发出的声音。

和宝宝玩游戏，比如父母将左右手的食指碰到一起，并同时说“虫虫、虫虫飞呀”，然后把两个食指展开。每次做的时候，宝宝就知道你在干什么。再长大一些，宝宝就会跟着你说

“飞”。

把球丢在地上弹起来，接住，再丢下，弹起来，再接住。宝宝就明白球是可以弹起来的。

■ **注意事项**

父母对宝宝所发出的声音或者动作要及时做出反应，让宝宝明白自己的动作是有意义的。

同一个动作可以反复做，让宝宝形成印象并学习模仿。如在拍手的同时说“欢迎”“好”。

开始探索环境，发现新事物，通过感觉（触觉、视觉、听觉、嗅觉、味觉）“搜集”信息

■ **表现形式**

把东西放到嘴里，触摸和品尝（此阶段，父母要防止宝宝误吞、误吸东西）。

抓住物品，并不停地翻转、猛击和摇晃。

饿了，闻到食物香味时变得安静，或发出声音表达要吃的意思。

伸手去拿够不着的感兴趣的物品或者指着远处自己想要的物品。

■ **互动建议**

认知小游戏：制作神奇的盒子。

制作一个装满各种颜色、不同材质的玩具的盒子，可装入丝巾、手帕、绒球、毛绒小动物，等等，让宝宝产生好奇心并尽情玩耍。这是促进与视觉、触觉和听觉相关的感官发育的好方法之一。

把豆子类的东西或有颜色的、有硬度的小物品（花生米、小糖丸、小珠子等）放进一个密封很好、宝宝不能打开的透明塑料盒内，摇晃发出声响，刺激宝宝的听觉。

给宝宝闻各种不刺鼻的气味，刺激嗅觉。

■ **注意事项**

刺激手眼协调动作对促进大脑发育尤其是神经髓鞘的发育具有很强的作用。如果玩具能同时发出声音，就等同于让宝宝眼、耳、手并用了。

装豆子的盒子一定要密闭，以防止突然被打开，宝宝误食，发生意外。

宝宝在玩耍时拿起、放下，观察并体验，就是学习的过程。

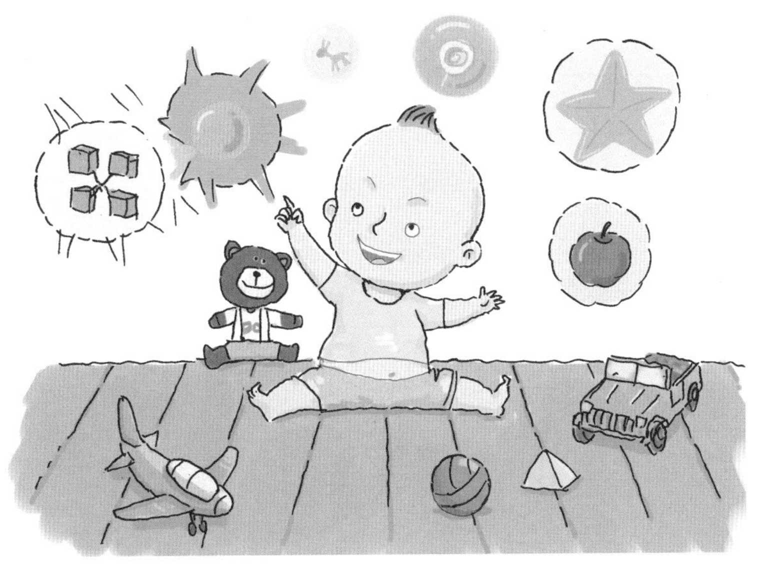

喜欢各种颜色和形状的东西

开始好奇各种材质的不同感觉，开发想象力

■ **表现形式**

持久观察明亮和色彩鲜艳的物品，对妈妈的花衣服感兴趣。

好奇地凝视照片和镜子里自己的样子（但并不知道那是自己）。

用触摸、啃咬的方式感受不同材质。

■ **互动建议**

不同材质，不同乐趣：可试着提供不同质感的物品给宝宝玩耍，让宝宝充分享受探索和触摸的乐趣，从而促进各个感官的发育。

增加体验：让宝宝或躺或坐在不同材质的柔软毯子上。

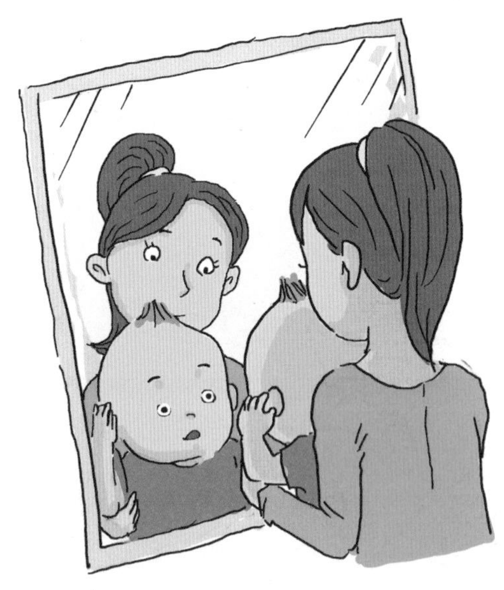

照镜子的宝宝

帮助宝宝伸出手去触摸有趣的物品，比如平滑的镜面或粗糙的石墙，感受它们的不同。

■ **注意事项**

宝宝看到立体图形的图片可以在大脑形成立体的图像，镜子里的宝宝产生的镜像动作可以吸引宝宝的好奇心，对开发宝宝的想象力十分有益。

父母要保证宝宝接触的所有的物品都是安全的。

开始显现初步的解决问题的能力——能够意识到问题，并利用自身条件、其他物品以及别人来达到目的

■ **表现形式**

通过大声哭泣使自己的要求得到满足。

用手维持平衡试图坐起来。

撞击、摇晃玩具来制造声音，以达到引起父母注意的目的。

■ **互动建议**

提供不同的玩具来帮助宝宝学习如何解决问题。如提供适合宝宝的牙胶（供咀嚼）让他尽情啃咬，大块积木、球、摇铃、布料等，可供宝宝敲击、晃动。在这个过程中，宝宝可以学习到位置、空间等概念，并开始观察、发现和体验自己的活动产生的效果。

父母要尽量理解宝宝每次哭泣的原因。如果到了该喂奶的时间就及时喂奶。如果宝宝想要被抱起来，可以坐在宝宝的身边，与宝宝说话，一起玩，不是每次一哭都必须抱起来。

■ **注意事项**

解决问题的过程包括了从思维到活动的一整个过程，看起

来复杂抽象，但可以利用简单的玩具来促进这一过程的发展。这是培养宝宝主动学习和解决问题能力的过程，父母要用心去做。

习惯是养成的。不是宝宝的每一次哭闹都要满足，而是有针对性地满足，以不同的形式交流，让宝宝学会适应。

开始探索各种事物并开始接触数字概念——一次只关注或只玩一个玩具

■ **表现形式**

抓住一个玩具，然后放下这个玩具去捡另一个玩具，不断重复。

一段时间内只玩一个玩具，然后换另一个玩具。

■ **互动建议**

让宝宝自己来主导玩耍过程。6个月的宝宝已经可以坐了，视线范围更开阔。父母要克制自己总是想“教”的欲望，让宝宝按照自己的想法和节奏自由地玩耍，父母只需要当好宝宝的助理就可以了。

在宝宝专注一个玩具时，尽量不要干扰，可以把另一个玩具放在旁边。在宝宝抓住一个玩具的时候，试着把另一个类似的玩具递给他，鼓励宝宝同时抓住两个物品。

■ **注意事项**

每一个宝宝都会经历学习自主玩耍的过程，让宝宝感觉有趣才是关键。

父母总是忍不住要去“教”宝宝，其实宝宝有自己的玩法。静心观察宝宝，只有当需要时才干预，培养宝宝独立、自主的能力。

宝宝开始了解“更多”这一概念（并没有数字的概念）

■ **表现形式**

通过手势或眼神等非语言的方式，表达想要更多东西的诉求。

给他一个东西（如苹果或饼干），宝宝会伸出手要第二个。

■ **互动建议**

父母要帮助宝宝表达“更多”的意思，多使用表达数量的词汇，比如“你还要一个吗”“再给你两个苹果”。

向宝宝演示如何表达想要更多东西的意思，比如让宝宝把手掌朝上，告诉宝宝这个意思是“我要”。然后往手上放东西，说出东西的数量。又如，举起一个指头说“这是1”，举起两个指头说“这是2”。

■ **注意事项**

不要试图让宝宝了解太大的数字，能了解“1、2、3、4、5”就很好，欲速则不达。宝宝1岁以后才会开始形成数字概念。

宝宝开始意识到环境中某些固定模式

■ **表现形式**

当事情没有按预期的结果发展时，宝宝就会露出惊讶的神情。如妈妈拿起奶瓶走近宝宝却不给宝宝喂水就走开了。

宝宝随着音乐或节拍缓慢地移动身体，但节奏感还不强，意识到有音乐就可以动起来。

■ **互动建议**

认知小游戏：双人舞蹈。

宝宝坐着，尚不能坐的宝宝可坐在妈妈的腿上，妈妈跟随音乐的节奏和宝宝一起摇摆。这种游戏能帮助宝宝发展平衡能力，父母与宝宝目光接触对宝宝的社交和情感发育也非常有益。父母可以选择适合宝宝听的不同风格的音乐，但节奏不要太强烈。

和宝宝一起听音乐、摇摆也是安抚他并使他快乐的绝好方式。

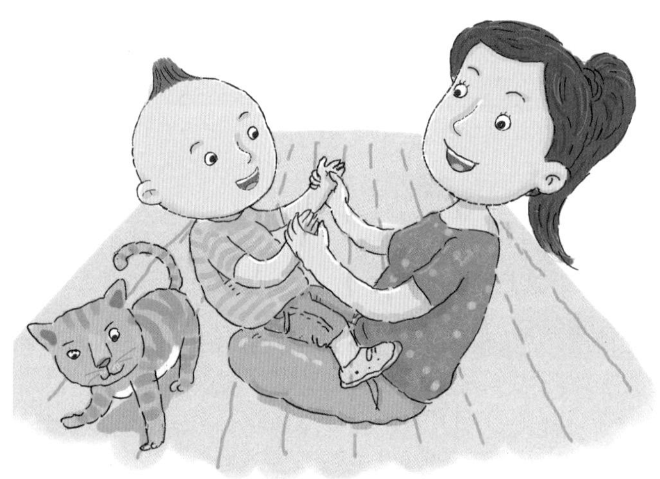

5个月宝宝与妈妈的双人舞蹈

■ 注意事项

由于宝宝尚不能站立，所有的运动都是坐着完成，所以父母应注意避免宝宝向后仰倒。

听音乐是一种非常有效的开启宝宝智能成长之路的方式。熟悉而重复的节奏可以带给宝宝喜悦和安全感，同时可以刺激他的听觉和大脑。宝宝会听出自己熟悉的音乐，当熟悉的音乐响起时，他会随着音乐扭动起来。

运动能力

3~6月龄宝宝运动能力发展的里程碑事件

可以从一侧翻到另一侧，从仰卧位翻到俯卧位，再翻回来。

可以用手支撑坐立起来。

能一只手拿物品，将物品从一只手换到另一只手。

平衡与粗大运动

父母可以按阶段来观察宝宝的运动，2~3个月时可观察宝宝在俯卧时，抬头与竖颈的能力、踢腿的力量、握持反射和拥抱反射的对称性；3~4个月时可观察握持反射、拥抱反射等原始反射的消退情况；6个月后则可按时间顺序依次观察宝宝坐、站、走、跑的动作能力与相应能力出现的月龄。

抬头：3个月的宝宝可抬头约45°，较稳，扶坐时竖颈稳，并能自由转动。5~6个月的宝宝俯卧时可抬头90°。

翻身：4~5个月时，宝宝可较有意地从侧卧位翻到仰卧位，但无身体的翻转；5~6个月时，宝宝能从仰卧位翻至侧卧位，或从俯卧位翻至仰卧位；6~8个月时，宝宝可有意伸展四肢，连续从仰卧位翻至俯卧位，再翻至仰卧位。

坐：扶着3个月的宝宝坐起来，他的腰背呈弧形；4个月时，扶坐的宝宝能竖颈；6个月时，宝宝能靠双手支撑，稳坐片刻。

匍匐、爬：2个月的宝宝在俯卧时能交替踢腿，这是匍匐的开始；3~4个月的宝宝可用手支撑上身数分钟。大部分宝宝在8个月时可以爬行。

站、走、跳：5~6个月的宝宝在扶立时双下肢可负重，并上下跳；10个月的宝宝可独自站立；12~15个月的宝宝可独立行走。

精细运动

3个月时，宝宝的握持反射消失，可以在胸前玩手，看到新奇的东西时全身乱动，并企图用手抓住物品，但即使抓住，一会儿就会松手；4个月时，宝宝可以用手掌握住物品；5个月时，大拇指参与握物，宝宝会试图把抓得到的东西放进嘴里；6~7个月的宝宝能独自玩弄小物品，不仅会延续将物品换手的能力，还会增加捏、敲等探索性动作。

3~6月龄宝宝运动能力发展表现与互动建议

更多地活动大肌肉

表现形式

俯卧位时抬头、挺胸后仰以及弯曲双腿，这些动作的持续时间较1~2个月时会延长。

仰卧位时无意识地活动手臂和腿。

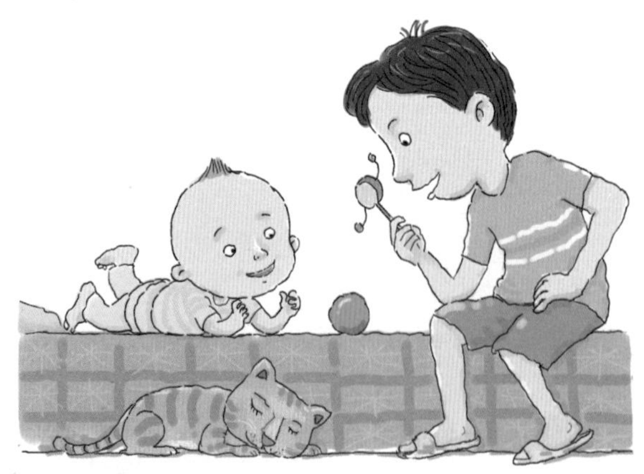

俯卧更有力量

■ 互动建议

鼓励并协助宝宝发展粗大运动能力。协助宝宝活动，不是急于帮助他进行较大的运动，而是给宝宝自由发展的机会。

在这个月龄段，父母仍然可以尝试把宝宝放在没有限制的空间里，让宝宝有更多的机会和空间自由地翻身、伸展、玩耍，但要看护好宝宝，保证他的安全。

■ 注意事项

在粗大运动能力发展过程中，每一个动作出现的先后顺序和动作幅度都有所不同。做婴儿操是发展粗大运动能力的一种助力方式。

父母可以继续抚触，增加宝宝的安全感。

锻炼宝宝的粗大运动能力时，要注意安全。

开始有目的地使用手臂和腿，学会控制头和身体

■ 表现形式

开始左右翻动但不能翻身，有时候会顺应力的方向完成一次翻身。

手肘弯曲，支撑自己的身体。

在趴着的时候会抬头挺胸。

■ 互动建议

运动小游戏：自由翻滚。

妈妈将一块柔软的毯子平铺在床上，让宝宝趴在毯子上，抓住宝宝身体一侧的毯子边，缓缓地将毯子抬起，使宝宝身体倾向另一侧，将宝宝放平，稍做休息，换另一边做同样的动作。

掀起毯子时要温和轻柔，同时别忘了跟宝宝说话。

宝宝在翻身时会感到十分愉悦，甚至会大笑。同时，他能

感受翻滚时肌肉的力量，会有意识地去控制，这对锻炼肌肉很有帮助。

■ **注意事项**

注意动作要轻，不要惊吓了宝宝。

开始表现出协调和平衡

■ **表现形式**

有物品在后背支撑时，宝宝可以坐着。

匍匐爬行或向后爬行。

■ **互动建议**

运动小游戏：抓玩具。

在宝宝伸手可及的地方悬挂一些小玩具，给他抓握的机会，训练手眼协调能力。如果宝宝还不会坐，可以在他躺的地方放一个玩具架，将重量很轻的玩具悬挂在上面。

玩具的质地、形状、颜色尽量多样化，可选择日常的生活用品，比如小袜子、小彩球、铃铛、毛绒玩具等。宝宝会主动翻身，甚至会爬行去抓玩具。

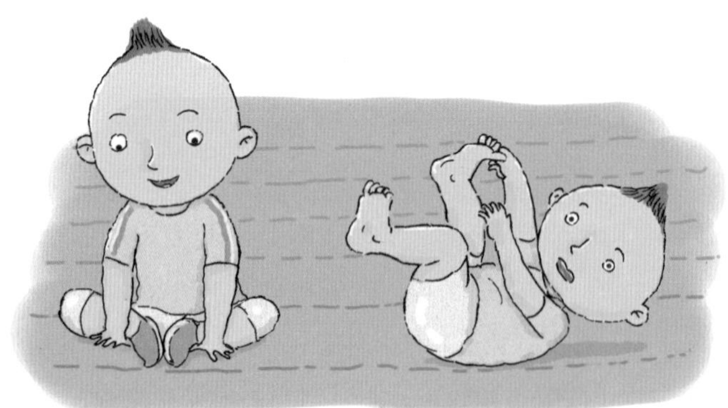

玩手玩脚

■ **注意事项**

主动抓拿东西是一种大脑、眼睛、四肢同时活动的过程。

保持玩具安全、卫生。

在伸手和抓握物品时学习控制自己的手

■ **表现形式**

视线和头部都随着物品的移动而移动，伸出手去拿，并抓住物品放到嘴里。

用手指捏住小物品。

■ **互动建议**

运动小游戏：找球球。

妈妈坐在地板上或椅子上，宝宝坐在妈妈腿上，妈妈扶好宝宝防止其前倾。妈妈把一个颜色鲜艳的小球渐渐靠近宝宝眼睛，同时与宝宝对话，可以对宝宝说：“小球要动起来了。”然后慢慢地左右摇动小球，让宝宝的视线随着球的移动而移动，动作要慢。

等宝宝熟悉了这个游戏后，妈妈可以把球拿得远一点，变换摇动小球的方向。宝宝仰卧时也可以做这个游戏。妈妈也可以穿上色彩鲜艳的衣服，充当宝宝最爱的“大球”。

■ **注意事项**

这是宝宝学习发展手眼协调性以及更有意识地控制手部运动的过程。当妈妈把球交到宝宝手里时，他会用双手的手指去抓挠球的表面，强化了手指的动作。同时，宝宝也能学会用双手抱球。

不要将球太靠近宝宝的眼睛，距离宝宝30~40厘米比较合适。

表现出肌肉控制精细运动的力量和协调性

■ 表现形式

主动抓住成年人的手指。

把头准确地转向声音来源，对呼唤自己名字的声音立即做出反应。

伸出双手索要玩具或奶瓶。

抬起脚，可以伸手去抓脚；观察并吸吮手指或脚趾。

用整只手抓住柔软的玩具，放下，再抓起来。

■ 互动建议

运动小游戏：摸布球。

宝宝到了五六个月时，开始学习用手抓、摸，这时候用一个由不同触感的布料做成的布球就能最大限度地满足他的需要。

刚开始练习时可以先把布球放在宝宝手里，让他练习双手握球。因为布球非常柔软，所以宝宝抓握很方便。接下来再给宝宝不同硬度的物品，让宝宝慢慢体会各种物品的不同，尝试不同的抓握和触摸方式。最后，把不同硬度的物品放在一起，让宝宝自己去抓拿。

■ 注意事项

准备的物品大小要适合宝宝的手，因为练习的目的就是锻炼手的精细运动。但让宝宝抓取物品时，父母应在旁边看护。

保持物品的卫生。

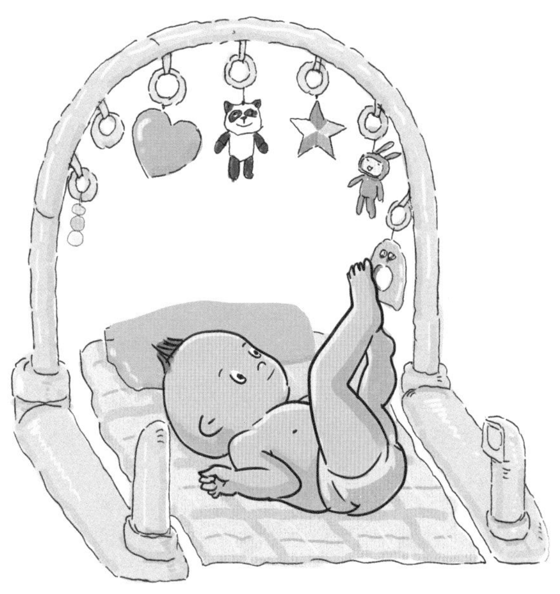

双脚抬起踢物

语言与交流能力

3~6月龄宝宝语言发展里程碑事件

- 能够听出自己的名字。
- 开始表达“不”的意思。
- 能分辨出不同语调和语气所饱含的感情。
- 能发出代表高兴或不高兴的声音。
- 能发出含糊不清的语音。

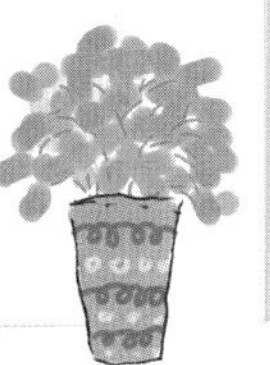

前文已经提到，学习语言的前期是练习发音与学大人说话。前期主要指0~12个月。语言的完善是一个奇妙的进程。

宝宝使用语言是在理解语言之后，一般要经过3~4个月。婴儿期的宝宝通过视觉、触觉等与听觉的联系，开始理解一些常用词的意思或者日常用品（如杯子、电灯）的名称。成人对婴儿发音给予及时、恰当的应答，多次反复强调也可以使婴儿逐渐理解这些语音的含义，语言与词义的联系就被储存于宝宝的大脑中。当语言具有特殊意义时，听觉中枢与运动性语言中枢间建立起联系通路，婴儿开始出现有意发音，即最初出现的口头语言。3~4个月的婴儿会反复咿呀作声，含糊不清。

在语言与交流能力完善进程中，1个月的宝宝对声音敏感；3个月的宝宝可以发出“咕咕”的声音；4个月的宝宝可以对声音进行定位，并发出笑声；6个月的宝宝已经可以听出自己的名字，可以尖叫、学习语言，用不同的哭声表达感情。

3~6月龄宝宝语言与交流能力发展表现与互动建议

通过倾听和观察，了解语言的意义：
对经常听到的声音和词语做出反应

■ 表现形式

会朝着声音发出的方向准确转头。

对熟悉的声音表现出兴奋。

当父母发出声音或者做出手势时，宝宝也会发出声音或者做出手势来回应。

■ 互动建议

语言小游戏：妈妈（爸爸）摇篮。

通过与宝宝面对面的声音和表情交流，让宝宝清楚地观察到语言和情感之间的联系。妈妈用舒服的姿势坐在椅子上，双脚放在前面的一个小板凳上，让宝宝平躺在大腿上，脸朝向妈妈，小脚朝向妈妈的腹部。用手托住宝宝的头，妈妈的身体一边轻轻左右摇晃，或弯起和伸直自己的腿，一边哼唱宝宝喜欢的歌谣。

■ **注意事项**

不要忘记同时与宝宝进行语言、眼神和表情的交流，可以说话，可以唱歌，但一定要有表情和眼神交流。

妈妈要充分利用自己的声音与宝宝交流，因为宝宝对熟悉的声音的接受度更高，而他最熟悉的就是妈妈的声音。

与宝宝对话时语速要稍微慢一些，发音清楚些，表情要愉悦柔和。

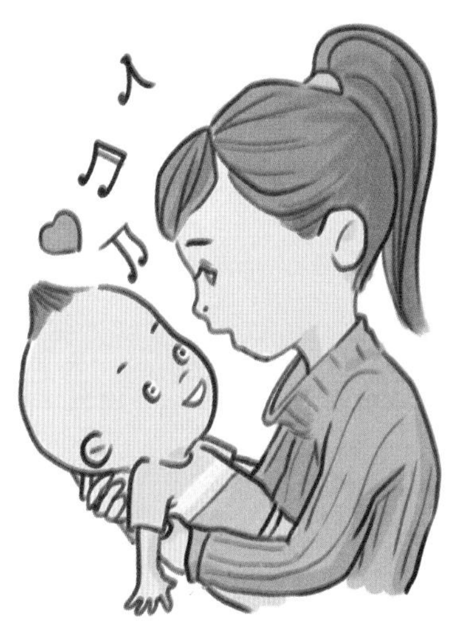

妈妈哼歌给宝宝听

开始使用动作和手势以及简单的声音表达思想和需求

■ 表现形式

针对别人的声音或者手势做出回应，微笑、手舞足蹈。

发出“咕咕”声，进一步发展到学习语言。

通过发出声音或者做手势，试图让人知道自己的情绪，从而表达需求。

■ 互动建议

协助宝宝理解词语并学会发音。父母要帮助宝宝理解“声音和手势都有特定意义”这个重要知识。最好的方法就是通过仔细观察，熟悉宝宝的声音和手势，在宝宝有所表达时认真听、看，并帮他表达。比如，宝宝说“爸爸”（实际上没有爸爸的意思，只是音节），这时候爸爸要拍拍自己，说“我是爸爸”，让宝宝知道，你就是“爸爸”的意思。

■ 注意事项

这个阶段宝宝开始通过思考将声音与具体的含义建立联系。这个反馈通路需要反复刺激才能有效建立。建立声音与具体含义的联系的过程在语言发展中十分重要。

不要急于让宝宝“说话”，理解比说话来得重要得多。与宝宝进行动作、表情互动，可以帮助宝宝理解发音所代表的意思。

要有耐心等待听见宝宝叫“妈妈”“爸爸”的那一刻。

开始理解并运用声音进行表达和交流

■ 表现形式

主动发出声音以引起熟人的注意。

当被叫到名字时，立即用表情或者肢体动作进行回应。

对成年人的面部表情做出回应，如看见妈妈不高兴时保持沉默。

■ **互动建议**

父母要主动与宝宝说话、交流。与宝宝说话的时候要注意：说话时尽量看着宝宝的脸，让宝宝看到说话者的口形。和宝宝说话要尽量用夸张的语调，并放慢语速，语句要简单。

任何时候都可以向宝宝描述他正在经历的事情：洗澡、穿衣、吃饭、大小便、睡觉、玩玩具，等等。

■ **注意事项**

宝宝开始尝试用声音进行社会交往是这个阶段发育的重要特征。跟宝宝说话是刺激其语言与交流能力发展的重要方式，尤其是父母跟宝宝说话。

注意与宝宝说话时要配合相应的表情和手势。

社交与情感

在这个阶段，父母可能会惊喜地发现，宝宝不但开始观察和思考，而且表现出了要社交的意愿。而其中最容易被观察到的现象，就是宝宝似乎通过一些细小的举动表现出交流的冲动，如看见妈妈就举起手，或咿咿呀呀地“说”着什么。而且，宝宝开始逐渐显露出自己的个性了。这些现象都表明，宝宝的社交、情绪和情感进入了融合阶段。

3~6月龄宝宝社交能力与情感发展里程碑事件

喜欢社会活动。

喜欢照镜子。

对别人表达出的感情进行回应，享受这种感情的交流。

社交能力与情感表达是宝宝性格的主要体现。宝宝的情感丰富过程，也是宝宝不断观察他人的情绪、不断积累、不断体验的过程，从简单到复杂。最后，宝宝的情感状态会成为他个性特征的一部分。

3~6月龄宝宝社交能力与情感发展表现及互动建议

与固定的成年人交往、建立信任感和依恋感，表现出对某个家庭成员的偏爱

表现形式

会主动寻找喜欢的人，当喜欢的人靠近时就表现得很开心。

更愿意被喜欢的人抱着。

互动建议

给予宝宝的爱越多越好。

父母要尽可能多地与宝宝接触和交流。

对于这个阶段的宝宝来说，来自妈妈的爱和亲昵比什么都重要。不必担心这样会对宝宝造成不良影响，不要吝啬你对爱的表达，给他尽量多的爱和拥抱。但这并不意味着父母需要一直抱着或者摇着宝宝，而是要给予关爱。

注意事项

父母对孩子3岁前的行为发育具有决定性的影响。3岁前孩子形成的心理状态和行为习惯可能会贯穿一生，而父母在培养孩子的过程中所付出的情感至关重要。孩子内心世界平和、少有焦虑是因为他得到了足够的安全感和满足感。

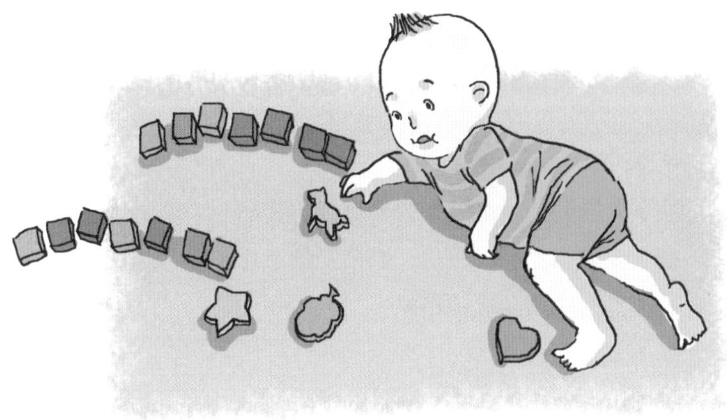

自己玩玩具

尝试与人交流，对熟悉的人进行回应

■ **表现形式**

会盯着大人的脸看，对熟悉和不熟悉的人露出不同的表情。

当熟悉的人靠近时，会微笑并试图说话、打招呼。

■ **互动建议**

情感小游戏：看“脸谱”。

自制“脸谱”。父母从各种杂志、相册中将不同性别、不同年龄并有不同表情的面孔搜集起来，为宝宝制作一本“脸谱书”。把宝宝搂在怀里和他一起看，同时可以讲解和模仿这些脸谱的表情，帮助宝宝理解表情和情绪之间的关联。

■ **注意事项**

当宝宝开始理解并尝试与人互动的时候，最需要的是得到回应。父母应该是最直接的互动者，可以在不同的场合做出各种表情，加深宝宝对表情的理解。6个月以后，宝宝也开始学习模仿了。

开始探索周围的环境，扮演“社会人”的角色

■ 表现形式

伸手去取、拍打或者操纵够得到的物品。

指向想要的物品，表达“拿来”的意思。

对不喜欢的物品表示拒绝。

■ 互动建议

情感小游戏：抓拿玩具。

在宝宝的周围放置供宝宝抓拿的色彩丰富的玩具，或者慢慢移动会发出声音、颜色鲜艳、宝宝感兴趣的玩具，等宝宝注意到玩具后，将玩具左右移动，让宝宝跟踪玩具，最后给机会让宝宝抓住玩具。

6个月的宝宝还可以趴着玩，父母可以鼓励他伸手抓玩具。

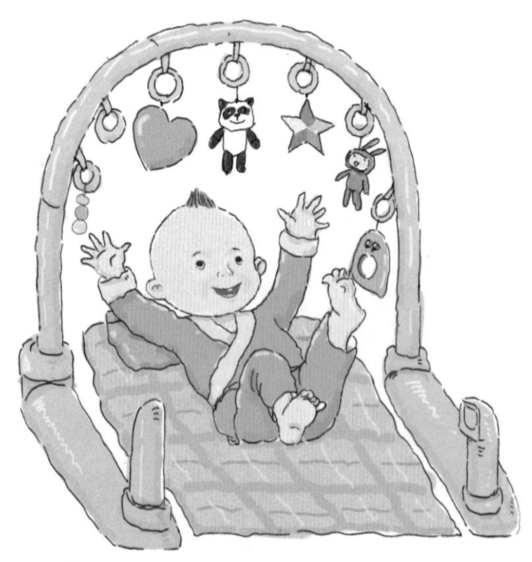

伸手抓玩具

■ **注意事项**

要帮助宝宝融入周围世界，让其享受与人交流的乐趣。

不要过分激惹宝宝，以免造成宝宝对社交的恐惧。

体验和表达一系列情绪——开始“模仿”他人的表情

■ **表现形式**

当他人微笑或者大笑时，宝宝也会如此。

当有人对宝宝说话时，他微笑或者手舞足蹈。

微笑并且将手伸向想要的物品。

当宝宝厌倦了游戏或者疲惫的时候，会停止与周围人的眼神接触。

通过转头表示不喜欢某个人、某个物品或食物。

■ **互动建议**

及时回应宝宝的厌恶和喜欢。

在微笑中与宝宝互动。

宝宝哭闹时不要训责，父母不要让自己的负面情绪影响到宝宝。

当宝宝喜欢某种活动、某些食品或者物品时，表示赞许并且做出积极回应，允许宝宝拒绝食品和奶瓶，让宝宝感受到你知道他不喜欢这些食物，例如，“你不张嘴，妈妈知道你不喜欢这个奶瓶”。

当宝宝第一次见到不认识的亲人时，可能会产生恐惧或抵触的情绪，父母可以轻声告诉宝宝“这是你的奶奶”等，等待宝宝慢慢接受。

■ **注意事项**

让宝宝开心地参与到各种活动中。无论是吃东西还是玩要，都要让愉快的气氛贯穿其中。宝宝不喜欢的食物，可以暂时停止喂哺，下一次再试。如果宝宝疲倦了，就让他去睡觉，而不能强迫他玩要。不要让陌生人强行抱走宝宝。要让宝宝通过接触慢慢接受并熟悉。

开始调控自己的感觉和行为

■ 表现形式

吮吸拇指或安抚奶嘴获得自我安慰。

当宝宝被晃动或者被轻挠背部时就会睡着。

宝宝单独玩要时不喜欢被打扰。

■ 互动建议

尊重宝宝的情绪。不管宝宝的情绪是正面的还是负面的，都应该尊重。千万不要对他们的情绪表现出不屑或不认同。例如，当他不安或者吵闹时，不要随意对他们说“好啦，好啦，不要吵了”，而是应该针对当时的情境说“宝宝想睡觉了吗？”“宝宝饿了吗？”等。说法和语气不同，对宝宝产生的影响是不一样的。

■ 注意事项

每个人的情绪在一天的时间里都会有变化，包括婴儿期的宝宝。

尽量不要给宝宝安慰性的物品，如奶嘴。及时制止宝宝吸吮手指。宝宝对安抚奶嘴的长期依赖会影响到情绪的发展，最好一开始就不要让宝宝对安抚奶嘴形成依赖。如果因为某些原因必须要给宝宝抚慰，如宝宝入睡困难，用安抚奶嘴前最好先试用其他的办法，如给宝宝喜爱的毛绒玩具、小毯子等，让他抱着入睡，万不得已才用安抚奶嘴。宝宝睡着后，将安抚奶嘴拿开，不要让安抚奶嘴一直接触宝宝的口腔。

开始发展一种积极的自我意识

■ 表现形式

开始对自己的手和脚感兴趣，玩手脚。

通过吸吮拳头或掰脚趾探索身体。

朝镜中的自己微笑，并用手去抓摸（并不知道是自己）。

主动寻找自己喜欢的物品或者玩具。

■ 互动建议

情感小游戏：鼻子在哪里?

这是个简单的游戏，可以随时和宝宝一起玩。父母微笑着问：“你的鼻子在哪里呀？”稍微停顿几秒钟，轻轻点着宝宝的鼻子，用夸张的语气和表情回答：“鼻子在这里呀！”当宝宝熟悉这个游戏后，父母继续用同样的问法帮宝宝认识自己的身体。

如果宝宝回答对了，一定要用欣赏的语气和表情鼓励他，你会看到宝宝也对妈妈的鼻子、嘴等做出回应，激动地挥舞着手臂或者开心地大笑。

■ 注意事项

对身体的探索是宝宝情感发育的重要阶段。宝宝注意到自己的手和脚并自己玩耍，看见戴眼镜的人会盯着看，抓妈妈的眼镜，指鼻子……这些都是自我意识开始发展的积极表现。发展自我意识也是观察力发展的基础。当宝宝在玩耍时不要打断他。

7~12月龄宝宝智能成长

又一个新的阶段开始了。随着身体的生长，器官的发育，宝宝渐渐能够坐立、爬行，活动范围逐渐增加，获得了探索外界的新技能。这个阶段的宝宝认知及交流能力将出现惊人的发展，宝宝开始有了自主意愿和想法并形成了初始的性格。大多数父母对这种变化感到惊喜，与此同时也要迎接更严峻的挑战：宝宝需要父母互动配合的时间更长了，互动内容也更多了。

这个阶段可以说是宝宝一生中饮食结构变化最大的阶段。引入其他食物（辅食）显得非常重要，因为饮食的舒适度影响心理的健全程度，心理状态决定了宝宝对环境的适应能力。可见，基本生存需求的满足对宝宝发育的影响其实是很大的。到了这个阶段，之前已经解决了的喂养和睡眠问题可能再度出现，父母必须要有一定的思想准备。

这个时期的宝宝开始有了防范意识，陌生人与他们接近变得困难，尤其是性格中有对陌生环境产生消极反应趋向的宝宝表现更明显。宝宝拒绝医生靠近，去医院做保健检查也变得困难。因此，父母要认真对待，观察宝宝的性格特点，积极顺应并引导特殊时期宝宝的心理、行为、认知、社交和情感等的全面发展。

我们前面已经提到，心理、行为发展受到遗传和环境两个方面的影响。遗传不仅决定脑组织结构的形成，还影响大脑对环境做出选择和反应的方式。但遗传对心理、认知等发展过程的控制，对儿童神经、心理发育影响的差异是很大的。我们可以通过改善环境得到更好的结果。

宝宝的各种能力在这个阶段的发展极其关键。在0~12月龄的里程碑式的生长发育标志中，这个阶段的标志占到了近三分之二。而且，许多标志直接关系到宝宝未来的身体和心理健康，关系到智能的持续成长。因此，这个阶段是家庭早期教育的重要时期。父母需要提前了解关于这个阶段与宝宝互动交流的技巧，用更多的时间与宝宝玩耍，促进宝宝各方面能力的发展。

发展认知

7~12月龄宝宝认知发展里程碑事件

会用各种方法（摇、撞击、扔掉、抓起等）探索物品。

将藏起来的人和物品找出来。

认出照片中熟悉的人。

模仿别人的动作和姿势（真正的模仿行为）。

正确使用物品，如拿杯子喝水，用梳子梳头，打电话并与对方说话。

7个月的宝宝对双手表现出更大的兴趣，宝宝的双手成为他探索世界的工具。用双手握持、摔打、摇晃物品，就是宝宝主动了解身边物品的主要手段。

爸爸妈妈要观察宝宝的连续行为。最开始的时候，宝宝将拿到的每样物品都往嘴里送。慢慢地，宝宝拿起新的物品后，先审视一番，再从一只手换到另一只手，敲一敲，捏一捏，扔掉，或者放进嘴里。宝宝的每一个动作都是在试图了解手里的物品是干什么的，同时用双手感受物品的特性。宝宝的动作和表情丰富而复杂，这是回应周围环境的表现，代表了不同的思考，是判断该阶段宝宝认知发育程度的重要指标。

如果宝宝在接触新鲜物品时，表现出快乐、持续的兴趣和活力，就能表明其内在动力或控制性动机的存在。如果新的物品（玩具）不能引起宝宝的兴趣，父母就需要查找原因。一般说来，只有当宝宝感到安全时才会出现控制性行为，表现为兴趣的集中和大胆尝试；而宝宝缺乏安全感时，则表现为注意力涣散，不愿尝试，畏首畏尾，缺乏活力。营造安全有爱的环境对提高宝宝的认知能力作用巨大。

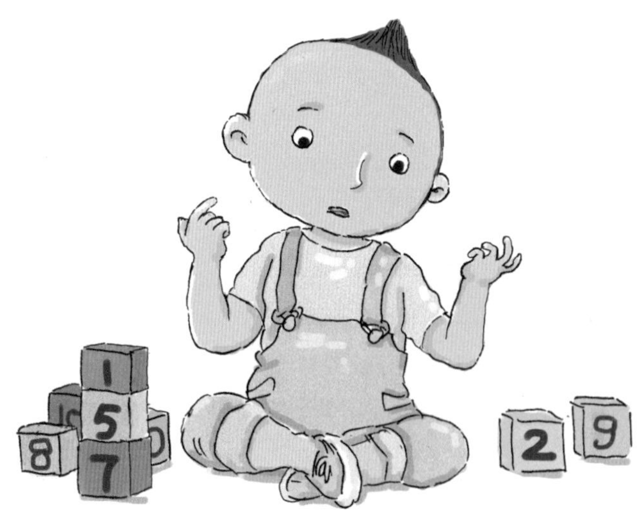

7~10个月宝宝认知发育：看手指

形成客体永存的认识

在8~9个月时，宝宝发育的一个重要里程碑事件是形成客体永存（又称事物永存或者物体永存）的基本认识，并持续发展，不断加深。他会对从眼前消失的物体产生新认识。

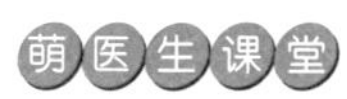

什么是客体永存?

由于发育过程中象征性机能（与想象有关）的产生，婴儿期宝宝逐渐开始认识到一个物体即使不在眼前也仍然存在于某个地方，这种认识叫作客体永存，又叫事物永存或者物体永存。宝宝知道物体的存在。基于表情可以代表语言，声音可以代表某个人，游戏中消失的玩具又再出现等体验，宝宝渐渐意识到物体不会真的消失。可以这样来理解，客体永存指的是当物体从人的视线中消失时，我们知道这个物体并不是不存在了，而只是我们看不见了。

客体永存认识的形成，是宝宝认知发展的一次飞跃。

4~7个月的宝宝能够俯视落下的布球，但当布球看不见时，他便放弃了。在8~9个月时，宝宝开始有客体永存的认识后，会坚持寻找从眼前消失的物体。他可以找到藏在布下面或人背后的物体。在躲猫猫游戏中，当父母用双手遮住自己的脸，然后再瞬间打开时，宝宝会突然笑起来。这是因为，当妈妈用双手遮住脸时，婴儿期的宝宝以为妈妈消失了，正在疑惑或者要哭时，突然又看到了妈妈的脸，感到十分惊喜。这是典型的客体永存的启发性游戏。捉迷藏能给宝宝带来很大的快乐，因为婴儿期宝宝能从中感受到一种从“无”到“有”的惊喜。这些都是宝宝自身能力在不断变化的表现。

7~12月龄宝宝认知发展表现及互动建议

获得的信息被储存，发展记忆能力——对喜欢的歌曲、故事或人做出反应

■ 表现形式

听到熟悉的音乐、歌曲或故事时会蹦跳、微笑或伸出手臂。

看到喜欢的人再次出现时会微笑，甚至发出“咯咯”的笑声。

与熟悉的、喜欢的宠物玩耍。

喜欢同龄小朋友。

■ 互动建议

用“固定流程”帮助强化记忆。父母可以针对每天早晨起床后要完成的事情设计一套固定的流程：脱衣服、换尿布、穿衣服、洗脸、喂奶、出门散步、加餐、午餐前玩一会儿游戏或看一会儿绘本、午餐……在晚上入睡前听同一首摇篮曲（可持续播放数日，宝宝熟悉后再换一首），定时为宝宝朗诵节奏重复的歌谣、儿童诗以及短小的诗词等。虽然宝宝听不懂，但在潜意识里会留下记忆。

这些简单重复的过程不但能够带给宝宝安全感，也能帮助他一次次巩固获取的信息，强化对知识的记忆。

■ 注意事项

记忆的形成源于感官受到的刺激。当环境中的刺激变得越来越复杂时，就需要大脑提取信息然后储存，成为记忆。“固定流程”不仅可以强化记忆，而且对宝宝养成良好的习惯也有所帮助。

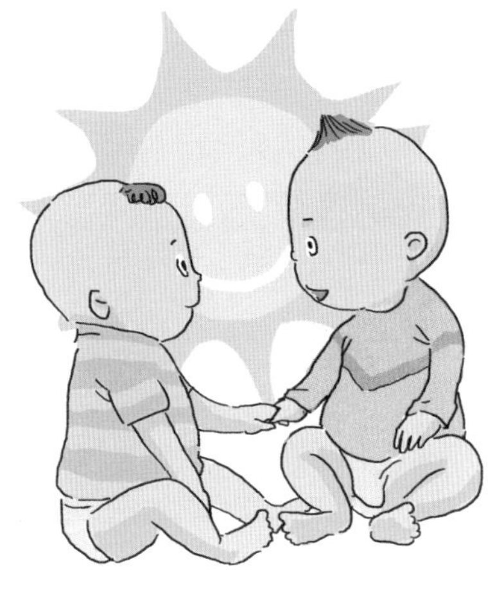

和同龄小朋友玩耍

会主动寻找想看到但又不在视线范围内的成年人或物体

■ 表现形式

当陌生人靠近时会有惊诧、躲避等反应。

当喜欢的人或玩具离开视线范围时会寻找。

寻找掉落后看不见的物体。

■ 互动建议

认知小游戏：躲猫猫。

从9个月左右开始，宝宝会开始理解“暂时看不见的人或物体仍然存在于其他地方”的事实。躲猫猫游戏可以很好地帮助宝宝理解这件事情。

妈妈可以将一张小毯子或毛巾放在脸前，同时问宝宝“妈妈在哪里”，然后重新露出脸来；或者将毛巾放在宝宝脸上，然后突然取掉，同时开心地大声说“躲猫猫”；也可以用毛巾将玩具盖起来，让宝宝去找。

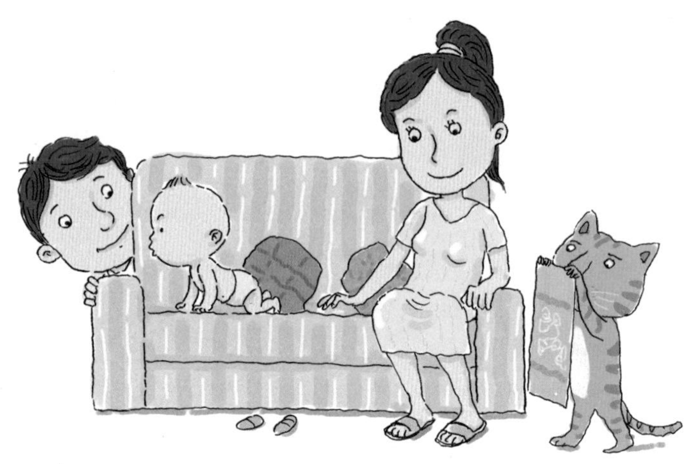

9个月宝宝玩躲猫猫游戏

■ **注意事项**

父母可以改变游戏的形式，加上声音、空间的元素。

将宝宝喜欢的玩具藏起来，然后再帮助他找出来。加入空间的元素：将宝宝喜欢的玩具从一个房间移到另一个房间，带宝宝一起找到玩具。加入声音的元素：爸爸在另一个房间叫宝宝的名字，妈妈抱着宝宝找到爸爸。

让物品消失，再寻找

■ **表现形式**

扔物品，或者把桌上的物品故意丢到地下，然后假装寻找。

把物品放到容器里再拿出来。

把折好的衣服掀开，甚至把衣柜里的袜子、衣服都掀起来。

喜欢与父母玩物品消失的游戏。

■ **互动建议**

当宝宝扔物品时，和宝宝一起将物品找回，并告诉宝宝物品的名称。

协助宝宝将物品放到容器里，然后再拿出来，强化“客体永存”的认识。

让宝宝躺在床上，父母把玩具熊藏起来等一会儿再找回来。

爸爸抱着宝宝，妈妈藏在爸爸的背后，逗引宝宝来找。

■ **注意事项**

当宝宝对拿开物品、物品又再次出现这样的现象表现出极大兴趣并投入极大的关注时，说明宝宝进入了探索“客体永存”的关键期。大脑额叶是处理高级信息的部位，“客体永存”概念的逐步建立说明宝宝的大脑额叶前部的前额叶前外侧皮质活动频繁，发育日趋完善，同时也表明宝宝的智力和瞬间记忆力也开始发展。

主动做出简单的动作，开始思考因果关系并不断地体验因果关系

■ **表现形式**

推动小球并观察小球会滚到哪里（注意：推动，然后观察小球去了哪里）。

当发生意料之外的事情时会表现出惊讶，比如正在玩小球时，有人将小球拿走。

在一段时间内只玩感兴趣的相同的玩具，并观察玩具的特征，比如让小汽车车轮不断转动，或者反复按压音乐玩具的按钮听声音。

■ **互动建议**

认知小游戏：砰砰响。

准备互相碰击时可以发出声响的玩具，如两块积木。父母给宝宝示范，两只手各拿起一块积木，然后碰撞，发出声音。让宝宝自己碰响玩具，宝宝会非常兴奋并重复这个动作。替换不同的玩具发出不同的声音，但注意玩具一定要安全。

认知小游戏：滚筒。

将一张厚纸卷起来做成纸筒，纸筒内径可以大一些。准备一些体积较大但能从纸筒中通过的积木、球或其他玩具。将纸筒倾斜，把物品一件一件地放入纸筒，向宝宝演示如何让这些玩具从纸筒的一边滚到另一边。注意观察宝宝的反应。让宝宝将抓住的玩具放进纸筒内，倾斜纸筒，让玩具从另一边滚出来。

■ **注意事项**

当玩具被放入纸筒并从另一边滚出来时，对宝宝有两个重要的暗示：一是玩具消失后再现，二是物品的移动。宝宝对物品的移动好奇的过程实际上也是在接受综合刺激的过程。而消失物品的再现则可以强化宝宝对客体永存的认识。

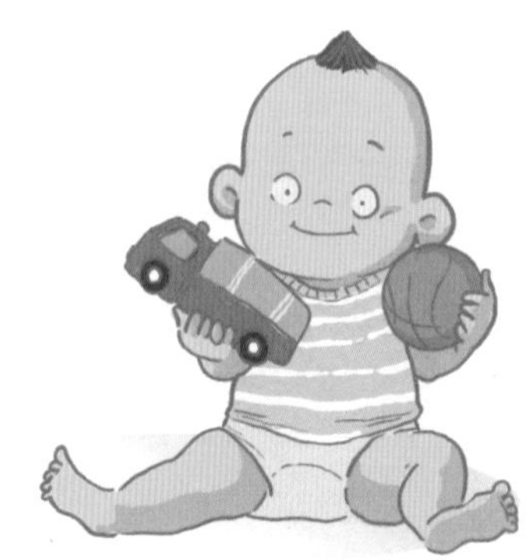

玩小汽车

开始发展解决问题的能力——观察他人并模仿他们解决问题的方法

■ **表现形式**

密切观察成年人如何打开容器或让玩具（如发条玩具、按钮玩具）动起来。

试图重复成年人的动作，一旦成功，极其兴奋。

指着书上的图片并期待成年人能够说出图片上所画之物的名称。当第二次打开书时，常常指着同一张图片期待回答。

■ **互动建议**

父母后退一步，不要急于回答或提供帮助，把解决问题的空间留给宝宝。

宝宝长到9个月大之后，父母就可以开始培养他独立思考和解决问题的能力了。如果宝宝在玩耍和游戏的过程中遇到问题，爸爸妈妈不要马上冲过去“救急”，最好稍微等一等，观察和鼓励宝宝自己尝试，当宝宝表示需要帮助时再进行干预，干预的方法以交流和示范为主。帮助宝宝重复可以完成的动作，对培养宝宝独立思考能力和动手能力的培养也非常重要。

■ **注意事项**

只要宝宝遇到的问题没有危险，父母就不要急于“救急”，一定不要强加给宝宝自己的想法。

宝宝在动手解决问题时，可以充分地让全身能参与的部分都参与进来。这种培养思考能力与模仿能力的机会一定要留给宝宝。

开始尝试自己解决问题

■ 表现形式

玩简单的积木或拼图时（提供与月龄相当的积木、拼图的数量或形状），不断重复，企图找到合适的积木或拼图插片。

不断猛击和操纵某个物品，努力将其打开。

不断努力用各种方法试图将物品从容器中取出，比如摇晃容器，或者用手指戳入容器，或者摔打容器。

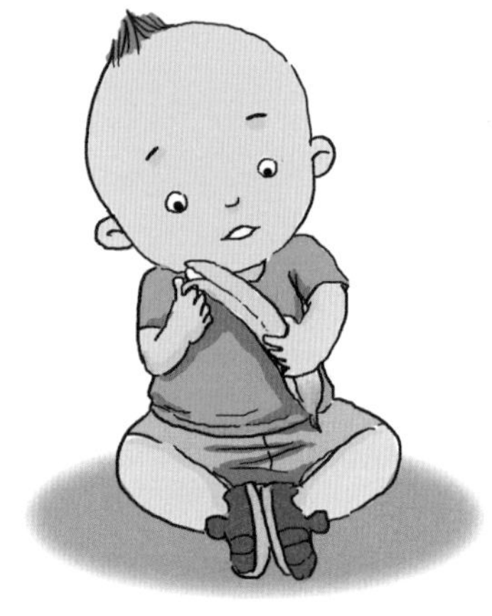

尝试自己解决问题

■ 互动建议

利用好身边的玩具和家里的物品，为宝宝探索身边的环境提供条件。

父母不一定要买新玩具，家里有很多可以用于营造探索环境的物品，会让宝宝的生活变得十分有趣。父母在确保安全的情况下，可以收集各种日常用品，比如木勺、金属碗、金属盘、空盒子和果汁瓶的塑料盖子等，供宝宝玩耍，鼓励宝宝探索并以新的方式使用这些物品，比如将东西放入盒子中，或者把瓶盖都拿出来放在盒子里，或者把盒子摞起来，又或者把小的容器一个一个放入比它大的容器中。

■ 注意事项

这种与宝宝一起玩并引起宝宝兴趣的方法，是最值得提倡也是最有效的家庭教育法。总之，为孩子制造乐趣。让宝宝从小就与父母一起发现乐趣不仅能让全家人得到快乐，让宝宝获得求知的乐趣，更能促进良好的亲子关系形成。

产生数字概念，开始意识到物品的相似性和差别

■ 表现形式

把盖子放在容器上，企图盖紧。

把球一个一个地放入比球大的纸箱里。

一只手里抓着一个玩具时，伸另一只手去拿下一个玩具，眼睛则看着其他玩具。

如果饭桌上有多种食物，会挑自己喜欢的食物来吃，或者将多种食物放进自己碗里。

■ 互动建议

认知小游戏：快乐手指谣。

做快乐手指谣游戏，就是利用五个手指来数数。父母和宝宝一起，边念歌谣边做手指动作。要选择简单有趣的歌谣，以便于宝宝记忆。比如“一根手指点点头，两根手指头碰头，三根手指你我他，四根手指排成行，五根手指像朵花”，唱的同时伸出手指做相应的动作。

■ 注意事项

用有效的方法让宝宝对数字感兴趣，而不是生硬地教他认数字。可以从小培养宝宝对数字的兴趣，将数字知识渗入日常生活中出现的事件中。这个阶段，宝宝虽然可以看你数数，但并不知道数字的含义，因此，数数只是启发宝宝开始建立数字的概念。对宝宝重复数字后，当父母念出“1”时，有的宝宝会努力伸出一根手指头，但这并不表明宝宝知道“1”的含义，只是一种声音和动作的对应。

开始意识到物品有不同的数量

■ 表现形式

用手势或语言表达“果汁喝完了”“我还要”。

用语言或手势要求父母或者熟悉的人再唱一首歌或者再做同样的动作。

会表示需要更多的东西，比如用点头表示“是”。

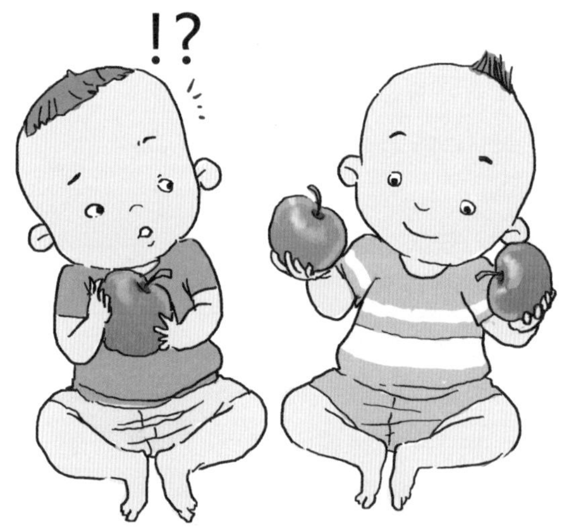

宝宝开始表现出数量的意识

■ 互动建议

可以帮宝宝了解“更多”的简单方法有很多，比如：

给宝宝食物或者玩具时，有意识地为他提供多个选项，让其挑选。

提供3种不同的饼干或2本不同的图画书，让宝宝自己选择。

选择一些有数字概念的纸板书，陪宝宝一起读。如1只羊、2只鸡、3只鸭等，让宝宝通过视觉和听觉感知数字。

■ **注意事项**

认识数字是从感官开始，而不是从说出来开始。数字的概念处处存在：手指、积木块、小球、动物玩具，还有饼干、巧克力、蛋糕等。在宝宝玩耍和吃饭时和宝宝一起数数，可以帮助宝宝建立和强化数字概念。

探索环境，发现新的事物——学习使用简单的工具

■ **表现形式**

拉着拖拉玩具的绳子摆弄，感受绳子拉动物品的力量。

把玩偶和毛绒玩具放在篮子中，将篮子在地板上拖来拖去。

用勺子舀水，或将一个杯子里的水倒入另一个杯子里。

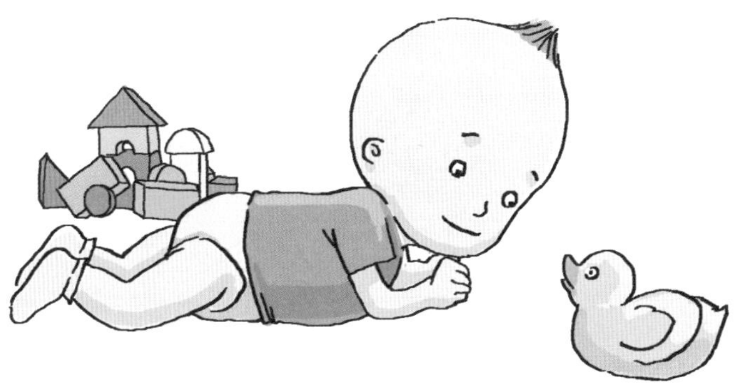

探索：自己拿到玩具

■ **互动建议**

解除所有的束缚，鼓励新想法。

在宝宝尝试使用各种物品的过程中，鼓励宝宝发现物品的新用途，而不是急于纠正或者教他所谓“正确的方法”。比如，当宝宝把积木装在鞋盒子里时，你的回答应该是“哇！原来这里也可以放积木啊”，而不是“不对，积木应该放在积木玩具箱里”。

当宝宝用勺子给玩具娃娃喂水时，不要急于告诉宝宝“玩具娃娃是假的，不会喝水”，而是要表现出对宝宝这个行为的赞赏。给玩具娃娃喂水体现了宝宝使用工具、模仿和最初的想象力三方面的进步。

■ **注意事项**

没有限制，就有创新。不要将自己的想法强加给宝宝，要学会观察、鼓励宝宝，认可并鼓励宝宝的“捣乱”。

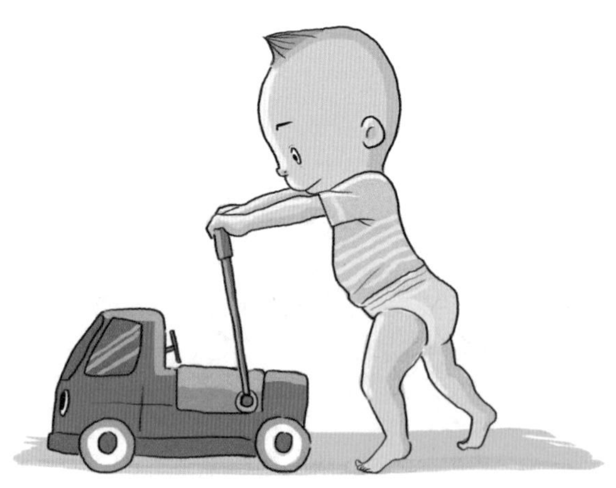

12个月宝宝玩推车

对音乐做出反应，并开始尝试和探索各种绘画用具

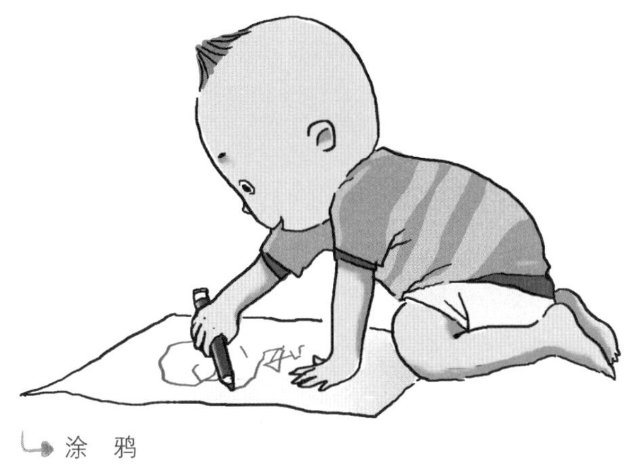

涂　鸦

■ **表现形式**

宝宝听到自己喜欢的音乐时，随着音乐动起来（蹦跳、拍手、摇晃或活动手臂）。

指着音乐播放设备，要求父母为自己播放音乐。

喜欢让手沾上各种东西，什么东西都想抓摸，试探性地触摸脏东西。

用拳头抓住大蜡笔或马克笔，然后在任意平面上乱画。

■ **互动建议**

涂鸦是培养宝宝综合素质的最好的方法之一。备好几张大一些的白纸或浅色纸张，选择色彩丰富的粗蜡笔或者马克笔，将纸张铺好，最好固定在硬板子上，便于宝宝涂鸦。把笔放在宝宝够得到的地方，让宝宝拿起笔随意在纸上涂鸦。

无论画的是什么，宝宝面对自己的作品都会很有成就感，所以父母也要表达自己的喜悦和欣赏哦！千万不要无动于衷，没有反应。

■ 注意事项

通过音乐和绘画发现具有创意的表达方式，这对宝宝来说是一种十分愉悦的经历。

让宝宝随音乐任意扭动、用笔涂鸦是促使眼、手、脑协调的一种方式，是促进想象力发展的一种手段。宝宝在用笔的过程中，不仅练习了抓握和简单的控制动作，还促进了视力和想象力的发展。

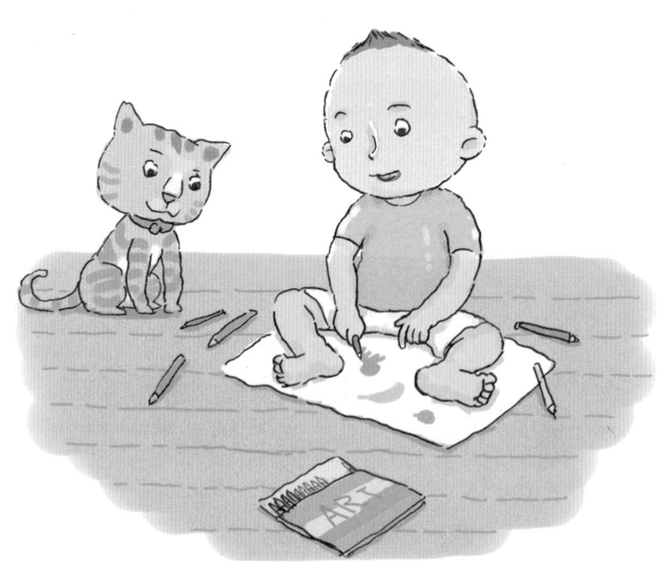

12个月宝宝涂鸦

运动能力

我们已经知道，运动分为粗大运动与精细运动。在7~12个月阶段，宝宝的整体运动功能将得到全面发展。

7~12月龄宝宝粗大运动发育里程碑事件

完全自己坐立。

借助手和腿的力量往前爬。

保持手和膝同时着地的姿势。

依靠手和膝关节支撑躯干往前爬行（跪爬）。

从坐立姿势变换到俯卧位或仰卧位。

借助支撑物能够自己站起来。

扶着床或柜子走动。

独自站立一小会儿。

有的宝宝可以独自行走两三步。

6~7个月后，粗大运动迅速发展。父母要注意观察并记录宝宝坐、站、走、跑等动作出现的时间。

宝宝在5~6个月时能从仰卧位翻至侧卧位，或从俯卧位翻至仰卧位；在6~8个月会有意伸展四肢，并可以连续翻滚。

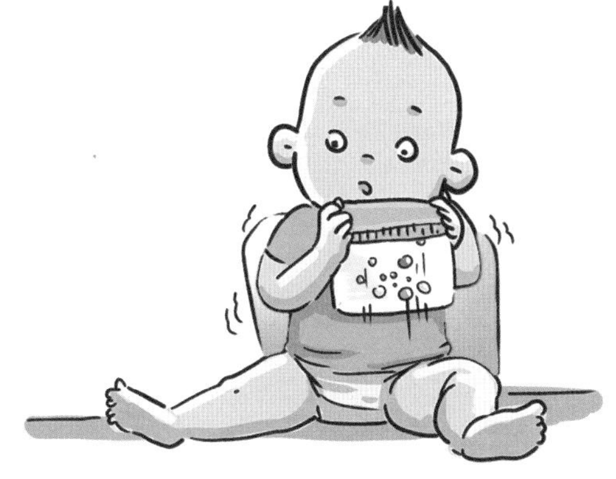

7个月时自己坐

7~12月龄宝宝精细运动发育里程碑事件

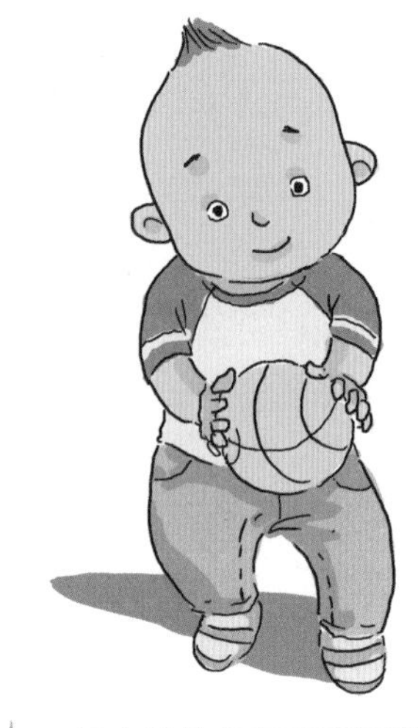

用手指拿物品。

用两块积木相互打击。

将物品放进篮子里。

从篮子里将物品取出来。

把物品扔出去。

用食指指物。

模仿涂鸦。

12个月的宝宝可以玩球了

7~12月龄宝宝运动能力发展表现及互动建议

感官已具备整合能力，感觉运动技能明显进步，视力和感知能力提高

■ 表现形式

把物品从一只手传到另一只手。

眼睛和手部运动具有协调性，观察并准确地抓住物品，拿起物品，放下，再准确拿起。

■ 互动建议

运动小游戏：套碗。

准备不同大小、不同颜色的塑料小碗，让宝宝把碗套在一起。父母做观察员，不要干预。宝宝经过多次练习，最终会按照碗的大小将这些碗套起来。

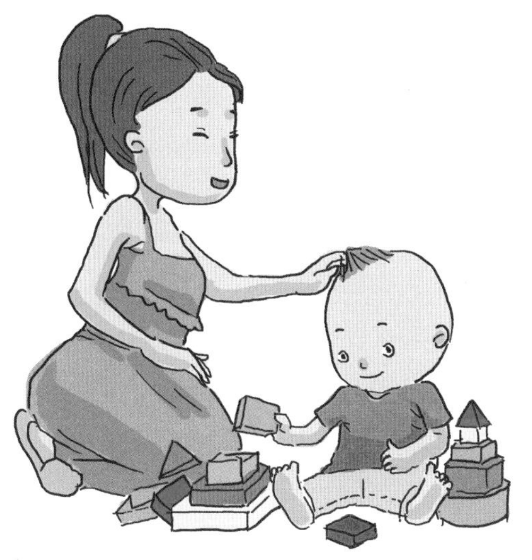

双手交替拿物品

■ **注意事项**

套碗的大小顺序在这个月龄并不重要，关键是这个游戏可以使宝宝的双手及视力同时得到锻炼，从而促进左右脑均衡发展。大小、颜色同时出现，也有利于增强宝宝的记忆力。

可以重叠的东西都可以用来训练。宝宝在玩耍时，手眼配合完成一项任务，产生成就感，可增进其对游戏的兴趣，使其保持兴奋状态。这个游戏对培养宝宝的耐心也大有益处。

感官刺激整合能力升级

■ **表现形式**

用手和嘴感受世界，喜欢先触摸，然后将物品放入口中。

用眼、手同时感受和发现不同纹理和图案，比如粗糙的表面和柔软的靠垫。

能分辨大小不同的声音，并露出不同的表情。

■ **互动建议**

运动小游戏：坐飞机。

妈妈跪坐在地板上，一只手托着宝宝的前胸，另一只手放在宝宝的两腿间，托着他的屁股。宝宝脸朝下，身体和地面保持水平，手和脚不要接触地面。让宝宝降落直到碰到地面，然后再起飞，这时妈妈可以跟宝宝说“呜——坐飞机啦”，反复升降。父母也可以站着同宝宝做游戏，但一定要保证安全。

■ **注意事项**

这个游戏可以帮助宝宝感受动起来的乐趣，同时也可以整合各种感官体验，锻炼肌肉的紧张感。当宝宝在空中移动的时候，与平衡相关的肌肉都动起来了，能很好地锻炼宝宝的肌肉。

宝宝在感受粗糙和柔软不同的表面时，是通过皮肤、眼睛和肌肉同时协调完成的。丰富的刺激源非常有利于宝宝大脑的发育。

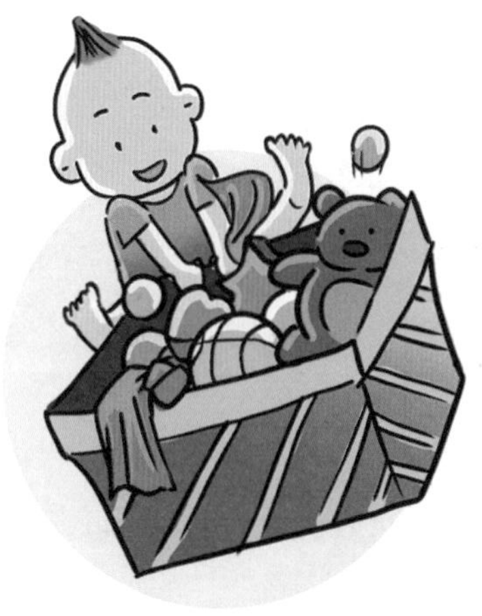

自由玩耍

大肌肉的活动能力增强（粗大运动）——开始有目的地使用手臂和腿

■ **表现形式**

用手拍打物品，踢腿，用腿击打床面或地面。

用手和膝盖撑地，可以前后摇晃，并快速向前爬行。

听到音乐手舞足蹈。

■ **互动建议**

运动小游戏：一起来跳舞。

舞蹈其实很简单，配合着音乐，任何拍手、踢腿等肢体动作，都可以看作是宝宝的舞蹈。妈妈也可以抱着宝宝跳舞，或者跟着节奏舞动他的手脚。在宝宝自由发挥的过程中，一定不要限制他，让他随心所欲地按照自己的想法去动，展示自己的“舞蹈”才能。宝宝会站立后，可以扭动躯干和四肢，学会用双手和视觉保持平衡。

■ **注意事项**

维持平衡是一种躯体和大脑共同参与的综合训练。上下运动、左右运动、前后运动分别有不同的肌肉参与，需要眼、耳等协同，同时大脑指挥运动系统保持身体的平衡。

学会控制头和身体

■ **表现形式**

扶着物品可以自己站起来，甚至走动。抓住某样物品或某个人不放。

没有支撑物也可以坐直，喜欢玩手。

独立行走时双手展开，身子微曲，控制身体平衡。

互动建议

运动小游戏：学走路（适合10个月以上的宝宝）。

妈妈双膝跪在地板上，竖着抱起宝宝，让宝宝脸朝前方。然后妈妈站起来，双手扶着宝宝腋下，或者使用学步带。让宝宝站在地板上，妈妈边数“一、二、一、二”，边扶着宝宝向前走，让宝宝体验走路的感觉。当感到宝宝的双腿可以支撑他走几步时就放手让他向前走几步试试。

注意事项

学走路不要在硬地面上进行，防止宝宝摔伤。最好给宝宝戴上“保护头盔”。

学走路对大多数宝宝来说是一种渴望和乐趣。父母需要配合宝宝的热情，帮助他在不受伤的情况下学会走路。

有少数宝宝怕走路，不敢让父母放手，父母需要给予更多的耐心和信心，让孩子慢慢来，不要急于求成。

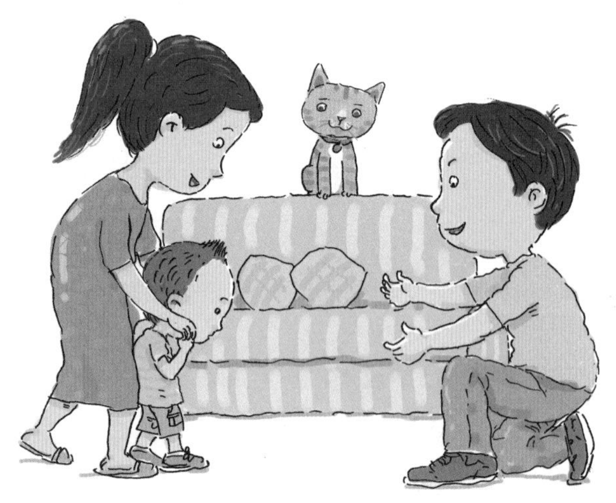

父母教宝宝学走路

控制和提高小肌肉的能力（精细运动）

■ 表现形式

模仿拍手和挥手再见。拍手时能够对上手掌。

把小的物品从一只手传到另一只手。

用拇指和食指配合比较精确地捡起物品。

会翻大开本的书，通常一次翻几页，还不能翻单页。

把容器中的物品倒空。

用较大的画图工具，如粗短的蜡笔在纸上画画。

双手协调玩玩具。

■ 互动建议

创造让宝宝伸手去拿玩具的环境，如在宝宝的旁边摆放各种大小、形状不同的玩具。

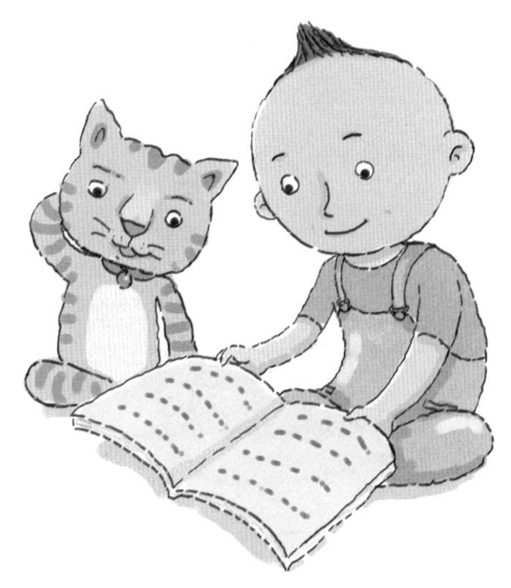

宝宝学习控制手部小肌肉：安静翻书

鼓励宝宝抓住、握住和挤压物品。

鼓励宝宝拍手（对掌），边拍手，边唱歌。

洗澡时让宝宝开心玩水，比如在水里捞球或用小杯子舀水、倒水。

为宝宝提供可以用手抓着吃的食物，比如手指饼干、煮熟切成长条的蔬菜等。

睡觉前或固定时间阅读时，鼓励宝宝自己翻书。开始时可以是纸板书，然后再慢慢换成内页比较薄的绘本。

可以与宝宝玩传递游戏，把一个玩具给他，再让他传给你，反复进行，变换玩具的种类。

让宝宝自己拿勺子吃东西，或用手抓东西吃，这不仅可以锻炼宝宝的手抓能力，而且能让宝宝体验空间感，将食物准确地放到嘴里。

■ **注意事项**

精细运动从手开始——锻炼控制小运动的肌肉的力量和协调性。

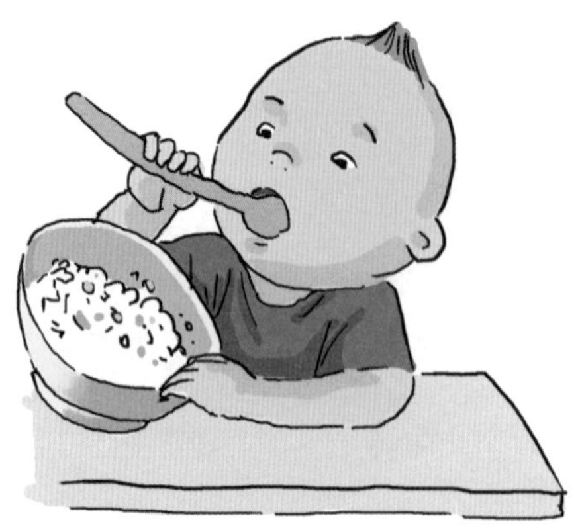

宝宝自己吃东西

形成健康的生活习惯

■ 表现形式

喜欢洗澡，洗澡时很放松、很高兴，爱玩水。

努力表达需求，用各种方式表达自己饿了或尿了。

看到妈妈的乳房、奶瓶或食物的时候，会睁大眼睛或活动手臂表达想要吃东西的愿望。

父母帮刷牙时不再哭闹。

■ 互动建议

当宝宝表达需求的时候要及时积极地回应，比如尿了要换纸尿裤，饿了要给他喂东西。

与宝宝交流，告诉他什么时候需要洗澡、换纸尿裤、吃饭、刷牙和穿衣服等。

■ 注意事项

好的卫生习惯让人受益终身。纸尿裤虽然可以用到18~24个月，但有些宝宝在这个年龄段已经知道“尿尿”和“便便”的意思，并可以示意父母了。如果父母警觉，可以及时查看。宝宝活动范围大幅增加以后就不要穿开裆裤了，一是保证卫生，二是保护宝宝的屁股，避免阴部受伤。

坚持定期带宝宝去做儿童保健。

学习基本生活技能的愿望强烈

■ 表现形式

帮助父母抓住杯子或用手抓东西吃。

拉扯宽松的衣物，比如袜子或帽子，甚至裤子。

自己握住奶瓶或杯子喝水。

自己吃手指状的食物。

将纸尿裤往下拉，企图脱下。

■ **互动建议**

运动小游戏：澡盆游乐场。

宝宝长大一些后，肌肉更加发达，也更擅长玩水了。只要保证安全，完全可以让澡盆变成一个小小的游乐场，使洗澡成为一件快乐无比的事情。

可以尝试不同的洗澡工具，比如天然海绵或者浴花。提示宝宝去抓拿这些工具，让宝宝观察它们在水面的漂浮状态，教宝宝挤出海绵里的水，让宝宝充分体会不同材质的洗澡用具与皮肤接触的触感。

■ **注意事项**

浴盆不能太大，水位也不能太高，以免发生意外。玩水能够激起宝宝对水和水中漂浮的玩具的兴趣。婴儿期的宝宝天生喜爱玩水，水激发出的宝宝探索事物的兴趣都会潜移默化地提升他认识事物的能力。

尽量多地制造宝宝自己动手探索的机会。

在抓住并放下物品时学会控制自己的手（精细动作）

■ **表现形式**

安静地一个人玩耍。捡起、扔掉物品，再捡起，再扔掉。搬运有把手的篮子或能抓拿的物品。

用指尖捡起小件物品，放下，再捡起。

■ **互动建议**

运动小游戏：捡沙包。

将黄豆、大米装在小布包里，缝严实，让宝宝练习用拇指

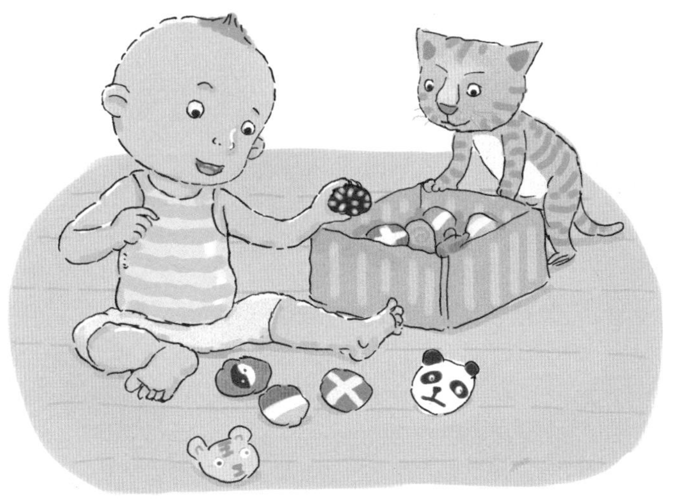

抓起物品，扔掉，再抓起

和食指从一个容器里捡起小布包，放在另一个容器里，如此反复。

给宝宝准备可以拖着移动的小车或篮子。在篮子把上系根绳子，把篮子放在远处，把绳子给宝宝，让宝宝将篮子拉到自己身边（不能太远，绳子不能太长，因为宝宝还没有学会收拉绳子）。

■ **注意事项**

拇指和食指对指拿东西是精细运动，需要视觉、小肌肉和大肌肉共同的配合才能完成，反复练习对宝宝很有好处。

注意保证安全，布包要稍微大一些，如果布包太小，要小心宝宝将布包放入口腔。

语言与交流能力

7~12个月的宝宝仍然处于前语言阶段，宝宝需要先理解语法的内容才能慢慢学会表达。在这个阶段，宝宝对语言的兴趣很大，努力想说话，但吐字仍然不够清晰。宝宝的语言理解能力大幅提升，能理解许多包含了动词的完整句子，并能表达是（点头）或不是（摇头）。

7~12月龄宝宝语言发育里程碑事件

对说话的兴趣越来越浓厚。

对简单的动词产生反应。

可以说“不”，或用简单的动作表达意思，如摇头表示“不”。

用不同的音调发出声音。

能喊“爸爸”“妈妈”。

会用声音表达惊诧，如“喔”或者“哦”。

试图模仿大人说话。

8个月时，宝宝可说出单音节的字词，并可以发出简单的“妈”“爸”；12个月时，会真正使用一个字，同时用动作表达意思，如挥手表示再见。当宝宝说出第一个有意义的字时，意味着他真正开始说话了，开始应用语言与人交流。

之后，宝宝的语言与交流能力发展突飞猛进。宝宝会按照名词、动词、代名词、形容词、介词、助词的规律学习，在1~4岁，进入语言发展的快速时期。在2岁时，大部分宝宝能理解大约400个汉字的意思，3岁时达到约1000个汉字，4岁时约1600个汉字。1岁半以后的词汇量增加迅速，2~3岁时增加更快，5~6岁

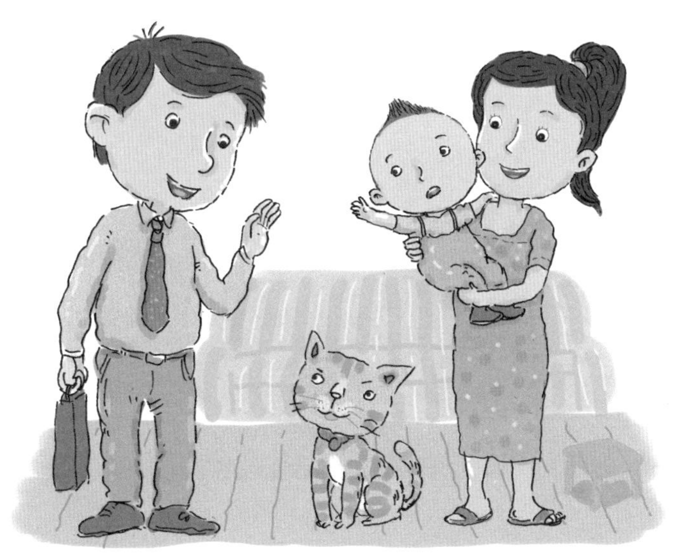

挥手再见

后渐渐减慢。每一个宝宝的语言发展由于受各种生物因素和环境因素的影响，差异很大。

非语言的交流大约出现在半岁后。宝宝在7个月时已很擅长非言语交流，能够对旁人的声音和表情做出反应，能表达自己的心情，也能表达需求。大约在9个月时，宝宝开始知道情绪可与人分享，看到父母高兴时也表现出愉悦，用给父母展示玩具的方式分享自己的快乐。能听从父母“分一点给妈妈吃，好吗”，接受分享。在8~10个月时，宝宝学会了更多的音节，如“吗”“吧”等，并带有语气，语言变得更加复杂，这是对语言的一种模仿（不是真正的语言）。如果成人或年龄大一些的孩子轮流与宝宝说话，对宝宝学习和发出新的声音具有重要影响。

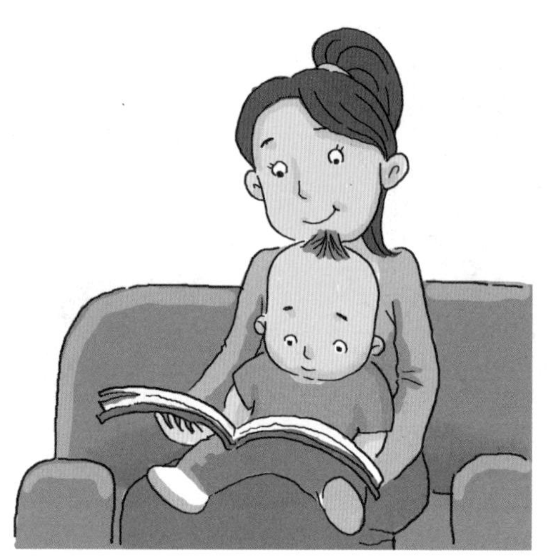

妈妈和宝宝一起看绘本

语言交流始于宝宝使用第一个真正有意义的词语。始终用一个声音代表一个特定物品或人，一般是在宝宝发现客体永存之后才会出现，时间大约在9个月以后。

图画书是宝宝学习语言的强大工具和媒介，也为学习语言提供了良好的内容。父母与宝宝每天在固定时间进行亲子共读，一起翻阅熟悉的图书，并反复指读和朗读其中的内容，对宝宝语言与交流能力的增强、理解能力的提高非常有益，同时对养成读书习惯和规律的生活习惯具有不可忽视的作用。

7~12月龄宝宝语言与交流能力发展的表现及互动建议

宝宝开始将声音与声音代表的具体含义准确地联系起来

■ 表现形式

理解简单的语言，如挥挥手，再见。

能理解的词汇达到50个以上。

在交流中使用符号语言（非语言表达，包括肢体语言或以某种物品表达特定的意思），包括“更多”“饿了”“渴了”“困了”。

听出熟悉的事物和人的名字。

宝宝有时会表现出对某种声音和节奏的喜爱，如喜欢某首童谣。

对语言和手势的理解力明显增强，如当父母把手指放在嘴上，发出“嘘”的声音，宝宝能理解到是“不说话”的意思。

父母不赞成宝宝的行为时摇头，宝宝明白是“不可以”。

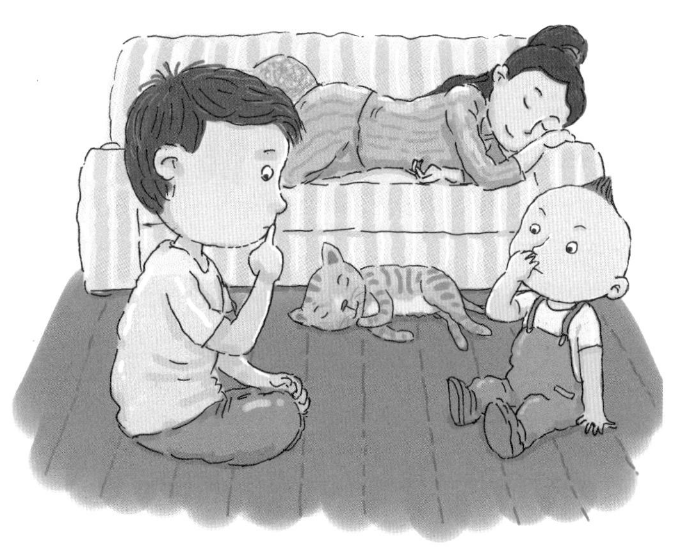

宝宝理解“嘘”的意思

■ **互动建议**

用具体的动作帮助宝宝建立声音与具体含义的联系。父母和宝宝一起，把白纸撕成碎片（象征雪花），然后父母抓起一把纸做的雪花从空中撒下来，同时告诉宝宝“下雪啦”；给宝宝念有关雪花的儿歌，“沙啦啦，下雪啦，雪花雪花飘飘下”。反复多次后，宝宝会对什么是“下雪”“雪花”留下印象，当见到真正的雪时，会想到“下雪”这个词。又比如，到了睡觉时间，对宝宝说“睡觉”，然后做出睡觉的动作；吃饭时告诉宝宝在吃饭。

■ **注意事项**

父母要多用手势和身体语言配合说话与宝宝交流，帮助宝宝增强语言与交流能力。

发展语言表达能力——使用连贯的声音、手势、符号语言以及某些词语与父母交流

■ **表现形式**

使用与词语相关的声音，并且会发出可能包含某些词语的一连串声音。

将词语和手势，还有人和物结合起来，如当父母说“拜拜”时，宝宝会挥挥手，当妈妈说“亲一个”时，宝宝会在妈妈脸上亲吻。

■ **互动建议**

可以带宝宝外出，这不仅为宝宝提供了更多元的刺激和更丰富的语言环境，同时也刺激了宝宝对语言的学习。大街上飞驰的汽车，骑自行车的人，街边热闹的商店，都是宝宝学习的教材。

超市里摆满了五颜六色的商品，又有许多人，是宝宝最喜欢去的地方。带宝宝去购物的同时，别忘了给宝宝上一堂语言课。要清楚地告诉宝宝你选择的每一件物品的名称，如买苹果时一边指着苹果，一边告诉宝宝："这是一个苹果，又大又甜的苹果。"反复说，给宝宝加深印象。

■ 注意事项

重复的描述能够帮助宝宝将词语、句子与接触到的事物联系起来，从而更了解沟通的意义。

将实物、语言和动作结合起来表达。当宝宝眼、耳并用时，汇集了看到的和听到的信息，其在大脑中被综合加工成声画结合的立体动态画面，更有利于刺激宝宝语言中枢发育，从而极大地促进其语言与交流能力的提升。

父母与宝宝交流时不要太急，语速不要太快，保持中等速度最好。

尝试用声音进行社会交往

■ 表现形式

用不同的哭闹声和吼叫声表达不同的需求。

在一对一交流中，通过发出声音或者努力使用词语参与交流。

进行简单的模仿游戏，如飞吻、欢迎。

说单个词语以表达想法（比如，当宝宝看见妈妈时，会叫妈妈，指着想吃的东西说"要"）。

摇头说"不"。

模仿说一些词语或打招呼的方式以及手势，如点头。

■ **互动建议**

“你要这个玩具吗？”向宝宝提问，并且耐心地等他回答。也许他只答了一段含糊的声音，没关系，你可以接着帮他回答：“你要，是不是？”然后把玩具递给他。

让宝宝说出一些物品的名称。如果宝宝说不清楚，就接着帮他说出来：“对，这是一只小熊，小——熊——”。补充问答是帮助宝宝提高交流技能的有效方式。

尽量对宝宝发出的任何声音都做出回应。

对宝宝想要的物品，用语言表达后再给他，可以这样说：“嗯，宝宝要球，这是球，给你球。”

■ **注意事项**

宝宝不但开始理解语言，并且尝试用语言进行交流了。父母与孩子一生的对话就从此开始。

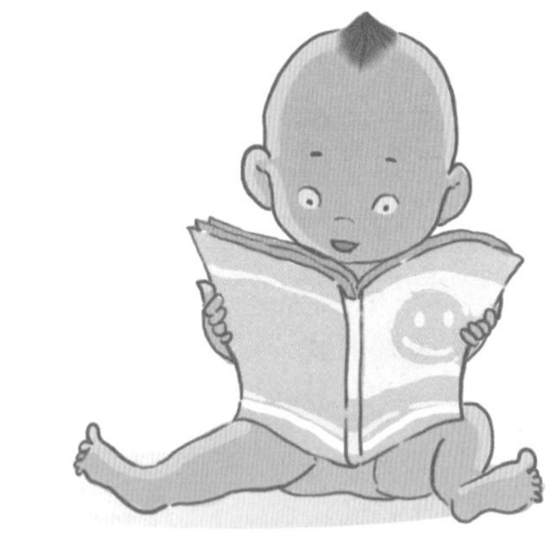

12个月的宝宝安静“读书”

随时随地找机会与宝宝交流。对话语言要简单、单一，逐渐增加语言的多样性和复杂性。

如果宝宝发音不清，只要不是发音器官的问题，会随着年龄的增长逐渐改善。

有的宝宝可能说话迟一些，甚至晚到2岁。父母要注意宝宝是否有语言障碍。一是要确定宝宝有没有理解性语言障碍，如果宝宝能够完全理解语言，说明没有语言理解障碍，是正常的。二是要确定宝宝有没有说话（发音或表达）障碍，需要去儿童保健门诊进行评估。

开始观察书的外部特征

■ 表现形式

通过书的封面识别书籍，找到自己喜爱的书。

玩各种类型的书，包括纸板书和布书。

将已看过的一页翻过去。

玩书籍中可移动的部分（如可推开、打开或拉开的书页或书签）。

■ 互动建议

提供有吸引力且耐用的书籍（如不同质地、颜色鲜艳的书籍，不要太小）。

在婴儿视觉平行范围内，如靠近换尿布的地方或者坐着玩的地方，挂上图片（如动物图片、各民族服装图片和儿童画像等）。

将书籍放在宝宝够得着、方便拿取的书架上或者篮子里。书不要太多。分类整理放好，尽量将书的封面朝向宝宝看得到的地方，便于宝宝识别。

■ 注意事项

爸爸妈妈要帮助宝宝养成一本书从头看到尾的习惯，要尽量将一个故事叙述完整。千万不要让宝宝养成这本书翻几页，那本书翻几页，每一本书都没有看完，每一个故事都没有讲述完整的不良习惯。

社交与情感

可以复习下2~6个月宝宝社交能力与情感发展的部分，不要忘记物质、环境、社交能力与情感发展的关系。

7~12月龄宝宝社交能力与情感发展里程碑事件

见到陌生人感到不安或焦虑。

当父母离开时哭泣。

玩耍时喜欢模仿其他人。

偏爱某些人或某种物品。

进食时，试探父母的反应（当拒绝某种食物时父母的反应）。

试探父母对自己某些行为的反应（如当父母离开房间时哭闹）。

在某些时候（如黑暗）表现出害怕。

更喜欢和母亲或其他家庭成员在一起。

用声音和动作引起别人的注意。

用手抓食。

穿衣时伸出双臂或双脚配合。

7~12个月这个阶段，父母请注意：

当陌生人靠近宝宝时，宝宝反复来回看父母和陌生人，甚至靠在父母身上或躲在父母肩上，或是害怕得哭起来，表现出对陌生人的恐惧，同父母分开更为困难。

已经好几个月能够自己安睡整晚的宝宝突然又开始在夜间醒来哭闹，好像知道父母就在隔壁房间。

以上提示父母，这个阶段的宝宝开始出现新的自主要求。

细心的父母还会发现，这一阶段的宝宝体重增长不理想。

这提示宝宝进食的方式需要改变，或者食物需要调整。

父母还会发现，宝宝独立进食的意愿已经出现。如果父母不明白这个道理，仍试图控制喂养，与宝宝的意愿之间产生矛盾，宝宝对进食失去“自我探索”的机会，就容易失去进食的乐趣。这是行为发育中不可避免的现象。

如果父母明白这一点，就可以采用“两把勺子”的方法，即妈妈和宝宝各一把勺子，让宝宝坐在带托盘的高椅上自主进食，并不时帮助宝宝进食。即使宝宝用手抓食物放入口中，父母也要鼓励，但需要耐心地告诉宝宝用勺子的方式，手把手逐步教会宝宝如何使用勺子进食。

这个阶段，当宝宝的自主控制意识与父母控制及自身有限的能力发生冲突时，他们便会发怒，出现不良情绪。因此，细心发现问题和耐心处理问题是父母新的功课，要引导宝宝学会自立。

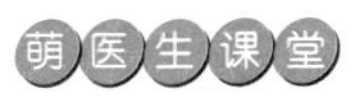

请仔细阅读哦！

宝宝自立能力与情感发展

当宝宝逐步理解语言，观察周围环境的能力发展到了一定阶段，必然有“我自己来”的意愿和行为，这是宝宝自立生活的开始。

作为父母，应该让宝宝在日常生活中逐步拥有对某些事情的选择权和控制权，帮助他们提高自立能力。当他们尝试新事物时给予鼓励，在探索各种角色和经历时给予支持。同时，也要接纳孩子独特的个性和成长轨迹，接纳他们成长路上的各种不完美。

在宝宝婴幼儿时期，任何学习体验都是一个较长的、反复实践的过程。通过这样的过程，宝宝才能逐步建立起与同伴或成年人的亲密感和信任感，开始形成自立能力，从而进一步促进社交与情感的发展。

这是父母必须要认识到的，不能揠苗助长。

此外，多种因素如宝宝的体质、气质、语言与交流能力、所接触的人群和环境因素等也会影响到宝宝自立能力的发展，继而影响到亲子关系、社交与情感。特别是宝宝的体质与气质，对于社交与情感的发展起到保障作用。

随着宝宝不断的学习和进步，父母也要用适应宝宝每个阶段成长的方式，积极参与宝宝成长，促进宝宝逐步形成良好的社交关系与情感，并逐渐成为一个社会人。

7~12月龄宝宝社交能力与情感发展表现与互动建议

以自己的方式与固定的看护人（可以是父母或其他抚养人）交流，建立信任感和依恋感

■ 表现形式

当熟悉的人离开时，宝宝的注意力被吸引和不安。

看到父母离开时大哭或出现其他反应。

用自己的方式引起父母的注意，或表达诉求，如拍打、大声吼叫。

要熟悉的人抱，拒绝陌生人。

■ **互动建议**

可以和宝宝一起玩躲猫猫游戏，这个游戏对认知发育也有促进作用。

■ **注意事项**

宝宝开始意识到熟悉的成人离开——这是一种认知的飞跃，同时影响到社交与情感的发展。

游戏可以帮助宝宝形成客体永存的认识，消除宝宝在父母离开后的担心，从而很好地缓解宝宝的分离焦虑情绪。同时，父母需要告诉宝宝“妈妈一会儿就回来”或“爸爸一会儿就回来”，回来后及时与宝宝打招呼，帮助宝宝建立信任感。

与同龄的儿童互动——表现出对同龄人更大的兴趣，寻找同龄人，互动愿望很强烈

■ **表现形式**

越来越喜欢观察其他儿童，尤其是同龄儿童。

与同龄儿童在一起时，模仿其他人的行为。

通过动作、表情以及发出的声音显示出对同龄儿童的喜爱。

■ **互动建议**

父母可以与居住在附近的父母们联合起来，也可以与自己的朋友联合起来，定期为宝宝们举办小聚会。因为这个月龄段的宝宝还不会主动在一起玩，要靠父母的引导。定期聚会很重要。在聚会上不要忘了做几件事，包括：

介绍宝宝们相互认识，比如“这就是住在我们楼下的小宝”。

鼓励宝宝间的积极互动，比如“谢谢明明给我们拿来积木”。

安排集体游戏，准备好相应的玩具，让宝宝们两三个一组一起玩；唱儿歌给他们听，或者与他们一起玩游戏。

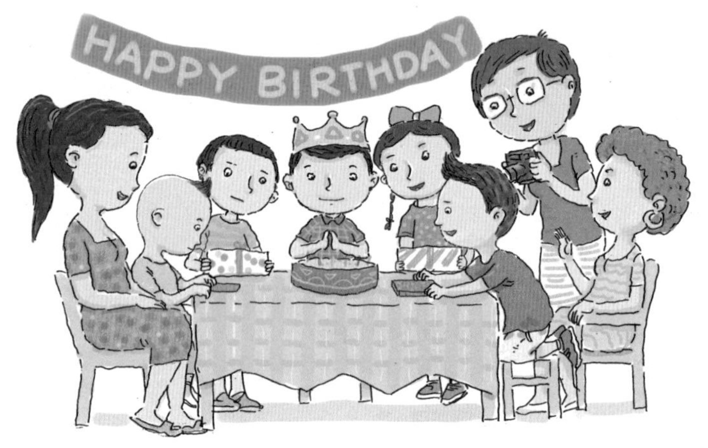

宝宝大聚会

■ **注意事项**

与同龄儿童在一起玩耍会让宝宝感到快乐。

宝宝们在一起玩耍与宝宝和成人玩耍的感觉是不一样的，他们有自己的非语言交流方式，如表情、咿咿呀呀、肢体动作等。宝宝们产生互动的形式多样，也会令父母们大开眼界。

父母在宝宝们玩耍时尽量不要干预，但要保证他们的安全。

能够表达一系列复杂的情绪，
开始关注他人的情感和反应

■ **表现形式**

情绪变得丰富，不同场景表现出不同的情绪，如恐惧、惊讶、高兴和满足。

周围如果有其他宝宝哭或者大笑，会盯着他们看。

看见同龄宝宝哭，也会不开心或者跟着哭。

有需要时转向成人寻求帮助。

■ **互动建议**

父母一有机会就向宝宝解释别的孩子的情绪，比如："米米玩小汽车很开心，看，他在笑呢！"

和宝宝讨论关心他人的方式，比如："小杰哭了，来，我们拍拍他，让他别哭了。"

■ **注意事项**

抓住培养同理心的机会。同理心被认为是情商中一个重要的组成部分，将发展成为为别人成功而高兴、为他人着想的行为，也是善良品质的基础。父母要注意从小培养宝宝的同理心，但真正的同理心一般要在4岁后才产生。

这个阶段是宝宝关心他人的开始。所以，父母对此如何做出反应非常重要。一般说来，可以分两步：第一，解释说明；第二，表达关心。

开始调控自己的感觉和行为，
试图掌握更多的调控行为的办法

■ **表现形式**

当被人无视或沮丧的时候，自我安慰，自我调节，缓和自己的情绪。

需要特殊的物品、玩具或者毯子帮助自己入睡或者安抚情绪。在哭闹时，拿到自己的安慰源后变得安静。

睡眠和醒来的时间、进食时间更加有规律。

■ **互动建议**

这个阶段的宝宝开始尝试自我安慰、自我调节了，这是一个很重要的心理进步。

有的宝宝喜欢抱着毛绒玩具睡觉，毛绒玩具就是一种非常重要的安慰源。有的宝宝可能还会有其他一些安慰自己的习惯，像抱着抱枕、捻自己的头发、需要被摇晃、吸吮大拇指、吸吮安抚奶嘴等。大部分孩子到4岁时，就会自然而然地不再需要这些东西。如果宝宝有吸吮安抚奶嘴和大拇指的习惯，父母应该尽量在婴儿期帮助他改掉这个习惯，以免影响到牙齿和下颌的发育。

■ **注意事项**

父母如果发现宝宝生气了，还没来得及搭理他，一会儿他自己又好了，这说明宝宝已经具备了一定的自我调节情绪的能力。

宝宝可能从很小的月龄开始就出现自我安慰行为，比如吸吮手指或者安抚奶嘴。父母可以用不易察觉的方式慢慢制止其吸吮手指或者安抚奶嘴的行为，但不能强迫。安慰源是宝宝寻求自我调节的一种工具，因此宝宝很容易对其产生依赖心理，如果安慰源不影响发育（如吸吮安抚奶嘴影响下颌发育，但抱着毛绒娃娃睡觉不会影响发育），可等待宝宝自然放弃。

开始以更复杂的方式与成人互动，频繁模仿别人的动作

■ 表现形式

模仿别人的行为，尤其是同龄儿童的行为，如争抢玩具、跟着吼叫、互相打闹等。

移向并坐在或者站在其他儿童旁边，试图引起他人的注意。

用手领着成年人向其展示某样东西。

■ 互动建议

儿歌有利于锻炼宝宝的听力，促进语言学习。简单、有趣并且富有韵律是儿歌的特色，受到各个国家父母和儿童的喜爱。

父母要经常将宝宝搂在怀里，或者和他坐在一起，唱儿歌，并且配上独特的表情和动作。宝宝会试着回应或者模仿父母。父母与孩子在欢乐中，不知不觉地建立起亲密无间的感情，同时也提升了宝宝的综合能力。

■ 注意事项

以更复杂的方式寻求与成人互动，频繁地模仿别人的动作，这些表现只有发育较快的宝宝才能在12个月前全部表现出来。有的宝宝发育稍慢，但父母不必过于担心，这些表现在15个月以前出现即为正常。

与他人的互动和模仿别人是宝宝与人沟通的开始。宝宝通过与他人以及周围世界交流而渐渐懂得了沟通的意义。

开始具备不断增强的能力意识和自信心

■ **表现形式**

很多事情都愿意自己尝试，如自己进食、自己翻书。

主动寻找感兴趣的物品，并独立玩耍，如找寻自己喜欢的书或玩具，自己折腾。

尝试—失败—重复—获得成功后，会希望得到鼓励。

■ **互动建议**

将宝宝喜欢的小玩具，比如球、积木、摇铃等用彩色包装纸包起来，逐一给他看这些包裹，问："这是什么？"然后鼓励宝宝自己拆开。当宝宝拆出玩具后，父母立即配合发出惊喜的声音，表扬他"寻宝"成功。

将宝宝喜欢的东西放在距离宝宝较远的地方，鼓励宝宝自己去拿，并在宝宝完成后给予肯定和称赞。

准备色彩鲜艳的图书。

■ **注意事项**

宝宝开始具备一种积极的自我意识。在这个阶段，父母的鼓励和表扬非常重要。尽量不要训责宝宝，即使他制造了麻烦。

时常让宝宝做一些探索性的游戏，让宝宝自己去发现一些事物，提升宝宝的好奇心。

父母可以改变游戏形式，如故意把两种颜色的物品放在一起，在宝宝把相同颜色的物品找出来后，给予鼓励。创造新鲜感和成就感。

个性和性格的发展

6个月以后的宝宝，开始显现出一些个性发展的迹象。

个性是比较稳定的各种心理特征的总和，包括思维方式、情绪反应和行为风格等。

埃里克森的“心理社会发展”学说认为儿童性格发育经历五个阶段，每一个阶段都有一个心理—社会矛盾，各阶段矛盾（冲突）解决的状态决定下一个阶段或将来性格发展的倾向性。

儿童性格发育的五个阶段如下。

信赖与不信赖（婴儿期）。当生理需要（如吃、抱等）得到及时满足时，婴儿产生信赖感；婴儿的基本生理需要得不到满足时，产生对人和世界的一种不信赖感。

自主与困惑（幼儿期）。幼儿有一定的生活自理能力，能听懂部分成人的语言。当幼儿自我实现得到满足和鼓励时，扩展了认识范围，培养了独立能力，幼儿自主性得到发展；若自主性受到限制，幼儿则产生困惑。

积极和内疚（学龄前期）。儿童能按父母要求引导自己的行为，即产生行为的主动性。儿童主动行为失败会产生失望和内疚的情绪。成人的态度对发展儿童的自信心非常重要。

勤奋和自卑（学龄期）。儿童勤奋学习，取得成就，得到表扬，会更加勤奋学习；相反，如果学业失败，遭到父母或老师的批评，则会形成自卑感。

自我认识和角色混乱（青春期）。埃里克森认为个人对自己体格、智能、情绪等品质感到满意，有明确的意志和目标，并得到成人的认可时，就已达到了个人身份的建立。青少年的体格发育变化，认知能力发展及社会的要求改变不当时可产生身份紊乱。此期主要发展身份感。

可见，婴儿期宝宝的基本生理需要得到满足对性格的形成有重要意义。

宝宝的个性和性格都是在环境中逐渐形成的，而父母和其他看护人起着至关重要的作用。这也是强调父母要亲自照看宝宝的重要原因之一。父母在宝宝3岁前多加陪伴尤其重要，可以为宝宝在今后各阶段形成稳定健康的性格打下基础。

父母，既为子之父母，更为子之师长

7~12个月是宝宝变化巨大的时段，也是父母对宝宝产生影响最明显的阶段，父母需加倍注意在孩子面前的言行。父母的所作所为会潜移默化地影响孩子，这在婴儿期就已经开始了。家庭环境是宝宝成长的第一社会环境亦是由此而得出。

父母与宝宝相处的态度、方式与儿童的心理行为发展密切相关，家庭成员之间营造的氛围也潜移默化地塑造着宝宝的性格。如果父母善良、友爱、乐于助人，孩子长大后也拥有爱和善良，也总是愿意去帮助别人；如果父母生活态度乐观向上，即使贫穷、处于劣境也不气馁，勇于面对困难，孩子长大后也会学会在困境中保持乐观，活得有尊严；在鼓励中成长起来的孩子，比在批评与抱怨中长大的孩子更能约束自己，自律生活。

生活在经常暴露于紧张事件如家庭暴力、争吵、相互间的无视、埋怨等的家庭中，宝宝便容易缺乏安全感，易产生焦虑和行为问题。

所以，父母与婴儿期宝宝的交流和相处会对宝宝一生产生

重要的影响。父母的生活态度、交流方式、社交态度等，都极大地影响孩子性格的形成。

社会交往方面，孩子学习解决与父母、老师和同伴之间矛盾的过程就是心理塑造和行为完善的过程。学习交往的机会越多，处理各种复杂情感的机会也越多。每次处理好矛盾后产生的良好感受，非常有利于儿童的社会行为发展。但所有这一切，都根植于婴儿期形成的认知、社交、情感和语言理解力。

父母教育态度与宝宝性格形成的关系（一般情况）

父母是孩子身边最亲近的人，也是孩子最依赖、最信任的人。父母如何处理生活中与孩子有关的事件，采取的态度，潜移默化地影响着孩子性格的形成。

父母态度	儿童性格
民主的	独立、大胆、机灵、善与别人交往、乐于协作、有分析思考能力
过于严厉、常打骂	顽固、冷酷无情、倔强或缺乏自信心及自尊心
溺爱	任性、缺乏独立性、情绪不稳定、骄傲
过于保护	被动、依赖、沉默、缺乏社交能力
父母意见分歧	警惕性高、两面讨好、易说谎、投机取巧
支配性	顺从、依赖、缺乏独立性

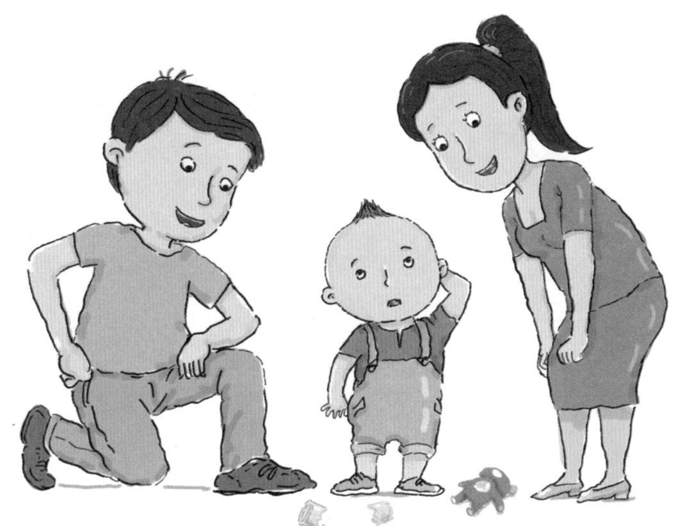

不同教育态度与宝宝1

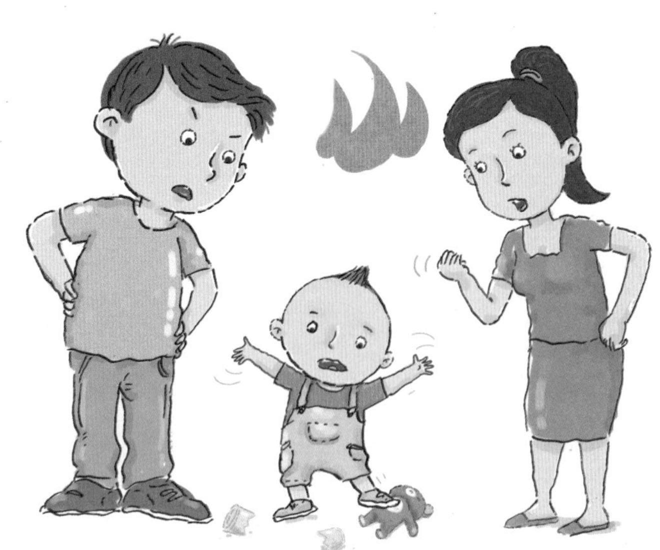

不同教育态度与宝宝2

在孩子一天天长大的过程中，父母如何正确运用“权威”，并及时把握机会与孩子交流呢?

对宝宝严格要求，讲道理又有原则，给宝宝成长空间的父母，才能在宝宝心目中真正有“权威”。重要的是，父母应该以身作则，言传身教，这样才能让宝宝从小就亲身感受到和谐、温暖、有要求但又讲道理的氛围。

有的父母认为，婴儿期宝宝太小，还不知道什么是对，什么是错。我们希望爸爸妈妈在阅读本书的过程中，能意识到婴儿期宝宝所具有的巨大潜能，婴儿期宝宝的学习能力也是我们不能小觑的，对于父母的行为、言语，婴儿期的宝宝其实早就已经在亲身感受了。

父母，既是父母，更是孩子的第一任老师。

附录

标准生长曲线图使用方法

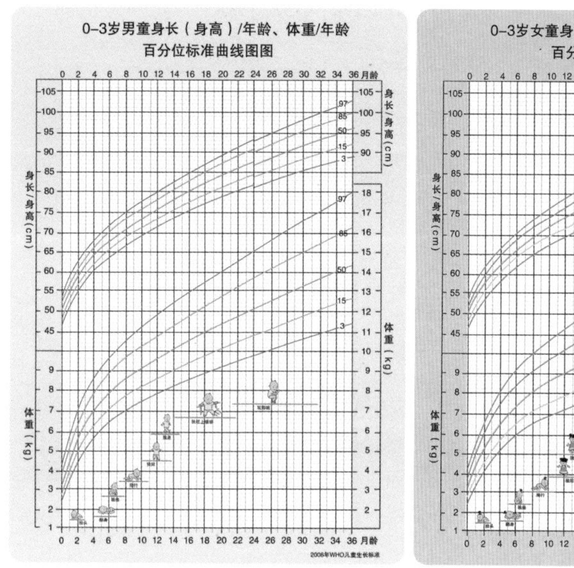

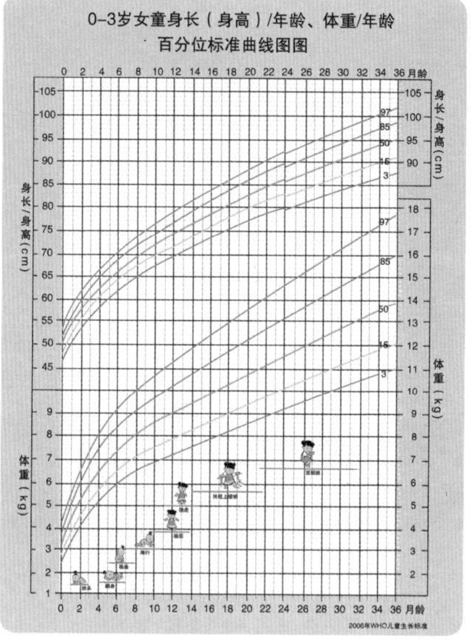

第50百分位可看作平均值。

以男童生长曲线为例。下方5条线为体重曲线，上方5条线为身长曲线。当宝宝的体重和身长测量值落在图示50%的线上时，说明宝宝的体格生长达到了平均水平。在这幅图中，宝宝测量的体重值落在了50%的线上（黑点），表示宝宝体格生长高于50%的同月龄宝宝；落在90%的线上（红点），说明宝宝的体格生长超过了90%的同月龄宝宝，是超重的提示，我们用了红点表示。反之，如果宝宝的测量值落在25%的线上，就要警惕宝宝体格生长缓慢的问题。身长的观察方式与体重一样。

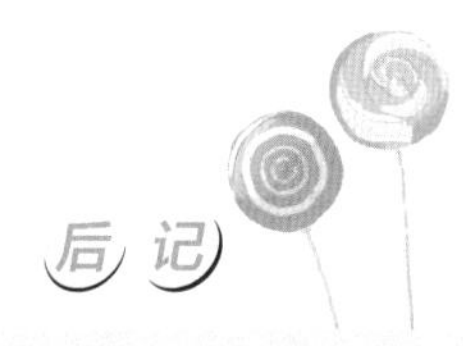

后记

《萌医生科学孕育在家庭》一套三册，历经5年的写作、修改，在四川大学出版社的鼎力相助下，终于与读者见面了。

做科普是我年轻时就立下的心愿。虽已出版过几本育儿科普读物，但这一套科普著作意义不同寻常，整整5年，她伴随了我身体康复和心路跌宕的历程，与我共度时艰，追逐梦想，在黎明时同看初升的太阳，日落时共浴柔和的灯光。

希望你们喜欢上这套书的原因，是她带给你们的可读性、实用性和有效性，从书中能找到你们想获得的知识和问题的答案，或者，得到一些启发。在我创办的公益公众号“萌知道”中，还会不断补充和完善这套书中涉及的内容，回答读者提出的问题。

能与你们一起，陪伴你们的宝贝成长，是这套书最大的成功，也是我最大的喜悦。

毛萌

2019-12-25

主要参考资料

[1] The Massachusetts Association for the Education of Young Children. Massachusetts Early Learning Guidelines for Infants and Toddlers[Z]. 2010.

[2] Robert M. Kliegman, Bonita F. Stanton, Joseph W. St. Geme Ⅲ, et al. Nelson Textbook of Pediatrics[M]. 19th ed.Philadelphia: Saunders, 2011.

[3] American Academy of Pediatrics. Caring for Your Baby and Young Child: Birth to Age 5 [M]. 6th Revised ed. New York: Bantam Books, 2014.

[4] 毛萌.儿科学[M].北京：高等教育出版社，2007.

[5] 中华医学会儿科学分会儿童保健学组，中华医学会围产医学分会，中国营养学会妇幼营养分会，等.母乳喂养促进策略指南（2018版）[J].中华儿科杂志，2018，56（4）：261-266.

[6] 李梦晨.服用抗癫痫药的妇女分娩的孩子残疾率高[J]. 国外医学（社会医学分册），2005，22（1）：42-43.

[7] 让蔚清，刘烈刚.妇幼营养学[M].北京：人民卫生出版社，2014.

[8] 卫生部.儿童喂养与营养指导技术规范. http://www.gov.cn/zwgk/2012-05/02/content_2128078.htm.

[9] Michele Hakakha, Ari Brown. Expecting 411: Clear Answers & Smart advice for Your Pregnancy[M]. Austin:Windsor Peak Press, 2010.

[10] Berthold Koletzko.临床儿科营养[M].2版.王卫平,主译.北京：人民卫生出版社，2016.

[11] 黎海芪.实用儿童保健学[M].北京：人民卫生出版社，2016.

[12] 毛萌，李廷玉.儿童保健学[M].3版.北京：人民卫生出版社，2014.

[13] 毛萌.儿科专科医师规范化培训教材：儿童保健学分册[M].北京：人民卫生出版社，2017.

[14] Reginald C.Tsang, Ricardo Uauy, Berthold Koletzko, et al.早产儿营养:基础与实践指南[M].姚裕家，母得志，杨凡，主译.北京：人民卫生出版社,2008.

[15]《中华儿科杂志》编辑委员会，中华医学会儿科学分会儿童保健学组，中华医学会儿科学分会新生儿学组.早产、低出生体重儿出院后喂养建议[J].中华儿科杂志，2016，54（1）：6-12.

[16]《中华儿科杂志》编辑委员会，中华医学会儿科学分会儿童保健学组.中国儿童体格生长评价建议[J].中华儿科杂志，2015，53（12）：887-892.

[17] 斯坦利·格林斯潘，南希·布鲁斯劳·刘易斯.格林斯潘心

理育儿：0~5岁[M].孙春晨译.北京：华夏出版社，2014.

[18] 韦小满.特殊儿童心理评估[M].北京：华夏出版社，2006.

[19] 金星明, 静进.发育与行为儿科学[M].北京：人民卫生出版社，2014.

[20] 黄静，毛萌，杨慧明，等.早产儿在婴幼儿时期智能发育和气质行为的队列研究[J].中华临床医师杂志(电子版)，2013，7(22)：10074-10078.

[21] Doyle L W，Anderson P J, Battin M, et al. Long term follow up of high risk children: who, why and how? [J]. BMC Pediatrics, 2014(14):279-293.

[22] Sharma P K, Sankar M J, Sapra S, et al.Growth and neurosensory outcomes of preterm very low birth weight infants at 18 months of corrected age[J]. Indian J Pediatr, 2011, 78(12)：1485–1490.

[23] Walker K, Holland A J A, Halliday R. Which high-risk infants should we follow-up and how should we do it? [J]. Journal of Paediatrics and Child Health, 2012, 48(9): 789–793

[24] Spittle A J, Boyd R N, Inder T E, et al.Predicting motor development in very preterm infants at 12 months' corrected age: the role of qualitative magnetic resonance imaging and general movements assessments[J]. Pediatrics, 2009, 123(2): 512-517.

[25] Spittle A J, Spencer-Smith M M, Eeles A L, et al. Does the Bayley-III Motor Scale at 2 years predict motor outcome at 4 years

in very preterm children? [J]. Developmental Medicine & Child Neurology, 2013, 55(5): 448-452.

[26] Klein V C, Rocha L C, Martinez F E, et al. Temperament and behavior problems in toddlers born preterm and very low birth weight[J]. Spanish Journal of Psychology, 2013(16): e18, 1-9.

[27] 斯泰拉·切斯，亚历山大·托马斯. 气质论[M].谭碧云，译.上海：上海社会科学院出版社，2017.

[28] 王枬.教育的意境[M].合肥：安徽教育出版社，2008.

[29] 丹·沙利文，凯瑟琳·野村.一生的成长法则[M].于继革，译.北京：中信出版社，2007.

[30] 中华医学会儿科学分会儿童保健学组，《中华儿科杂志》编辑委员会.儿童微量营养素缺乏防治建议[J].中华儿科杂志，2010，48（7）：502-509.

[31] 罗双红，舒敏，温杨，等.中国0至5岁儿童病因不明急性发热诊断和处理若干问题循证指南(标准版)[J].中国循证儿科杂志，2016，11（2）：81-96.

[32] 中华医学会耳鼻咽喉头颈外科学分会小儿学组.中国儿童气管支气管异物诊断与治疗专家共识[J].中华耳鼻咽喉头颈外科杂志，2018，53（5）：325-338.

[33] World Health Organization. Pocket book of hospital care for children: guidelines for the management of common childhood illnesses [Z]. 2nd ed. 2013

[34] FDA.http: / /www.accessdata. fda. gov /scripts /cder / drugsatfda /index. cfm? fuseaction.

[35] 中华医学会儿科学分会免疫学组，中华医学会儿科学分会儿童保健学组，中华医学会儿科学分会消化学组，等. 中国婴幼儿牛奶蛋白过敏诊治循证建议[J]. 中华儿科杂志，2013，51（3）：183-186.

[36] 王媛，庞文英，邓欣. 小儿烫伤的家庭急救[J]. 中华综合临床医学杂志，2003, 5（1）：75.

[37] 刘筱英.儿童烫伤的家庭护理与预防[J]. 家庭医学（下），2016（4）：60-61.

[38] 徐幼. 你的孩子安全吗——耳鼻咽喉头颈外科专家告诉你儿童异物伤害那些事儿[M]. 成都：四川科学技术出版社，2018.